U0348770

临床药历规范丛书

肿瘤内科临床药历规范

主　编　曹伟灵　高文斌　陈盛阳

副主编　谢利霞　甘　斌　王立军

刘新宇　杨　伟　王武龙

科学出版社

北京

内 容 简 介

　　本书简要介绍了临床药历的发展历史、应用分类、书写内容、书写要求、作用及意义，并以肿瘤内科学临床药历的实际案例为导引，介绍了肿瘤内科学教学药历、工作药历、药学监护计划、用药监护记录、药物治疗总结、出院患者用药教育、药师查房记录、药师参与病例讨论及会诊记录等内容的规范书写方式。

　　本书突出专业性、实用性、规范性，贴近于临床，内容翔实，资料丰富，适合于临床药师、肿瘤科医师、全科医师、规培医生、药学院校基础与临床本科及研究生阅读参考。

图书在版编目（CIP）数据

肿瘤内科临床药历规范 / 曹伟灵，高文斌，陈盛阳主编. —北京：科学出版社，2019.3

（临床药历规范丛书）

ISBN 978-7-03-060799-7

Ⅰ.①肿… Ⅱ.①曹… ②高…③陈… Ⅲ.①肿瘤－内科－用药法 Ⅳ.①R730.53

中国版本图书馆 CIP 数据核字（2019）第 045129 号

责任编辑：康丽涛 / 责任校对：张小霞
责任印制：肖　兴 / 封面设计：吴朝洪

科学出版社 出版

北京东黄城根北街 16 号
邮政编码：100717
http://www.sciencep.com

北京画中画印刷有限公司 印刷
科学出版社发行　各地新华书店经销

*

2019 年 3 月第　一　版　　开本：787×1092　1/16
2019 年 3 月第一次印刷　　印张：20
字数：452 000
定价：98.00 元
（如有印装质量问题，我社负责调换）

《肿瘤内科临床药历规范》编写人员

主　编　曹伟灵　高文斌　陈盛阳
副主编　谢利霞　甘　斌　王立军
　　　　刘新宇　杨　伟　王武龙
编　者　（以编写章节先后为序）
　　　　曹伟灵　深圳大学第三附属医院
　　　　高文斌　深圳大学第三附属医院
　　　　陈盛阳　深圳大学第三附属医院
　　　　谢利霞　深圳市第六人民医院（南山医院）
　　　　黄德福　福建医科大学孟超肝胆医院
　　　　骆　岸　深圳大学第三附属医院
　　　　甘　斌　深圳市宝安区人民医院
　　　　张素琴　深圳大学第三附属医院
　　　　叶陈丽　深圳大学第三附属医院
　　　　洪国岱　深圳大学第三附属医院
　　　　王立军　北京大学深圳医院
　　　　王　欢　深圳大学第三附属医院
　　　　刘新宇　中山大学附属第八医院
　　　　吴　倩　深圳大学第三附属医院
　　　　韩莹旻　大连大学附属中山医院
　　　　万岩岩　深圳大学第三附属医院
　　　　赵　靖　大连大学附属中山医院
　　　　杨　伟　深圳大学第三附属医院
　　　　王振兴　深圳大学第三附属医院
　　　　王武龙　包头医学院第二附属医院
　　　　许夏燕　深圳大学第三附属医院

陈少尉　福建医科大学孟超肝胆医院
邹绮雯　深圳大学第三附属医院
马楚雄　南方医科大学附属普宁人民医院
郑桂梅　深圳大学第三附属医院
许耿敏　中山大学附属汕头医院
曾芬娜　深圳大学第三附属医院
黄剑辉　温州医科大学附属第五医院
陈舞燕　深圳市福田妇幼保健院
韩佩妍　吉林大学附属吉林医院
韩金娣　北京大学肿瘤医院
庞　强　广西壮族自治区人民医院

序

临床药师除了要深入基层、服务于百姓，还应该全职参与临床药学服务工作。对患者进行用药教育，指导患者安全用药。临床药师要参与临床医生的临床查房、会诊、病例讨论，协助临床医生制订临床药物诊疗方案，预防和干预临床用药过程中的错误和不足，与临床医生合作，为临床诊疗用药的安全保驾护航，切实把自己的专业知识转化成为人民群众的健康福祉和获得感。同时，临床药师还要转变自身职能，深入研究临床用药与基础医学、基础药学、药物经济学等多方面的知识，提升个人能力，主要包括：学习转化医学和转化药学研究，药师在医疗保险政策落实中的作用，治疗药物监测，基因检测与个体化用药，临床药学实践，复杂患者治疗指导，参与慢性病药物管理和患者用药教育等。新时期临床用药信息化管理、高危药品管理与用药安全、公立医院改革与临床药学相关的政策及方案解读、临床药学学科建设与科室文化建设等也是临床药师工作的主要内容，深入学习这些内容促进了医教协同推进医学、医药人才培养改革与发展的实践，为临床药师制度的建立和发展创造了机遇与挑战。

深圳大学第三附属医院（深圳市罗湖医院集团罗湖区人民医院）药学部是深圳市罗湖区医学重点专科，也是深圳市第四批引进高层次医学团队"医疗卫生三名工程"项目支持学科专业，临床药师培训基地。近年来，药学部不断转变药学服务理念，开展各式各样的工作服务于临床、患者，并做好社区药事服务工作。同时也积极开展各种基础药学科学研究，临床治疗药物监测，基因检测与个体化用药指导评价，逐步形成以临床药学为基础、科研和教学相结合的现代药学专科。药学部临床药师在参与临床常规工作之余，与临床各专业科室之间开展相关学科建设，也取得了满意的效果。众所周知，恶性肿瘤目前已经成为严重威胁我国人民生命健康的第一位致死性疾病，对恶性肿瘤疾病的诊疗已经成为目前医疗领域研究的热点和重点。近年来恶性肿瘤的诊疗虽然已经获得了长足的进步，但是不容忽视的现实是恶性肿瘤的治疗也充斥着各种乱象，如不规范的临床诊疗，高额治疗费用，药物毒副作用突出，过度治疗，随意扩大药物适应证，多种治疗手段无序叠加等都成为严重威胁患者生命安全的主要因素。面对以上乱象，深圳大学第三附属医院药学部和肿瘤内科的临床药师与临床医生们，联合国内部分医学院校、教学附属医院的中青年专家，结合临床案例，联合编写了《肿瘤内科临床药历规范》，此药历规范的出版，可以为我国临床肿瘤内科学临床诊疗，肿瘤学临床药师的培养及肿瘤学专科的规范化建设提供参考，也对临床肿瘤内科专业临床药学服务进行了系统的规范，并将促进临床药历建设的不断完善。

相信在不久的将来，随着与医疗、药学相关的各种行政法规、文件和规范等的不断出台，临床药师在药学服务中一定会做到医疗、医药文书的书写规范、合规，力求临床药学与临床医学无缝衔接。

深圳市罗湖医院集团罗湖区人民医院

深圳大学第三附属医院

院长　孙喜琢

2018 年 12 月

前　言

随着我国经济与社会的发展，恶性肿瘤已经成为严重威胁我国人民生命健康的第一位致死性疾病，对恶性肿瘤疾病的诊疗已经成为目前医疗领域研究的热点和重点。近年来，恶性肿瘤诊疗上的进步已经使得恶性肿瘤的治疗与管理逐步等同于慢性病。虽然恶性肿瘤的治疗取得了长足的发展，但是不容忽视的现实是，恶性肿瘤的治疗充斥乱象。主要表现在恶性肿瘤诊疗水平参差不齐，临床医生的专业性不足，临床诊疗规范性较差，体现在临床上则是治疗效果差，高昂临床诊疗费用，药物使用不合理，毒副作用突出，临床诊疗过度，随意扩大适应证，多种治疗手段无序叠加，这些既严重浪费了医疗资源，也成为严重威胁患者生命安全的主要医源性危险因素。

欧美等国家、地区也曾具有与我国目前恶性肿瘤诊疗现状相似的一段医疗历史，但是，它们通过严格、规范的临床医学、临床药学、医疗保险和法律、行政法规的约束及管理，很好地保证了抗肿瘤药物治疗的安全性和有效性，如实施药物治疗管理，开具肿瘤支持治疗的处方，建立处理细胞毒性药物的工作流程，提供抗肿瘤药物的治疗信息，优化药物治疗，与其他医务人员合作保证化疗药物的及时、安全使用。对于专科医生的药物治疗提出建议，完善药物治疗方案，监护患者用药后反应。肿瘤专科临床药师在肿瘤诊疗中发挥着重要作用，既节约了医疗支出，预防药物相互作用，又提高了患者用药依从性并增进医患关系和谐。在上述医疗活动中，临床药历发挥了极其重要的作用。药历是临床药师在为患者提供药学服务的过程中，以合理用药为目的，采集临床资料，通过综合、分析、整理、归纳而书写形成的完整的技术档案资料，是为患者进行个体化药物治疗的重要依据，是开展药学服务的必备资料。我国药历的发展经历了从无到有，从小到大，从模仿到完善、创新的过程。我国的药历发展不平衡，在沿海和大多数大中型城市，很多医院已经开展了药历记录与药师药学服务，但相关药历的记录还不规范，在一些不发达地区，药历的工作则还是处于停滞、初始和待进一步发展的状态，这也是未来药学工作中亟待改善与解决的问题。肿瘤内科学临床药历领域则几乎是一片空白，正因如此，我院药学部和肿瘤内科的临床药师与临床医生们，联合国内部分医学院校、教学附属医院的中青年专家结合自己的临床实际案例，联合编写了《肿瘤内科临床药历规范》。

本书在编写过程中，因药历规范书写需要，给药方式使用了缩写，特此说明。同时，本书的编写得到了深圳大学第三附属医院（深圳市罗湖医院集团罗湖区人民医院）药学部、肿瘤内科全体同仁的大力协助，也得到了北京大学、中山大学等教学附属医院中青年专家们的无私帮助，他们提供了自己的临床典型案例，为本书的顺利完稿奠定了基础。本书在编写过程中，也得到了深圳大学第三附属医院孙喜琢院长的关怀与指导，并亲自为本书作序，极大地鼓舞了全体编委的工作热情，在此我们也深表感谢。由于时间仓促，编者水平所限，书中难免有差错，希望读者不吝赐教，我们将收集整理大家的意见、建议，以便再版时修正。

　　本书由"深圳市第四批引进高层次医学团队'医疗卫生三名工程'项目"、"深圳市罗湖区医学重点专科（药学、肿瘤内科）发展项目"资助出版，在此表示感谢。最后还要感谢全体编者的家人，正是你们的理解与支持，才有编者们今天的点滴成绩。

曹伟灵　高文斌　陈盛阳

2018 年 12 月

目　　录

第一章　概　　论

第一节　药历综述

一、药历的概念

药历是临床药师在为患者提供药学服务的过程中，以合理用药为目的，采集临床资料，通过综合、分析、整理、归纳而形成的完整的技术档案资料，是为患者进行个体化药物治疗的重要依据，是开展药学服务的必备资料。

二、药历的产生历史

临床药学与临床医学的发展始终是形影相随的，并与现代科技的发展直接相关，用"与时俱进"来形容医学、药学的发展与现代科技之间的关系是再恰当不过。20世纪80年代以后，科学技术的进步使临床医学治疗更加丰富与发展，大量新药的上市使治疗药物极大的多样化、方便化，也很好地提高了治疗的效果。随之而来的就是药物治疗费用的不断攀升，药物滥用和严重不良事件时有发生，不合理用药引发的药物损害也越来越多，如此则给临床药学人员提出了更高的要求。美国学者 Hepler 指出，药学工作者应该在药物使用和控制上发挥更大的作用，药学服务的概念由此应运而生，而这一概念将药师由从前专职负责药品的供应与发放转换到医疗和卫生工作的前线。而在这样的工作中，药历即成为药师的工作档案，也是药师在为患者提供药学服务过程中，以合理用药为目的，为患者进行个体化治疗的重要依据。在这方面，欧美及日本等国家在临床药学、临床药师及临床药历的管理上均起步较早，并且获得了令人满意的效果，为了更好地服务于临床，部分国家的临床药学服务甚至延伸发展到医疗机构以外的社区，这对于临床药学服务于患者起到了积极的作用。同时，临床药历也获得同步的发展和规范。SOAP 药历模式由 Lawrence Weed 博士设计，美国芝加哥大学伊利诺伊分校和亚拉巴马州大学药学院在 Pharm D 教学中讲授，美国临床药师协会推荐，SOAP 药历模式已经成为目前临床机构中临床药师较为广泛使用的成熟模式。其他较为成熟的药历模式还包括 PH-MD-ROME 模式和英格兰模式，这些药历模式的发展很好地结合所在地区的医疗、医药法律法规，为医疗机构和社区患者提供了满意的药学服务，也为医疗保险记录、监控提供了很好的文字凭证，更加主要的是，其具有的法律文书的效应很好地保证了医患双方的合法权益。这些成熟的药历内容也为世界各国临床药历的建立、发展和规范起到了借鉴作用。

我国的临床药学起步于20世纪70年代，以临床药师作为开展临床药学的主体，是我国医院药学发展与实践的重要组成部分。2002 年，卫生部和国家中医药管理局联合颁发了《医疗机构药事管理暂行规定》，首次明确提出建立临床药师制度，临床药师以合理用药为核心参与临床，确保药物使用的安全性、有效性和经济性，而药历是贯穿临床药师工作全过程的重要工具。中国非处方药物协会和中国药学会医院药学专业委员会发布的《优良药房工作规范》（GPP）也提出了建立药历的要求，并提出了一些规定，但是，这个文件还只是倡导性的行业自律性规范，不具有强制性约束力。同时，国外的药历发展说明，药历不只是临床药师的必备资料，还将如病历一样逐渐上升至法律层面，而成为法律证据，因此，药历的书写、内容和行为法规化则成为当务之急。2006 年，卫生部首次批准了国内 19 家医院作为临床药师培训的试点基地，开启了我国临床药师培训的先例，临床药师培养教学、带教模式也逐步走上了正规，药历的书写与规范就成为亟待解决的实际问题。2007 年 1 月 17 日，中国药学会医院药学专业委员会颁布了《中国药历书写原则与推荐格式（2007 版）》，通过建立药历，为临床药师参与临床药物治疗，直接面对患者进行用药服务提供了一个有效的操作平台，其中建立药历是医院药学服务和临床药学教学的主要内容和重要环节。

临床药学以患者为中心开展药学服务，是医院药学发展的必然趋势。2012 年 9 月，中国药学会医院药学专业委员会颁布了《中国药历书写原则与推荐格式（2012 年版）》，此版正是在 2007 年版药历书写原则与推荐格式的基础上，进行了系统的分析和研究而形成的。《中国药历书写原则与推荐格式（2012 年版）》的编写正值我国深入贯彻和落实医药卫生体制改革之际，《医疗机构药事管理暂行规定》也要求药学部门要开展以患者为中心、以合理用药为核心的临床药学工作，表明国家已经从政策的高度对于医院药学转变工作给予了关注。为了适应新的医疗体制改革的需要，卫生主管部门在全国各地增加了临床药师培训基地（医疗机构）的数量，进一步完善了临床药师培养模式，逐步发展壮大了临床药师队伍，推动我国临床药师建设的不断前进。在此新的形势下，临床药学工作越发重要，对于临床药师也有了更新、更高的要求。

《中国药历书写原则与推荐格式（2012 年版）》是一个指导和适用于目前所有临床专业临床药师使用的规范，其体现了实用、新颖和引导的编写原则。其实用性体现在适合最为广泛的临床一线临床药师的实际使用，推荐的格式规范具有"方便、实用"的特点；其新颖性则体现在编写过程中引入了一些新的药学服务理念和方法，这些理念在一些开展临床药学相对较早、具有一定经验的国家和地区已经日趋成熟，或者说已经是一种常规的药学临床实践，完全可以拿来直接为我所用；其引导性则主要是通过药历的书写与临床实践，希望临床药师的工作可以标准化、制度化、规范化，并且逐步朝着提供高品质的药学服务方向而努力发展，使得临床药学工作流程更加完善和优化。正是基于以上三点原则，《中国药历书写原则与推荐格式（2012 年版）》根据药师的不同需求对药历进行了分类，推荐了适合各种层次、经验的药师使用的不同的药历版本，突出了药历的教学、工作和临床科研等效应的需求。增加了特殊用药监测表，可以为患者的临床诊疗提供直接的依据和永久存档资料。对儿童及妊娠、哺乳期女性等特殊患者的用药管理也进行了说明和补充，增加了特殊人群药物管理记录。适时引入一些新的药学服务理念和方法，对于国内外一些科学、成熟、可行的记录模式，如药物重整服务记录、记录药物连续使用等情况直接纳入推荐格式之中。此外，近些年来，随着与医疗、药学相关的各种行政法规、文件和规范等的不断出台，也要求临床药师在药学服务中务必做到医疗、医药文书的书写规范、合规，力求临床药学与临床医学无缝衔接。

如前所述，临床药学、临床医学的发展始终是形影相随的，并与现代科技的发展直接相关，进入新世纪以来，临床医药科学已经由传统的经验医学向循证医学转变，一些传统的诊疗思维已经无法适应新医学的发展，这就要求我们必须具有与新技术发展相适应的、与时俱进的新理念来适应医学与药学的不断创新和发展。药历作为这一事件的记录文书也自然需要与之不断适应、发展和更新。在此过程中，国内有关药历研究、探索和总结方面的文献相对略显不足和滞后，相关的著作则更加少见。

三、药历发展的现状

（一）我国药历发展的现状

我国药历的发展经历了从无到有，从小到大，从模仿到完善、创新的过程。我国的药历发展不平衡，在沿海和大多数大中型城市，很多医院已经具有了药历的记录与药师的药学服务，但是，相关药历的记录还不规范，在一些不发达地区，药历的工作则还处于停滞、初始和有待进一步发展的状态，这也是在未来的药学工作中亟待改善与解决的问题。早年的临床药历开展，可以形容为典型的"摸着石头过河"，在没有任何经验与指导的基础上，药历的开展与书写完全停留在模仿阶段，在此时期也暴露出很多问题。主要表现在以下几个方面：①从国家层面，缺少对药历制订统一、确定的格式和书写方式，各地、各教学机构、临床机构药历的格式均不够规范。多数情况下药师书写的药历采用的是临床医生病历的翻版，或是药品说明书相关内容的简单堆积与机械性罗列，无法真正意义地体现出临床药师建立药历的意义。②药历的内容单一，缺乏临床药师参与临床诊疗工作的特色，药历模式缺乏创新性。很多药历的内容完全停滞在临床医生的病历水平和状态，其内容和形式都与临床医生的病历雷同，无法体现出临床药师在临床诊疗工作中的重点和工作特色。③临床药师在工作中缺乏创新性、策略性。部分临床药师在临床药事服务中，缺乏对工作要求的了解，单纯凭借兴趣和好奇心，工作缺乏目标和方向，对于病例的选择也缺乏针对性，药历的书写无法突出专业和个体化特点。④记录缺乏时效性，不能完全、全程跟踪患者的疾病病情和治疗进展，药学的评价、干预和书写记录完全滞后于临床实践，临床药师处于回顾性评估、记录相关的文书材料的角色，无法真实体现出临床药师参与临床诊疗过程。⑤药历书写过程中缺乏对患者个体，疾病具体病情的分析、了解与评价。药历的研究对象缺乏针对性，且药历书写内容千篇一律，不能充分体现出个体化。这些都严重地限制了临床药师在临床上应起到的作用。

尽管在国家层面对于药历的书写原则与推荐格式给予了一定的规定，但是纵观目前我国各级医院中药历的模式，最多的是病历式药历，这是国内临床药学家曾经仿照病历的记录模式建立的。其主要内容包括一般资料、既往用药史、现用药史、建议药物治疗方案、药程记录和出院小结。有时还增加了以药物利用分析为目的的统计分析项目。由此可看出，我国的药历书写过程中明显带有临床医师病历的痕迹，或者说就是病历的翻版。当然，也有一些发展较好的医学院校、附属医院和医疗机构根据自身医疗机构的规模、诊疗患者情况、药师人数、药师能力与水平建立起具有适合自身发展的药历模式，包括门诊药历、住院药历、指导患者自疗药历、治疗药物监测药历（TDM）和电子药历等，展示出药历应有的要素和特点，服务于临床，服务于临床药事活动。随着临床药学实践工作的不断推进，近些年来，我国的临床药学、临床药师工作已经具有了极大的进步。目前，在我国各临床机构活跃着一群具有独立药师服务特点的临床药师群体，他们通过国家、省、高校的临床药师培训基地的培训，掌握了丰富的药学、临床医学、法律法规和人文科学等相关知识，通过建立患者的药历，设计药物治疗方案，实施药物治疗，药物不良反应监测，以及给予医务人员和患者用药教育、指导等方面的工作，为医护人员和患者提供药学服务，发挥着独特的作用。

（二）国外药历发展现状

临床药师在经济发达国家发展、起步较早，临床药师发展的临床药学服务、药历也较为成熟、规范。国外药历主要包括临床医疗机构、医院内药历和社区药历两大部分，而且两部分的发展均较为成熟，形成了相对固定的药历书写模式和内容。药历的记录内容与患者的临床诊疗、医疗保险支付及医疗保险监测等直接相关，药历的内容与其他医疗文书一样也是严格的法律文书和证据。

正是因为药历已经上升为法律文书与临床证据的水平，临床药历的书写要求也就不断提高。在药历的书写规范上也体现出药历的特有特点，在国外很多国家，根据不同的需求，药历的书写、记录形式有所不同，这主要是为了适应药历的司法、保险、医疗服务、药事服务、社区诊疗等多种用途，具体包括以药物治疗为主的药历，以医疗模式为主的药历，以促进合理用药为主的药历，以处理临床诊疗问题为线索的药历，以方便药师携带的 IC 卡式药历，以及在药学服务开展较早、药历书写开展较为完善的美国、日本等国家普遍开展的 SOAP 模式药历。应该说，这些药历的形式多种多样，但是共同的特点都是服务于医疗机构的临床医师和临床药师，服务于临床的药事服务。如此情况下，国外目前常用的 SOAP 药历、PH-MD-ROME 药历、英格兰模式药历都直接影响着世界各国的药历书写格式与模式，成为各国根据本国实际情况而采用的标准模板。

在国外，除了医疗机构的药学服务与药历发展较为成熟以外，社区药学服务及药历的发展也很成熟，并且成为药学服务的重要组成部分，也是医疗、药事服务分级诊疗的很好体现。在美国，社区药师每周要依据所服务患者的药历来安排下一周的工作，包括检查处方、病房记录，会见患者或者代理人，研究患者和疾病的信息，评估药效并进行治疗干预，对患者进行家访，进行社区式药学服务。药历与病历是一致的，都是具有法律依据、效力的证据，并具有专门的法律保障条款，已经成为美国解决医疗纠纷时的重要依据，以及单位、保险公司报销费用时的参考凭证。至今已经有多种商业化药历程序，如 TDS Healthcare 4000，PharmCare，PharmDoc，Care-Trak，Assurance Comprehensive Pharmaceutical Care System 等。在加拿大，社区药师有两件"法宝"，一件是不列颠哥伦比亚省 Pharmanet System 药学网络，主要有药物查询系统及患者既往医疗资料等。将全省范围内的注册药师按照编号分成不同的级别，进入不同的区域，使用药学网络的不同功能。另外一件就是掌上电脑，它可以存储药师各自负责的药历，药师每日至少用 5min 来查阅药物信息，因此掌上电脑也是药师查询药讯的必需工具。在法国，平均每位社区药师要为 2575 位居民提供药学服务，定期到附近的街道、社区、敬老院等单位开展各种季节性的疾病知识宣传，主动为糖尿病、高血压、老年病、抑郁症等各种慢性病患者进行药学服务。欧美国家的社区药事服务和药历工作是欧美健全的分级诊疗的最好体现,相对于我国,医疗体制改革下的分级诊疗工作在部分城市刚刚起步,这些成熟的经验和模式也为我国未来开发社区医疗提供了宝贵的经验。

四、药历建立的原则

药历是临床药师在为患者提供药学服务的过程中记录完成的完整的技术档案资料,在其工作中要求以合理用药为目的,最大限度地采集完整、真实的临床资料,通过综合、分析、整理、归纳而书写形成的。这些资料可以为患者进行个体化药物治疗提供重要的依据,也是提高自身专业知识水平,归纳总结临床、药学资料,开展必要的药学服务必备的资料。正因如此,临床药师在从事药事工作时完成的药历就具有重要的作用,尤其是对于刚进入药学服务领域的药学学生、初级药学服务者和在进行药师规范化培训的年轻药师而言,药历的建立与书写就是起步阶段能力水平培养的很好的途径和手段。由此而言,药历的建立一定要具有针对性,特别是对于要求掌握的典型疾病,或者具有特殊用药的案例就具有了建立药历的价值和实际意义,这也可以在保证临床疗效的同时,最大限度地减轻患者的药源性不良反应,保证用药安全。同时也可以培养临床药师系统的临床思维,督促其进行理论学习,养成理论联系实际的习惯,积累临床经验,锻炼书面表达能力。

临床药师建立药历的基本原则:①临床典型病例。临床典型病例一般具有疾病的常规、基本的诊疗要素,可以说是教科书式的疾病病例,为临床典型病例建立临床药历是规范和锻炼临床药师的最基本手段,通过对典型病例的书写与分析,可以使临床药师掌握药历的基本要素和基本原则,为未来的发展奠定坚实的基础。②有一种或者多种疾病并存的病例。目前临床有很多老年患者或多种疾病并存的患者,在疾病诊疗过程中需要我们对每一种疾病进行具体分析,并对合并治疗、检查、用药进行科学、系统的评估,这个过程绝对不是单纯的堆积和叠加,要求临床医师和临床药师很好地运用其专业基础知识,引用各种基础医学文献,有取舍地处理各种药物之间的关系,如此才能为患者争取最大的治疗利益,规避不良反应。③需要长期联合用药者。包括恶性肿瘤在内的很多疾病目前都已经具有了慢性病程化的趋势,糖尿病、高血压、慢性肾功能不全等疾病的患者更是需要长期服用药物治疗,在此情况下,对于患者进行临床用药安全性评价就显得尤为重要,尤其对于那些居家医疗、身在社康诊疗的长期用药患者,更需要对其治疗用药给予严密监测,这些患者的药历建立也就具有了特殊的意义。④临床急、危、险、重的患者。在诊治中需要根据患者的病情及生理、病理状况快速制订药物治疗方案、用药方式、用药间隔及用药剂量。对这部分患者建立临床药历,可以很好地综合临床药师的各方面基础知识和专业知识,与临床医师配合,为患者的诊疗制订一个适宜的治疗方案。⑤使用治疗药物治疗量与中毒量(安全范围较小)差距较小或者药物毒副作用较大者。此时就需要临床药师对患者的一般情况进行综合评估,必要的情况下也要进行药学监测以保证临床的用药安全。⑥存在多种药物治疗而易发生药物之间相互作用的可能。⑦具有潜在的药物不良反应。目前临床上很多药物在不同的地区、人群和适应证人群中使用时发生了一些明确、已知的不良反应,甚至是严重不良反应,待这些药物在我国或者其他具有适应证疾病患者中使用时,就可能存在潜在不良反应再次发生的可能,因此也是临床药师需要严密观察并进行药历记录的主要对象。⑧药历记录中，要注意记录内容的完整、清晰、易懂，尽量不使用判断性语句等。通过药历的记录，药师可以快速了解患者的病史、药物过敏史、吸烟及饮酒情况、疾病诊断情况和用药情况等。

五、药历格式

所谓药历的格式是对住院患者药历的推荐格式，这样的格式推荐就是最大限度地考虑到临床患者的诊治特点，再结合临床药师开展药事服务的特点而制订的药历书写模板，也是未来可以推广实施的规范。临床药历的推荐内容包括住院患者药历推荐格式，临床药师参加临床查房的工作记录，临床药师参加的病例讨论和会诊记录，药学信息咨询记录，TDM 药历，特殊药物使用监测表与电子药历编制及其管理系统等几个方面。

药学学员和临床药师书写何种临床药历，主要取决于药师处于何种医学层次和工作时限。对于药学院的学员、药学初学者和刚刚开展临床药学工作的药师，包括正在进行药学规范化培训的临床药师，应该突出教学药历的作用，如此才能从基础着手，不断锻炼和丰富自己。而对于那些具有一定工作经验的临床药师，则是要突出工作药历的作用，不断积累自己的工作经验和工作心得。以上两种药历也是我们在药历工作中推荐使用最广的形式。相关的具体格式，需参照后文中的具体实例进行具体说明，在此不再赘述。应该说明的是，各式各样的药历具有不同的书写侧重点和标识模式，这些也在具体案例中给予解释和说明。

六、药历的主要内容

（一）药历的一般内容

药历的一般内容主要包括以下几个方面。

1. 患者基本情况　　包括患者的姓名、性别、年龄、病例号、住院号、科室、住院日期、出院日期、工作单位、家庭住址、联系方式、婚姻状况、药物不良反应及处置史、不良嗜好、身高、体重等。在上述资料中，患者的年龄、身高、体重等均为较重要的指标，可以为临床医师和临床药师制订适宜患者的个体化诊疗方案时提供依据，年龄也是在制订和处理小儿和老年患者诊疗方案时的重要参照指标。

2. 病例摘要　　患者简要病史、既往病史、体格检查（常规的体格检查项目，如体温、脉搏、心率、血压、身高、体重、疼痛评分，以及必要的体格检查阳性或者阴性结果）、临床诊断、病理学诊断、既往用药史、食物及药物过敏史、个人史、家族史、主要化验和检测指标、主要检查结果、治疗原则、治疗方案分析、诊疗计划、药物治疗监护计划和主要诊疗经过等。

3. 用药记录　　药物名称、规格、剂量，给药途径，药物治疗起始时间、停药时间、联合用药，药物不良反应及解救措施，全程药物治疗记录等，记录上述内容主要是为全面掌握患者的用药情况。

4. 用药评价　　用药问题及指导，药学干预内容、干预时间，关注点及药物监测数据，对于药物治疗的建设性意见和结果评价。

5.电子药历　随着医疗工作信息化的开展，众多医疗机构相继开展了与常规纸质药历相对应的电子药历，成为临床医学诊疗和临床药学发展的趋势，也极大地方便了临床药师的工作，与疾病相关的主观、客观资料在临床应用中具有很好的反响，并且可以动态监测患者的诊疗变化。由此应运而生的电子药历的相关内容与常规纸质药历差异不大，主要的变化体现在各种临床数据的动态变化和展现方式上，同时增加了各种数据的统计分析功能，包括药历数统计，病种数量统计，过敏患者统计，不良反应发生数量、级别统计，每位患者平均用药数量统计，每位患者平均用药时间统计，甚至可以直接进行患者用药经济学相关数据的统计与对比分析。

近年来，临床医学的发展迅猛，临床医学发展模式也发生了重大改变，目前临床医学已经由传统的经验医学向循证医学转变，尤其在临床肿瘤的诊疗中，循证医学的诊疗依据成为指导临床诊疗的主要内容。肿瘤学的临床药师培养和实践中，逐步实践和探索出一种以学习和带教为主要用途的药历形式，这就是拓展型药历。所谓拓展型药历就是针对肿瘤本身和治疗过程的复杂性，围绕临床肿瘤学、现代药物治疗学和临床药学这三个中心制订的以获得临床最佳疗效为宗旨，以最新医学及相关知识为线索，以提高药师临床实践能力为目的的药历。拓展型药历在传统药历内容和要求的基础上，尚需要再增加拓展型链接和包括的内容，主要包括病种诊治的规范、循证药学和临床新药、试验药物概述等三方面的内容，此部分是临床药师与学员们共同学习提高不可或缺的重要内容。

（二）药历的核心内容

所谓药历的核心内容是区别于药历的一般内容而言的，也是临床药师在临床药事服务中的主要职能与主要工作的体现。之所以称为核心内容，更主要的是其体现了临床药师对于临床诊疗、临床药物应用的主要思想、见解和干预内容，即临床药师在临床工作中的主要内容，是一部药历的灵魂。

1.药物使用情况　包括用药的起止时间、药物名称、剂型、用法、用量。重复性的长期医嘱只需要做简单的记录说明，临时医嘱按照用药顺序记录，可以直观分析病情变化或者分析药物发生不良反应的可能性。若长期治疗方案发生变化，应在记录中给予必要的说明，主要提示具体时间（某年月日时）、具体情况下发生了某种原因，或者不良反应，或者因为经济原因及其他原因而拒绝使用某种药物等，这些也是评价用药合理性的重要内容之一。

2.用药建议　主要是针对患者所使用的药物中存在的不合理现象而提出的诊疗建议，包括治疗药物之间的配伍禁忌、药物使用周期、药物使用方法等内容。在临床诊疗过程中，有效地提出药物合理化建议，可以使临床诊疗用药发挥最佳治疗效果。

3.药物治疗总结及综合评价　是一项综合性的工作，结论的获得需要结合多种因素完成。临床对于疾病的诊疗需要结合组织病理学的检查结果、分子病理学的诊疗依据、病原学检查结果、药敏检测结果、各种生化检查和影像学检查评价结果，并结合患者的临床诊疗情况，查阅药品使用说明书，判定治疗药物选择的指征、疗程、用药方法、剂量和药物之间的配伍等内容，综合评价药物使用的安全性、有效性、合理性和经济性。

4.药师干预记录及总结　包括干预时间、药师关注点、干预结果及干预小结等内容，根据整个药历的书写和完善，总结临床药师干预临床用药的时间、关注点、干预结果，最后书写完成药历总结，完成整个药学干预和药历的书写、登记、存档。

七、药历的记录规定

药师提供的临床药物治疗建议及依照此建议实施的措施，必须以长期惯用的形式记录在案。记录必须设计成便于所有保健者密切联系和通力协作的形式，其他非正式的、临时的或者可以移动的记录不能提供标准的、可以接受的交流记录和文档记录，是不足取的。

药师在进行药学相关文书的记录时，应该符合以下标准：易懂，清楚，使用非裁判性语言，完整，为病历所需要（相对于其他形式的交流），应用适当的标准模式，以及与药师联络的方式，如电话、微信号等。

强调使用非裁判性语言，注意避免使用带有责备，如差错、失误、不幸、疏忽等，或者不符合标准的，如有害、无效、不当、不宜、错误、不足、缺乏、问题及不满意等文字。

八、药历的记录模式及内容要求

（一）国外药历的模式

在欧美等经济发达国家，临床药历的发展、起步均较早，相对应的临床药师、临床药学服务、药历也发展得较为成熟、规范。国外药历主要在临床医疗机构和社区使用，而且两者的发展均较为成熟，并形成了相对固定的药历书写模式和内容。药历的记录内容与患者的临床诊疗信息、医疗保险支付及医疗保险监测等直接相关，药历的内容与其他医疗文书一样也是严格的法律文书和证据。这些成型的药历模式反映出药历的不同需求特点，也是其主要适用方向，如在司法、保险、医疗服务、药事服务、社区诊疗等多种用途时体现。这些药历模式都直接或者间接地影响着世界各国的药历书写格式与模式，成为各国根据本国实际情况而采用的标准模板。

1. SOAP 药历模式　是美国临床药师协会推荐的药历书写格式，最早是由 Lawrence Weed 博士设计，美国芝加哥大学伊利诺伊分校和亚拉巴马州大学药学院在 Pharm D 教学中讲授并沿用至今，具体包括：①S（subjective），即主观性资料，包括患者的主诉、病史、药物过敏史、药物不良反应史、既往用药史等。②O（objective），即客观性资料，包括患者的生命体征、临床各种生化检验结果、影像学检查结果、病理学及分子生物学相关的检测结果、药物浓度监测数值等。③A（assessment），即临床诊断，以及对药物治疗过程的分析与评价。④P（plan），即治疗方案，包括选择具体的药物名称、给药剂量、给药途径、给药时间间隔、药物治疗疗程及用药指导等相关建议。这也是临床药师进行药学服务时常采用的治疗模式。

2. PH-MD-ROME 药历模式　是美国爱达荷州大学药学院的 Stephen C Hurley 于 1998 年介绍的，其基于临床药师发现临床用药的相关问题，建立药学诊断，从而解决相应问题，以改善疾病预后，提高患者生活质量，包括患者的基本情况介绍，病史，异常症状等身体状况，药物使用史，药物使用相关问题及其分析、鉴别，列出药师应提供给针对特定患者的重要信息和建议、训练和鼓励等，提出了药师应该从自身专业角度出发，以解决药物相关问题为线索而建立的药历。此种药历在我国未见应用，在此仅简要介绍其主要内容：①P（patient introduction）：包括姓名、年龄、民族、身高、体重、性别、主诉等。②H（health problem）：包括病史、异常的症状或者体征、临床诊断、实验室检查结果、社会与经济状况等。③M（medications）：包括现用药清单和已用药清单，可以用来筛查药物之间的相互作用，重复治疗，是否具有药物过敏和剂量是否适当等问题。④D（pharmaceutical diagnosis）：主要叙述药物相关问题及其分析、鉴别。每一个诊断都应该有足够的证据，并应用药物治疗的原则来处理和解决药物相关问题。⑤R（recommended orders）：每一条建议都应该有与上述药学诊断相互一致的编号对应，建议可能是药物治疗，也可能是非药物治疗或者其他服务。⑥O（desired outcome）：针对具体的监测指标提出治疗应该达到的适当结果，并保证此过程中患者不会出现明显的药物不良反应，如结果不能达到预期的治疗目标，则必须重新评估，并设定新的目标。⑦M（monitoring）：所涉及的参数、指标包括实验室检查及观察指标。⑧E（patient counseling and education）：列出药师应提供给针对特定患者的重要信息、建议、训练及鼓励。如果在药学诊断中出现"依从性不好"等情况，则本项目下应包括用于纠正该问题的具体指导。PH-MD-ROME 模式药历虽然在我国尚未见应用，但是此模式使用药学诊断即记录分析药学相关问题，更能反映出临床药师参与药物治疗的主观能动性，更加适宜临床药师的应用。

3. 英格兰药历模式　以表格为主，主要包括患者的基本情况、住院信息、相关非药物治疗情况、临床处理（诊断与药学需求）、治疗药物、药物监护计划、实验室数据和治疗药物监测（TDM），分别设计成表格的形式来体现。虽然其风格简明，但是在一定程度上缺乏整体性，而且由于表格的形式所限，有些需要详细说明的问题不能得到很好的表达。

（二）国内药历模式

我国自引进药学服务以来，一直将药历的建设和完善置于非常重要的地位。但目前为止还没有一个明确的规范性法律文件对其进行具体的规定，目前药历形式多样，内容要求不一，格式繁多，这些也都说明了我国的药历制度尚处于不断探索、完善的阶段。中国非处方药物协会和中国药学会医院药学专业委员会发布的《优良药房工作规范》有一些规定，但该文件还只是倡导性的行业自律性规范，不具有强制性约束力。药历不只是临床药师的必备资料，将来还可能如病历一样逐渐上升至法律层面而作为法律证据，因此，药历的书写、内容和行为法规化成为当务之急。

2006 年，我国卫生部首次批准了国内 19 家医院作为临床药师培训的试点基地，各临床药师培训基地都在探索和选定适合自身的，适合于临床药师培养的教学、带教模式特点的临床药历，药历的模式五花八门，亟待统一、规范。直至 2007 年 1 月 17 日，中国药学会医院药学专业委员会颁布了《中国药历书写原则与推荐格式（2007 版）》，通过建立药历，为临床药师参与临床药物治疗、直接面对患者进行用药服务提供了一个有效的操作平台，也初步规范了我国药历的基本书写原则和推荐格式。2012 年 9 月，中国药学会医院药学专业委员会颁布了《中国药历书写原则与推荐格式（2012 年版）》，此版正是在 2007 年版的基础上进行修订的，具有较好的实用性。但是 2012 年版是一个指导和适用于目前所有临床专业临床药师使用的规范，其体现了实用、新颖和引导的编写原则。尚需要临床各专业在此基础上，结合本专业的特点，制订出适合本专业的临床专科药历规范。与之相对，国内目前对于有关药历的研究、探索和总结方面的文献和人力投入明显不足和滞后，相关论著更加少见，直至2013 年 1 月，由王育琴、齐晓涟教授主编的《神经科临床药师常见疾病药历精选》可称为专科药历的开山之作，也为我国的临床药历研究、临床专科药历研究提供了宝贵的经验，更期待着此方面的研究可以获得更多的成果，也是对临床药学工作者提出的更高要求。

（三）目前国内外药历的基本类型

1. 以药物治疗为主的药历　即临床药师以药物治疗结果为线索，对患者接受药物治疗过程的相关资料进行综合、分析、整理、归纳而形成的药历。

2. 医疗模式药历　即增加了合理用药建议的药历，临床药师在为患者提供药学服务的过程中将关于合理用药方面的建议直接写入临床医生书写的病历中，形成的药历。

3. 以促进合理用药为主的药历　即临床药师关注药物治疗过程中的安全性、有效性、经济性及适当性，提出用药建议，并综合分析临床资料，经整理、归纳书写而成的药历，以促进临床合理用药。

4. 以问题为线索的药历　在这样的药历中，临床药师根据患者的主诉、临床诊断及相关的临床检查，应用临床药物治疗学的相关理论，做出相应的判断，提出用药建议，解决临床实际问题。

5. IC 卡式药历　也称为便携式药历，即将患者的一般信息、病史、药物治疗情况及药师的用药建议等内容均输入 IC 卡中，具有方便携带，迅速查阅，及时掌握患者情况等优点，患者再次就诊时可以调整和输入新的内容。

6. SOAP 模式药历　在前文已经叙述，是目前药学服务开展较早、药历书写开展较为完善的美国、日本等国家普遍开展的模式，可以详细记录患者的发病情况，治疗的整个过程，以便在病情变化、再次住院或者探讨药物治疗合理性时，能够迅速地掌握患者的情况。

九、建立药历对临床药师的作用

药历是临床药师学习与提高自己的临床资料的综合，是药师为参与药物治疗和实施药学服务而为患者建立的用药档案。首先，临床药师通过药历可以全面了解患者的疾病发生、发展，了解患者用药的全过程，及时发现药物治疗过程中的不良反应或者存在的其他问题，最大限度地降低不良反应或者有害药物的相互作用对患者造成的伤害。同时可以了解临床各专科的用药情况，为临床药物合理使用提供依据。临床药师在为患者建立药历的过程中，其药学专业知识，基础医学知识和临床各专业知识都会通过不断地日积月累得到全面的提高。同时，临床药师也可以通过临床药历了解和学习不同年龄、不同性别、不同疾病状态、不同生理及病理状况人群的用药情况和用药规律，包括常用药物、专科用药、新特药、临床试验药物等的用药数据和用药趋势，为药物利用等研究提供必要的资料。其次，临床药师在缩短患者住院天数、提高药物治疗效率、最大程度地发挥药物经济学等方面也起到了独特而重要的作用。临床药师在临床工作中，随时可以观察临床药物使用的合理性，具有较强的合理用药监督和执行作用，督促和指导临床医师执行各种诊疗规范，保证用药安全，降低不良反应的发生率。

第二节 教学药历综述

一、教学药历的概念

教学药历是临床药师在见习、实习和毕业后规范化培训阶段需要书写的重要文书，相当于医生书写的大病史，临床药师管理床位的每一个病例都应该建立教学药历。教学药历写作的项目是固定的，比工作药历全面。工作药历是指临床药师记录的具体病例个体化药物治疗的日常医疗文书，通过工作药历还能体现临床药师的作用与价值、考核药师的工作质量，以及丰富药学教学科研的资料。

二、教学药历的模式

教学药历的模式主要分为国外模式和国内模式。国外模式又分为 SOAP 模式，主要以文字叙述为主；PH-MD-ROME 模式，包括患者的基本情况介绍，病史，异常症状等身体状况，药物使用史，药物使用相关问题及其分析、鉴别，列出药师应提供给针对特定患者的重要信息和建议、训练和鼓励等；英格兰模式，以表格为主。国内模式主要分为工作药历和教学药历。

三、教学药历的内容

1. 患者的基本信息　包括患者的姓名、性别、出生年月、年龄、病例号、住院号、住院日期、出院日期、工作单位、籍贯、民族、家庭住址、联系方式、婚姻状况、不良嗜好（吸烟、饮酒、药物依赖）、身高、体重、体表面积等。

2. 患者入院的基本情况和初步诊断　包括患者的主诉、现病史、入院的常规检查、实验室检查和辅助检查，既往史、既往用药史、家族史，伴发疾病与用药情况，过敏史，药物不良反应及处置情况，患者的初步临床诊断或病理学诊断。

3. 初始治疗方案和分析　依据临床医生的初步诊断，临床药师需要协助医生制订合理的初始药物治疗方案。临床药师要对初始的药物治疗方案进行分析。首先需要说明使用该诊疗方案的原因和引用的相关指南是如何建议的。然后对每一种药物的作用机制、对患者起到何种治疗作用，以及患者如何从中获益等问题进行详细的分析。

4. 药学监护　临床药师还要对初始药物治疗方案做出详细的药学监护计划，为药物治疗方案的实施提供有效的保障。药学监护计划的内容：①药物应何时使用、如何使用。②药物常见的、严重的不良反应有哪些。③药物之间是否具有相互作用。④对于上述不良反应和药物间相互作用应该注意什么，监控哪些指标和如何处置。

5. 患者用药教育　对患者开展的用药教育，也是对患者提供药学服务的重要内容。主要包括：①教育患者养成良好的生活习惯和按照医嘱规律服药。②介绍给患者每一种药物应该什么时候吃，应该怎么吃。③介绍药物可能会有哪些不适反应，如何预防。④诊疗过程中出现哪些问题，以及何种程度、何种状态需要与医护人员联系。⑤平日应该注意监控哪些指标。

6. 其他主要治疗药物　包括患者初期的非主要疾病的治疗药物，住院期间更改和变化的药物。

7. 药物治疗日志　是患者住院期间的治疗日记，类似于病历，但是与病历有一定的区别。主要内容：住院时间、患者每日的情况和查体，记录诊疗过程中发生的重大事件，如修正诊断，实验室检查结果回报，辅助检查结果报告，手术或治疗计划的变更，药师与医生、护士的交流，参考文献等。

8. 药物治疗总结　主要包括患者住院治疗过程的总结，药师参与药物治疗的工作总结，患者出院继续药物治疗的方案，出院用药指导，随访计划和出院后继续治疗中自行监测的指标。

9. 临床带教老师评语和药学带教老师评语　主要是指临床带教老师和药学带教老师需要分别通过临床和药学两个方面，针对修改后的教学药历中的不足和进步，对受教育的临床药师给予适当的评价。

四、建立教学药历的意义与目的

1. 教学药历的目的　教学药历主要针对住院患者，特别是要求掌握的典型疾病，或者具有特殊用药的案例。因此，建立教学药历的主要目的就是提高和培训临床药师的专业技术水平，正确选择有效的治疗药物，科学设计用药方案，准确评价药物疗效，减轻患者因药物治疗引发的不良反应，保证用药的安全性。

2. 教学药历的意义　培养系统的临床思维，督促理论学习，养成理论联系实际的习惯，积累临床经验，锻炼书面表达能力，教学药历的书写也是带教老师和学员交流的平台。教学药历是临床药师在见习、实习和毕业后规范化培训阶段，甚至是工作初期阶段需要书写的重要文书材料，就如同医学生和低年资住院医生书写的住院大病历。临床药师对其管理的每一位患者，都应该书写教学药历。教学药历的每一个项目都是固定的，比工作药历更加全面，内容更加系统。完成一份完整的教学药历，需要临床药师全面、彻底地了解患者的病情和治疗，详细分析患者的诊疗方案，同时还需要给予药学监护和用药教育，使临床药师具有临床诊疗思维。通过完成教学药历，临床药师需要与临床医护人员进行良好沟通，并分析药物治疗的方案，对于其科学性、合理性等内容进行必要的资料收集、整理和加工，因此直接产生了药师需要进一步查阅书籍，阅读文献、指南、规范的要求。临床药师在上述实践过程中，又可以进一步发现相关的潜在问题和实际用药问题，并将自己查找的资料与临床医务人员进行沟通与交流，不断地调整、改变治疗药物的最优化流程。如此就形成了医学诊疗与药师服务之间的不断推进的过程，逐步完善诊疗过程。

第三节　肿瘤内科药历

一、国内肿瘤内科诊疗现状

随着我国经济与社会的发展，恶性肿瘤已经超越心脑血管疾病成为严重威胁我国人民生命健康的第一位致死性疾病，对恶性肿瘤的诊疗已经成为目前医疗领域研究的热点和重点。随着科技的飞速发展，尤其是近 20 年来，恶性肿瘤分子生物学行为的逐步揭示，一大批靶向药物投入临床使用，再加上恶性肿瘤早期筛查技术的不断进步，微创设备与技术的不断更新，恶性肿瘤的临床诊疗也获得了长足的进步，很多疾病的治疗效果已经达到了出乎人们意料的水平，恶性肿瘤的治疗与管理已经逐步等同于慢性病。

虽然恶性肿瘤的治疗取得了长足的进展，但是不容忽视的是恶性肿瘤的治疗也充斥乱象。肿瘤科医师恶性肿瘤诊疗信息与水平参差不齐，谁手术谁负责化疗，谁收治谁就一治到底的现象层出不穷。一边是肿瘤疾病居高不下的发病率，一边是极其不规范的临床诊疗，结果就是恶性肿瘤的治疗在多数地区出现治疗效果差、消耗费用高、毒副作用突出等现象。临床检查、治疗不合理随处可见。此外，临床随意扩大适应证，多种治疗手段无序叠加都成为严重威胁患者生命的主要危险因素。

近年来，恶性肿瘤的治疗手段也在悄然发生改变，循证医学的发展使传统诊疗手段，如手术、放疗、化疗与靶向药物、免疫治疗等新技术有机结合，部分老药新用也获得了满意的临床疗效，药物浓度监测、药物代谢组学的监控使药物的不良反应可以做到预判、监测和实时监控的状态，最大限度地减少药物的不良反应发生，为临床合理使用药物奠定了基础。在此情况下，临床肿瘤内科专业急需对本专业的临床药学服务给予系统的规范。

二、肿瘤内科药历特点

肿瘤内科治疗与一般常见疾病的治疗有所不同，突出表现在以下几个方面：第一，肿瘤属于慢性难治性疾病，治疗过程复杂，肿瘤综合治疗涉及肿瘤外科、肿瘤内科、肿瘤放射治疗科、生物免疫治疗科、医学影像科、心理卫生科，以及病理学、营养医学、护理学、康复医学等多个学科，肿瘤的整体治疗周期长。第二，在目前的肿瘤治疗中，化学药物治疗依旧是肿瘤内科治疗的主要内容和手段，化疗药物方案多数是由两药或者多药联合组成，细胞毒性药物的毒副作用相对较大，副作用较多，一些体弱者和晚期患者，疾病病理生理状态特殊的患者尤其需要特殊关注。第三，由于肿瘤患者发病年龄相对较高，决定了此类患者常同时患有一种或者多种其他基础疾病，在此基础上就存在合并用药的过程，在此过程中也就存在着各种药物之间潜在的相互作用，甚至是相互配伍禁忌的危险性。第四，尽管临床肿瘤学历经了近 70 年的发展，临床肿瘤治疗仍属于新兴学科，其专业发展迅速，要求临床药师必须及时、全面掌握医学、药学等相关知识及其相关进展。

三、国外肿瘤专科药师培养

美国肿瘤学专科临床药师的培养可以称为国外先进临床肿瘤学专科药师培养的典范，其教育培养过程中有很多内容值得我们学习与借鉴。

美国目前有 20 余万名药师，其中肿瘤学专科临床药师约 1400 名。美国的肿瘤学药师的工作性质有以药学为主和以临床为主之分，以临床为主的药师承担了更大的责任，分担了一部分医生的职责，具有一定的处方权。以临床为主的药师首先需要获得药学博士学位（Pharmacy Doctor，Pharm D），再经过 2 年的住院药师规范化培训，获得美国专科临床药师资格证。其主要的工作内容包括保证药物治疗的安全性和有效性，如实施药物治疗管理，开具肿瘤支持治疗的处方，建立处理细胞毒性药物的工作流程，提供抗肿瘤药物的治疗信息，优化药物治疗，与其他医务人员合作保证化疗药物及时、安全地用于患者。对于专科医生的药物治疗提出建议，完善药物治疗方案，监护患者用药后反应。对多项临床研究试验的观察表明，肿瘤专科临床药师在肿瘤的诊疗中发挥着重要的作用，主要表现在节约医院支出，预防药物相互作用，提高患者用药依从性和增进医患关系和谐等方面。

四、肿瘤内科临床药师规范工作模式

肿瘤内科既是一门独立的学科，也是一门与多个基础和临床学科相互交叉的临床学科，对肿瘤内科的临床药师在临床诊疗中提出了很多新的要求，也预示着肿瘤内科临床药师要想做好本职工作就要付出比其他专业更加辛苦的劳动。

规范肿瘤内科临床药师，尤其是年轻药师的工作模式，是保证药学服务质量，也是提高临床医疗服务技术的关键，在药师培养过程中，以下几点建议可能更加有利于药师的成长。

1. 做好进入临床前的相关准备　一般来说，临床药师是整个诊疗团队中药学知识最为全面和扎实的。肿瘤内科临床药师要有针对性地了解肿瘤专科的诊疗习惯和诊疗特点，对于肿瘤治疗原则、常用药物、注意事项、不良反应及应对措施等进行必要的总结与归纳。尽快掌握各种检查的指标和临床意义，尤其对于肿瘤患者合并内科疾病如糖尿病、高血压等时的药物治疗要给予足够的关注。

2. 参与临床交班与查房　临床药师应该与肿瘤内科医护人员一起参加临床交班和查房工作，把自己当作临床科室的一员，认真记录每一位患者的病情变化，对于特殊、危重患者给予重点关注。在参与查房的过程中，注意提前通过病案系统了解患者的病情、病史、治疗史、用药史、既往史、临床疗效和诊疗的检查结果，并由此通过药剂学、药理学、药物经济学等角度进行专业的分析，对于临床查房中发现的用药问题进行及时处理并提出自己的见解作为参考指导，待上级药师、医师认可后即可付诸实施。

3. 参与用药方案的制订　临床医生查房后会根据患者当日的病情进行药物调整，临床药师需积极参与，对于查房过程中发现的用药不合理现象，如选药不合理、重复用药、药品用法用量错误、溶媒不合理、存在较大的肝肾毒性等问题，需要及时向临床医生汇报，共同商

讨和制订解决方案。在此过程中，要求临床药师掌握丰富的药学专业知识，还要具备综合分析、处理用药相关问题的能力，为临床一线工作提出实用、具有建设性的意见。

4. 对患者进行用药教育 临床药师具有的用药知识的优势，决定了临床药师有责任在临床药学服务工作中对患者进行相关的用药安全和药学一般知识的教育。临床药师在获得患者家属的同意后，可以适当程度地告知患者其诊疗方案、治疗用药、相关不良反应，还要将治疗中的注意事项和观察要点等交代患者，并将药物可能出现的不良反应达到何种程度及时告知医护人员，如此才能最大限度地保证临床用药的安全

5. 进行用药监护 药物不良反应监测是保证医疗安全的一项重要工作。肿瘤内科的临床治疗中需要使用大量的细胞毒性化疗药物，辅助性支持用药及具有特殊代谢特点的化学性药物，患者在临床治疗中也会受到年龄、多周期诊疗及合并基础疾病等因素的影响。因此，化疗药物及其他治疗药物的毒副作用相对较大，对患者进行适当的治疗药物监护显得至关重要。化疗前后除了对血、尿、便，心、肝、肾功能等常规项目进行检查评估外，还要就药物对治疗器官的损害进行必要的评价，及时发现药物毒副作用的同时，提出对症治疗、减轻患者不适，对于发生严重不良反应的患者，需要调整治疗药物使用剂量、用法，甚至暂停用药。

6. 加强与护士的联系沟通 临床药师在临床查房过程中，还要认真观察患者的溶媒、输液速度和输注药液的质量问题，合并内科基础疾病的患者，还需要在专科用药护理问题上及时与护士沟通、交流，告知必要的注意事项，把药学宣教的内容做到全面。与此同时，临床药师也要学会在临床医生、临床护理人员和患者之间做好协调工作，着重于解决实际问题。

7. 书写完整的药历 在以上注意事项及工作完成后，临床药师要做的工作就是高质量地完成临床药历。在药历完成过程中，尤其强调对特殊人群、危重患者，以及治疗方案复杂、发生过药物严重不良反应的患者进行重点观察、评估，并对患者的整体治疗用药、方案和过程进行分析、总结。

（曹伟灵 高文斌 陈盛阳）

第二章 教学药历

　　教学药历和工作药历是国内临床常见的两种药历类型。教学药历是临床药师在见习、实习和毕业后规范化培养阶段需要书写的重要文书，相当于医生书写的大病历，临床药师所管理床位的每一个病例都应该建立教学药历。教学药历的项目是固定的，与工作药历相比，内容更加全面系统。教学药历的书写模式更加强调对临床药师的能力培养和对疾病的认识。故可以以文字叙述为主要方式，根据患者的基本情况、病史、症状、体征及检验结果，结合患者的药物使用情况，药物之间的相互关系，有针对性地提出解决患者临床诊疗的相关问题，更为重要的是，列出药师在诊疗中的意见和建议，为临床诊疗提供相关专业知识。

　　教学药历的内容和形式相对比较固定，主要包括患者的基本信息、患者入院的基本情况和初步诊断、教学初始治疗方案和分析、药学监护计划、患者用药教育、其他主要治疗药物记录、患者住院期间药物治疗日志、药物治疗总结、临床带教老师评语和药学带教老师评语等内容。临床药师在见习、实习阶段，毕业后规范化培养阶段和低年资临床药师书写教学药历，可以更好地训练、提高和培训临床药师的专业技术水平，实战性地选择有效的治疗药物，科学设计用药方案，准确评价药物疗效，减轻患者因药物治疗引发的不良反应，保证用药的安全性，真正意义上达到培养系统的临床思维，督促理论学习，养成理论联系实际的习惯，积累临床经验，锻炼书面表达能力的目的。

　　以下示例说明不同疾病、诊疗模式的恶性肿瘤患者在疾病诊疗过程中教学药历的书写模式。

教学药历1：

教学药历

建立日期：2017 年 04 月 18 日　　　　　　　　　　　　　　　　建立人：×××

姓名	何××	性别	男	出生日期	1939 年 09 月 09 日	住院号	××××××
住院时间：2017 年 04 月 18 日				出院时间：2017 年 04 月 26 日			
籍贯：江西××县		民族：汉族		工作单位：无			
手机号码：15××××××××				联系地址：江西省赣州市××××××××			
身高（cm）		169	体重（kg）		71	体重指数	24.86
血型		A 型	血压（mmHg）		138/62	体表面积	$1.86m^2$
不良嗜好（烟、酒、药物依赖）				无			
主诉： 　鼻咽癌 7 年，右髋疼痛 5 月余，上腹饱胀 2 周。							

现病史：

　　患者 2010 年因"鼻塞"在××医学院第一附属医院诊断为鼻咽癌，行放射治疗，定期复查，病情稳定。2016 年底无明显诱因出现右髋疼痛，呈持续性，未予重视，逐渐出现前胸、腰背部疼痛，2 周前出现上腹饱胀感，无恶心、呕吐等不适。2017-04-14 于笔者所在医院行 PET-CT 提示：鼻咽癌治疗后，全身多处骨转移、肝转移。今为进一步治疗来笔者所在医院就诊，门诊以"鼻咽癌复发全身转移"收入院。自发病以来，精神状态良好，体力情况良好，食欲、食量良好，体重无明显变化，近期偶有便秘，2～3 天 1 次，大便性状尚正常，小便正常。

查体：

　　体温：36.6℃，脉搏：80 次/分，呼吸：18 次/分，血压：132/78mmHg。营养中等，面颈部色素沉着，皮肤放疗后改变。浅表淋巴结未触及肿大。口咽部未见异常，张口容 3 横指。心、肺、腹部查体无异常。前胸、腰背、右髋多处骨压痛明显，呈持续性钝痛，活动时加重，休息时略缓解，无明显放射痛。脊柱、四肢活动自如，无畸形，双下肢无水肿。病理性反射未引出。

辅助检查：

　　2017-04-14 于笔者所在医院行 PET-CT 提示：鼻咽癌治疗后，全身多处骨转移、肝转移。

既往病史：

　　否认肝炎、结核等传染病史，高血压病史 20 余年，收缩压最高 180mmHg，舒张压不详，自诉血压控制可，否认糖尿病病史，1965 年行左侧斜疝修补术，1977 年行阑尾切除术。否认外伤史，否认输血史。

既往用药史：

　　坎地沙坦酯片，4mg，p.o.，qd。

个人史：

　　出生并长期居住在本地，否认毒物、射线接触史，否认疫区旅游和居住史。无烟酒嗜好。

家族史：

　　否认家族性遗传病史，否认家族性肿瘤病史。

伴发疾病与用药情况：

　　高血压，坎地沙坦酯片，4mg，p.o.，qd。

过敏史：

　　否认食物、药物过敏史。

药物不良反应及处置史：

　　无。

入院诊断：

　　1.鼻咽癌复发　多发性骨转移，肝转移

　　2.高血压

出院诊断:

1. 鼻咽癌复发　多发性骨转移，肝转移
2. 高血压

初始治疗方案:

1. 完善血常规、尿常规、大便常规、肝肾功能检查。
2. 完善心电图、B超检查。
3. 请示上级医生，指导下一步治疗。

初始治疗方案分析:

该患者为一老年男性，既往高血压病史20余年，2010年曾诊断为鼻咽癌并行放射治疗，之后复查病情稳定。此次入院鼻咽癌复发，多处骨转移，肝转移，诊断基本明确，现为行进一步治疗入院。

初始治疗方案中，首先是评定患者具有自理能力，能维持正常生活和工作的能力；测量患者非静息状态下维持正常机体功能的能力，KPS评分80分。其次是检查患者是否存在化疗禁忌。该患者精神状态良好，体力情况良好，食欲食量良好，体重无明显变化，近期偶有便秘，2～3天一次，小便正常，自述前胸、腰背部疼痛，NRS评分3分，症状轻，生活自理，可以从事轻体力活动，故ECOG评分为1分，<3分；且患者无感染、发热及出血倾向等严重并发症。现已做相关检查待结果，如结果提示患者无明显骨髓抑制，肝肾功能基本正常（或实验室指标低于正常上限的2倍）即有指征进行化疗。

初始药物治疗监护计划:

未用药。

其他主要治疗药物:

诊疗目的	药物实施方案	用法		时间
抗肿瘤辅助治疗	康艾注射液 40ml+转化糖注射液 250ml	ivgtt	qd	19/4～26/4
	香菇多糖注射液 1mg+NS 100ml	ivgtt	qd	19/4～26/4
化疗	多西他赛注射液 120mg+NS 500ml	ivgtt	qd	20/4
	顺铂注射液 40mg+NS 500ml	ivgtt	qd	20/4
	顺铂注射液 30mg+NS 500ml	ivgtt	qd	21/4～22/4
止吐	注射用托烷司琼 5mg+NS 100ml	ivgtt	qd	20/4～26/4
	苯海拉明注射液 20mg	im	qd	20/4
护胃	注射用奥美拉唑 40mg+NS 100ml	ivgtt	qd	20/4～22/4
抗肿瘤辅助治疗	艾迪注射液 60ml+NS 250ml	ivgtt	qd	20/4～26/4
	氨磷汀溶媒结晶粉针 0.5g+NS 50ml	ivgtt	qd	20/4～22/4
化疗预处理	地塞米松磷酸钠注射液 10mg+5%GS 10ml	i.v	qd	20/4～21/4
止呃逆	巴氯芬片 10mg	p.o.	qd	22/4
护胃	铝碳酸镁片 0.5g	p.o.	tid	22/4～26/4

药物治疗日志

患者何××，老年男性，入院时间：2017 年 4 月 18 日，入院诊断：鼻咽癌复发，多发性骨转移，肝转移，高血压。

2017-04-19

症状体征：

患者精神可、睡眠可、饮食可，小便无异常，2 日未解大便。自述上腹有饱胀感，无恶心、呕吐，全身多处骨痛但不影响睡眠。无回吸性涕血、鼻出血、鼻塞，无耳鸣、听力减退，无头痛、面部麻木、复视及张口困难。未扪及颈部肿大淋巴结。

实验室检查结果：

凝血四项：凝血酶原时间（PT）13.4s，活化部分凝血活酶时间（APTT）32s，纤维蛋白原（FIB）4.64g/L；血生化：尿酸 464μmol/L，间接胆红素 2.9μmol/L；血常规：淋巴细胞计数 $0.6×10^9$/L，淋巴细胞百分比 11.1%，中性粒细胞百分比 77.7%，红细胞计数 $4.19×10^{12}$/L。

辅助检查结果：

无。

治疗方案调整：

患者临床诊断：鼻咽癌复发，多发性骨转移，肝转移，高血压。入院后完善相关检查，无明显化疗禁忌，明日可予多西他赛+顺铂方案化疗。今日予地塞米松 10mg 预防多西他赛的液体潴留综合征，并给予肿瘤辅助治疗。

诊疗目的	药物实施方案	用法	时间
抗肿瘤辅助治疗	康艾注射液 40ml+转化糖注射液 250ml	ivgtt　qd	19/4～26/4
	香菇多糖注射液 1mg+NS 100ml	ivgtt　qd	19/4～26/4
护胃	奥美拉唑镁肠溶片 20mg	p.o.　qd	19/4

药物治疗方案分析：

肿瘤辅助用药的评价与分析：

对于肿瘤辅助用药，目前尚缺乏用药的标准和规范，又无严格的评价方法，且缺少用药规范的培训和教育。目前更多的是处于"各自为政，经验优先"的状态，用药指征无法评价。

根据《新编药物学》（第 16 版），将抗肿瘤辅助药物分为生物反应调节剂及免疫功能增强剂、止吐药、促进白细胞增生药和中药制剂。该病例中，医生为患者选择了中药制剂康艾注射液和香菇多糖注射液。

香菇多糖注射液的主要成分香菇多糖是一种具有免疫调节作用的抗肿瘤辅助药物，能促进 T、B 淋巴细胞增殖，提高 NK 细胞活性，且对动物肿瘤有一定抑制作用，主要用于恶性肿瘤的辅助治疗。此药用于该患者适应证适宜，用法用量符合说明书推荐。

康艾注射液的主要成分为黄芪、人参及苦参素，人参与黄芪均有健脾补气作用，而苦参素有抗病毒及升高白细胞的作用，该药可用于原发性肝癌、肺癌、直肠癌、恶性淋巴瘤、妇科恶性肿瘤，各种原因引起的白细胞降低及减少症，慢性乙型肝炎的治疗。该药用于此患者适应证适宜，其用法用量符合说明书推荐，但该患者血糖处于正常范围，也非应激状态，不存在胰岛素抵抗，无须使用转化糖作为康艾注射液的溶媒，建议选择生理盐水或5%葡萄糖注射液。

预处理的评价与分析：

体液潴留是多西他赛单药或联合其他药物使用时最常见的不良反应之一，发生的概率大于20%，故多西他赛说明书示，为减轻体液潴留，除有禁忌外，所有患者在接受多西他赛治疗前必须预服药物，包括口服糖皮质激素，如地塞米松，在多西他赛滴注前一天服用，每天16mg（如每次8mg，每天2次）持续3天。该患者无使用糖皮质激素的禁忌证，且明日行多西他赛+顺铂化疗，故有使用地塞米松片的指征，使用时机也合理，但用法用量不符合说明书推荐，日剂量偏小，建议改为8mg，p.o.，bid。

护胃药的评价与分析：

《应激性溃疡防治专家建议（2015版）》在药物预防应激性溃疡中提到，具有以下一项高危情况者应使用预防药物：（1）机械通气超过48h；（2）凝血机制障碍（INR>1.5，血小板<50×10^9/L或部分凝血酶原时间>正常值2倍）；（3）原有消化道溃疡或出血病史；（4）严重颅脑、颈脊髓外伤；（5）严重烧伤；（6）严重创伤、多发伤；（7）各种困难复杂的手术；（8）急性肾衰竭或急性肝衰竭；（9）急性呼吸窘迫综合征（ARDS）；（10）休克或持续低血压；（11）脓毒症；（12）心脑血管意外；（13）严重心理应激，如精神创伤、过度紧张等。若同时具有以下任意两项危险因素也可考虑使用预防药物：（1）ICU住院时间>1周；（2）粪便隐血持续时间>3天；（3）大剂量使用糖皮质激素（剂量>氢化可的松250mg/d）；（4）合并使用非甾体抗炎药。该患者使用地塞米松10mg/d，根据各种激素等效抗炎剂量换算比，相当于氢化可的松267mg，存在发生应激性溃疡的危险因素，但并无其他危险因素或该建议中提到的高危因素。故此患者目前尚不具有使用预防药物奥美拉唑肠溶片的指征。

可用于预防应激性溃疡的药物：（1）抑酸药：包括质子泵抑制剂和H_2受体拮抗药。且前者比后者更能持续稳定地升高胃内pH，降低应激性溃疡相关出血风险的效果亦更优。（2）抗酸药：包括氢氧化铝、铝碳酸镁、5%碳酸氢钠溶液等，可从胃管注入，使胃内pH升高，但其降低应激性溃疡相关出血风险的效果不及抑酸药。（3）黏膜保护剂：可增加胃黏膜的防御功能，但是不能中和胃酸和提高胃内pH。其降低应激性溃疡相关出血风险的效果也不及质子泵抑制剂和H_2受体拮抗药。综上所述，质子泵抑制剂是预防应激性溃疡的首选药物。因此，使用奥美拉唑肠溶片，品种选择合理，且其用法用量符合说明书推荐。

药学监护计划：

疗效监测：

1.每天监测患者体力及精神状态变化情况。

2.每天监测患者是否出现回吸性涕血、鼻出血、鼻塞、耳鸣、听力减退、头痛、面部麻木、复视及张口困难。

3.每天监测患者疼痛的变化情况。

不良反应监护：

1.每天监护康艾注射液的滴速，该患者为老年人，输注速度以20～40滴/分为宜。

2. 每天监护患者消化系统情况，若出现恶心、厌食、油腻感、便秘，考虑是香菇多糖注射液引起的不良反应。

3. 每天监护患者呼吸系统情况，若出现胸部压迫感、咽喉狭窄感，排除原发病的影响，应考虑为香菇多糖注射液引起的不良反应，减慢给药速度。

4. 每天监护患者神经系统情况，若出现头痛、头重、头晕、困倦，排除原发病的影响，考虑是香菇多糖注射液引起的不良反应。

5. 每天监护患者皮肤是否出现皮疹、发红，如出现应考虑为香菇多糖注射液引起，应停药。

6. 每天监护患者血压情况，若出现血压升高，排除降压药使用不恰当造成的血压控制不佳外，应考虑是否为地塞米松引起的不良反应。

7. 每天监护患者的精神状态，若出现兴奋、失眠、脸部潮红，考虑为地塞米松引起的不良反应。

记录人：×××

2017 年 04 月 19 日

2017-04-20

症状体征：

患者精神可，较之前无明显变化，饮食可，小便无异常，昨日有大便。自述上腹有饱胀感，无恶心、呕吐、厌食及油腻感，全身多处骨痛但不影响睡眠，较之前无明显变化。无胸部压迫感、咽喉狭窄感，无头痛、头重、头晕、困倦。无皮疹、发红。无兴奋、失眠及面部潮红。血压控制可。无回吸性涕血、鼻出血、鼻塞，无耳鸣、听力减退，无头痛、面部麻木、复视及张口困难。未扪及颈部肿大淋巴结。

实验室检查结果：

无相关实验室检查。

辅助检查结果：

无。

治疗方案调整：

患者诊断鼻咽癌复发，多发性骨转移，肝转移，高血压。查无明显化疗禁忌，昨日已开始予地塞米松 10mg 预防多西他赛导致的液体潴留综合征，今日开始化疗，具体方案为多西他赛 120mg d1，顺铂 40mg d1、30mg d2～3。注意化疗过程中的毒副作用，及时处理。

诊疗目的	药物实施方案	用法	时间
化疗	多西他赛注射液 120mg+NS 500ml	ivgtt qd	20/4
	顺铂注射液 40mg+NS 500ml	ivgtt qd	20/4
	顺铂注射液 30mg+NS 500ml	ivgtt qd	21/4～22/4
护胃	注射用奥美拉唑 40mg+NS 100ml	ivgtt qd	20/4～22/4
抗肿瘤辅助治疗	艾迪注射液 60ml+NS 250ml	ivgtt qd	20/4～26/4
	氨磷汀溶媒结晶粉针 0.5g+NS 50ml	ivgtt qd	20/4～22/4
化疗预处理	地塞米松磷酸钠注射液 10mg+5%GS 10ml	i.v qd	20/4～21/4

药物治疗方案分析：

化疗方案的评价与分析：

根据 2010 美国癌症联合委员会（AJCC）第 7 版鼻咽癌临床分期方法，该患者诊断为鼻咽癌复发，多发性骨转移，肝转移，属于ⅣC 期。对于ⅣC 期鼻咽癌，各指南和推荐均认为化疗是标准治疗选择之一，涉及的药物有铂类、紫杉类及西妥昔单抗，但有关这些药物如何组合，各指南和推荐给出的方案不尽相同。2013《NCCN 头颈部肿瘤临床实践指南》推荐ⅣC 期鼻咽癌患者的初始治疗为基于铂类的联合化疗或同步化放疗。推荐的联合化疗方案有顺铂或卡铂联合多西他赛或紫杉醇，顺铂或者氟尿嘧啶（5-Fu）及西妥昔单抗或卡铂。对于复发头颈部肿瘤的具体推荐为：（1）对于既往未接受过放疗的局部区域复发患者，如果肿瘤可切除，给予手术或化放疗；如果肿瘤不可切除，同步全身治疗或者放疗是 PS 评分 0～1 分患者的优选疗法。（2）对于既往接受过放疗的局部区域复发或者第二原发肿瘤患者，如果肿瘤可切除，可给予手术±再次放疗±化疗；如果不可切除，可给予再次放疗±化疗或者化疗。（3）对于治疗后发生远处转移的患者，铂类、5-Fu、西妥昔单抗是 PS 评分 0～1 分患者的优选疗法（1 类推荐）。NCI 推荐对ⅣC 期患者使用化疗，但没有介绍具体方案。2010《头颈部鳞状细胞癌：EHNS-ESMO-ESTRO 诊断、治疗及随访临床实践指南》（下文简称 2010《ESMO 头颈部肿瘤指南》）指出，对于局部复发的头颈部肿瘤患者，可考虑手术（如果可以手术）或再次放疗。对于大部分晚期患者而言，姑息化疗是标准治疗选择。如果患者能够耐受治疗，则一线治疗可使用西妥昔单抗联合顺铂或卡铂和 5-Fu。如果不能耐受多药化疗，可使用单药化疗，每周甲氨蝶呤可作为治疗选择；紫杉类单药的作用不明确；西妥昔单抗单药治疗与甲氨蝶呤疗效相当且毒性作用谱良好。2012《ESMO 临床实践指南：鼻咽癌》未对晚期鼻咽癌的治疗进行太多阐述，只强调需要通过多学科治疗团队为患者确定最佳治疗策略。安大略癌症中心《EGFR 靶向治疗在Ⅲ、Ⅱ期头颈部肿瘤中的应用：指南推荐》（以下简称"安大略癌症中心指南"）指出，对于初治复发和（或）转移性头颈部肿瘤患者，西妥昔单抗联合基于铂类的化疗优于单纯化疗。2013 亚洲国家头颈部肿瘤治疗共识推荐：一项对国际指南的综述（以下简称 2013 "头颈部肿瘤亚太共识推荐"）推荐：（1）对于发生远处转移及不适合接受再次放疗的局部区域复发鼻咽癌患者，优先使用铂类和紫杉类联合化疗。（2）既往未接受过放疗的局部区域复发患者，同步化放疗或单独放疗优于手术治疗。（3）对于既往已经接受放疗的局部区域复发及第二原发肿瘤患者，如果 1 年后复发则考虑使用再次放疗。（4）对于极少的仅有颈部淋巴结复发的患者，颈部淋巴结清扫术是优先考虑的挽救治疗选择。《头颈部鳞癌综合治疗：中国专家共识(2013 版)》则建议在ⅣC 期鼻咽癌中使用铂类为主的化疗+EGFR 抑制剂（如西妥昔单抗）。综上所述，该患者鼻咽癌ⅣC 期诊断明确，且相关检查示不存在明显的化疗禁忌，故其有明确的化疗指征，适应证合理。选择多西他赛、顺铂的方案亦符合《头颈部鳞癌综合治疗：中国专家共识（2013 版）》，2013 "头颈部肿瘤亚太共识推荐" 及 2013《NCCN 头颈部肿瘤临床实践指南》推荐，药物品种选择合理。

各指南均未给出推荐方案中各药的具体剂量，故参照各药说明书用法用量推荐。顺铂说明书推荐 50～120mg/m^2，ivgtt，4 周使用 1 次；多西他赛与其他药物联合使用的推荐剂

量为 $75mg/m^2$，ivgtt，每 3 周使用 1 次。该患者体表面积 $1.86m^2$，具体化疗方案为多西他赛 120mg d1，顺铂 40mg d1、30mg d2～3，用法与用量均符合推荐。

止吐药物的评价与分析：

该患者使用的是顺铂、多西他赛的联合化疗方案，其中顺铂为高度致吐风险的化疗药，多西他赛为低致吐风险的化疗药，《肿瘤治疗相关呕吐防治指南（2014 版）》中明确提出，化疗所致恶心呕吐的治疗原则之一是：对于多药方案，应基于致吐风险最高的药物来选择，即对于该患者，应基于高致吐风险的顺铂来选择预防性的止吐治疗方案。该指南中推荐预防高致吐风险化疗药（本例中的顺铂）的急性呕吐处理应该使用 5-羟色胺受体拮抗剂（5-HT$_3$RA）+地塞米松（DXM）+神经激肽-1 受体拮抗剂（NK-1RA）±劳拉西泮±H$_2$ 受体拮抗剂或质子泵抑制剂联合止吐，故该患者使用止吐药托烷司琼和护胃药奥美拉唑是有指征的，于治疗当天化疗前使用，给药时机选择也是合理的。而苯海拉明虽然并不是指南推荐的用于高致吐风险化疗药急性呕吐的预防性药物，但由于该院无 NK-1RA 类药物，故加用不同止吐机制的药物苯海拉明来增强预防急性呕吐的效果，视为合理。

由于在急性呕吐中主要是 5-羟色胺和 P 物质起介导作用，而在延迟性呕吐中，P 物质及化疗导致的细胞损伤及炎症因子的释放起主导作用，故对于预防急性呕吐和预防延迟性呕吐的推荐用药是不同的。《肿瘤治疗相关呕吐防治指南（2014 版）》推荐预防高致吐风险化疗药（本例中的顺铂）的延迟性呕吐应使用 5-HT$_3$RA+DXM+NK-1RA±劳拉西泮±H$_2$ 受体拮抗剂或质子泵抑制剂。且该指南指出，末剂化疗后，接受高致吐风险药物进行化疗的患者，恶心、呕吐风险至少持续 3 天，因此在整个风险期，均需对呕吐予以防护。但同时该指南亦提出关于多日化疗所致恶心及呕吐的预防：5-HT$_3$RA 联合地塞米松是预防多日化疗所致恶心呕吐的标准治疗，通常主张在化疗期间每日使用第一代 5-HT$_3$RA，地塞米松应连续使用至化疗结束后 2～3 天；且《MASCC/ESMO 止吐指南（2013）》也指出，对于接受多日顺铂化疗的患者，应该给予 5-HT$_3$ 拮抗剂+地塞米松防治急性恶心呕吐，给予地塞米松预防延迟性恶心呕吐。药师分析由于相当一部分医院未引进 NK-1 受体拮抗剂类药物，故根据各医院的自身药物品种，上述两种给药方案均可。由于该院无 NK-1 受体拮抗剂类药物，地塞米松虽主要作为预防多西他赛体液潴留的药物，但亦可发挥止吐作用，故化疗日（20～22 日）该患者选择托烷司琼+奥美拉唑+苯海拉明来预防顺铂、多西他赛联合化疗可能产生的急性恶心呕吐，止吐方案的选择符合指南推荐。

该病例中，托烷司琼、苯海拉明及奥美拉唑的用法用量符合指南推荐，但托烷司琼的使用时间过长，根据上述指南，托烷司琼主要用于预防急性呕吐，所以仅于化疗日使用，该患者 22 日完成所有化疗则需停用，无须用至 26 日。如需预防延迟性呕吐，建议于化疗结束后 1～3 天（23～25 日）继续使用地塞米松。

肿瘤辅助用药的评价与分析：

该患者在 5 月 19 日使用了康艾注射液和香菇多糖注射液的基础上加用了艾迪注射液和氨磷汀溶媒结晶粉针。其中艾迪注射液的主要成分是斑蝥、人参和黄芪，而已使用的康艾注射液的主要成分为黄芪、人参及苦参素。两种中药制剂的主要成分人参及黄芪相同，均具有健脾补气作用，艾迪中的斑蝥所含斑蝥素有抗肿瘤作用，对该患者有益，而康艾中的苦参素有抗病毒及升高白细胞的作用，对该患者暂无可用之处，故对于该患者该两种药物功效相似，建议选择其中一种即可。氨磷汀溶媒结晶粉针为正常细胞保护剂，在化疗前使用本品可明显减轻化疗药物产生的肾、骨髓、心脏、耳及神经系统毒性，而不降低化疗药物的药效。从上述药理作用看，该药尤其适合用于肾毒性、骨髓毒性、耳毒性较大的使用顺铂的患者，因此该药作为辅助药用于患者合理。

药学监护计划：

疗效监测：

1. 每天监测患者体力及精神状态变化情况。

2. 每天监测患者是否出现回吸性涕血、鼻出血、鼻塞、耳鸣、听力减退、头痛、面部麻木、复视及张口困难。

3. 每天监测患者疼痛的变化情况。

4. 每天监测患者上腹饱胀感的变化情况。

不良反应监护：

1. 每天监护患者消化系统情况，若出现食欲减退、恶心、呕吐，首先考虑是顺铂的不良反应，其次考虑多西他赛的不良反应。

2. 每天监护患者听力情况，如出现耳鸣或听力减退，主要考虑为顺铂的不良反应。

3. 每天监护患者泌尿系统情况，如出现排尿不畅、血尿，首先考虑是顺铂的不良反应。

4. 每天监护外周神经毒性，如出现运动失调、肌痛、感觉异常或癫痫，首先考虑是多西他赛的不良反应，其次考虑是顺铂的不良反应。

5. 每日监护患者的全身反应，如出现发热、感染症状、虚弱、体液潴留，考虑是多西他赛的不良反应。

6. 每3天监护血常规，如出现白细胞、中性粒细胞、血小板、血红蛋白下降，首先考虑是多西他赛的不良反应，其次考虑顺铂的不良反应。

7. 每3天监护综合生化，如出现转氨酶、胆红素升高，考虑是顺铂的不良反应。如出现肌酐值升高，尿酸升高，则考虑是顺铂的不良反应。

记录人：×××

2017 年 04 月 20 日

2017-04-22

症状体征：

患者精神可，较之前无明显变化，无明显乏力。大、小便正常。自述上腹仍有饱胀感，较之前明显好转，食欲下降，轻度恶心、呕吐，仍存在全身多处骨痛，较之前明显减轻。无发热，无体液潴留，无感觉异常。无回吸性涕血、鼻出血、鼻塞，无耳鸣、听力减退，无头痛、面部麻木、复视及张口困难。未扪及颈部肿大淋巴结。述昨日起出现呃逆，无法自行缓解。

实验室检查结果:

无相关实验室检查。

辅助检查结果:

无。

治疗方案调整:

患者拟今日完成本周期化疗,目前未见明显化疗毒副作用,续观。另患者昨日开始出现不可自行缓解的呃逆,加用巴氯芬治疗,其上腹饱胀感虽较之前明显好转但仍存在,加用铝碳酸镁片治疗。

诊疗目的	药物实施方案	用法	时间
止呃逆	巴氯芬片 10mg	p.o. qd	22/4
护胃	铝碳酸镁片 0.5g	p.o. tid	22/4~26/4

药物治疗方案分析:

呃逆的治疗评价与分析:

呃逆是一侧或两侧膈肌反射性、阵发性痉挛,同时伴有吸气期声门突然关闭,发出一种短促的特征性的声音,俗称"打嗝"。健康人因受寒冷的刺激、饱餐等所致的一时呃逆并非病态,但若为顽固性呃逆常影响患者休息,加剧病情,使患者的治疗效果受到影响。约0.4%的肿瘤患者会因各种原因出现呃逆,而化疗相关呃逆的发生率更高,有报道显示,在使用含顺铂方案进行化疗的患者中,呃逆的发生率达到41.2%。该患者化疗后出现无法自行缓解的呃逆,严重影响其睡眠质量,故有使用止呃逆药物的指征。

目前为止,唯一经过美国食品药品管理局(FDA)认可的治疗呃逆的药物是氯丙嗪,而氯丙嗪有较多的副作用,临床应用受到较大限制,而且其对化疗相关呃逆的治疗效果并不令人满意,传统治疗方法中甲氧氯普胺、哌甲酯、地西泮、山莨菪碱、异丙嗪、中医中药等都在临床广泛用于呃逆治疗,但效果欠佳,不良反应多。巴氯芬片是一种作用于脊髓部位的肌肉松弛剂。巴氯芬通过刺激GABAB受体,从而抑制兴奋性氨基醛谷氨酸和天门冬氨酸的释放,抑制脊髓内的单突触反射和多突触反射。巴氯芬对神经肌肉间的冲动传递没有影响,并具有镇痛作用。对于与骨骼肌痉挛有关的神经性疾病,巴氯芬的临床作用主要表现为缓解反射性肌肉痉挛,以及显著缓解痛性痉挛、自动症和阵挛。巴氯芬能有效改善活动能力,方便日常生活、导管插入和物理治疗。服用巴氯芬的间接作用包括预防和促进褥疮的治愈、改善睡眠状况(缘于痛性肌痉挛的消除),以及改善膀胱和肛门括约肌的功能,从而能够显著提高患者的生活质量。巴氯芬还能刺激胃酸的分泌。该药被证实的适应证:多发性硬化症引起的严重但可逆的肌肉痉挛。其他适应证:因感染、退行性病变、外伤或肿瘤引起的脊髓痉挛状态。巴氯芬因为在治疗脊髓损伤性痉挛患者中的优异表现而受到关注,逐步用于治疗顽固性呃逆。国内外研究均显示,巴氯芬治疗组顽固性呃逆的治疗有效率显著高于接受传统治疗的对照组,而毒性反应却较对照组明显轻。因此,该患者使用巴氯芬治疗化疗相关性呃逆虽为超说明书用药,但治疗效果明确,不良反应可耐受，药物品种选择合理，且其用法用量符合说明书推荐。

铝碳酸镁片使用的评价与分析：

铝碳酸镁是一种抗酸抗胆汁的胃黏膜保护剂，含有人工合成、同于天然物质的单一活性成分铝碳酸镁。它直接作用于病变部位，不吸收进入血液。能迅速改善和缓解胃部疾病，如迅速中和胃酸并保持很长一段时间、可逆性选择性地结合胆酸、持续阻止胃蛋白酶对胃的损伤及增强胃黏膜保护因子的作用。主要用于胆酸相关性疾病，急、慢性胃炎，反流性食管炎，胃、十二指肠溃疡，与胃酸有关的胃部不适症状，如胃痛、胃灼热、酸性嗳气、饱胀等，预防非甾体抗炎药的胃黏膜损伤。该患者述上腹仍有饱胀感，有铝碳酸镁使用的适应证，故有使用该药的指征，且用法用量符合说明书推荐。

药学监护计划：

疗效监测：

1. 每天监测患者呃逆症状的变化情况。

2. 每天监测患者上腹部饱胀感的变化情况。

不良反应监护：

1. 每天监护患者神经系统的不良反应，如果患者出现镇静、嗜睡、呼吸抑制、肌肉无力，考虑由巴氯芬引起。

2. 每天监护患者眼部不良反应，如果患者出现视觉障碍、调节异常，考虑是巴氯芬引起。

3. 每天监护患者心血管不良反应，如果患者出现心排血量降低、低血压，考虑是巴氯芬引起，注意调整降压药的剂量。

4. 每天监护患者胃肠道不良反应，如果患者出现恶心、呕吐、便秘，首先考虑是巴氯芬引起。

5. 每天监护泌尿系统不良反应，如果患者出现尿频、遗尿、排尿困难，考虑是巴氯芬引起。

记录人：×××

2017 年 04 月 20 日

2017-04-25

症状体征：

患者精神可，较之前无明显变化，无明显乏力。大、小便正常。自述上腹饱胀感消失，饮食可，无恶心、呕吐，仍存在全身多处骨痛，较之前明显减轻。无发热，无体液潴留，无感觉异常。无回吸性涕血、鼻出血、鼻塞，无耳鸣、听力减退，无头痛、面部麻木、复视及张口困难。未扪及颈部肿大淋巴结。自述昨日服用巴氯芬后呃逆症状消失，血压控制可。

实验室检查结果：

无相关实验室检查。

辅助检查结果：

无。

治疗方案调整：

无相关治疗方案调整。

药学监护计划：

无相关治疗药物变化。

记录人：×××

2017 年 04 月 25 日

2017-04-26

症状体征：

患者精神可，睡眠可，饮食可，大、小便无异常。无明显乏力，无呃逆、恶心、呕吐，仍存在全身多处骨痛，较之前明显减轻。无发热，无体液潴留，无感觉异常。无回吸性涕血、鼻出血、鼻塞，无耳鸣、听力减退，无头痛、面部麻木、复视及张口困难。未扪及颈部肿大淋巴结。血压控制可。患者顺利完成第一周期 DP（多西他赛+顺铂）方案化疗，未出现明显不良反应，今日出院。

实验室检查结果：

无相关实验室检查。

辅助检查结果：

无。

出院带药：

无出院带药。

饮食及生活方式指导：

注意休息，饮食以清淡为主，加强营养，如出现恶心及食欲不佳，建议食用流质及半流质等易消化食物，少食多餐。

随访计划：

出院后复查血常规 2 次/周，如果白细胞低于 $3×10^9/L$，中性粒细胞低于 $1.5×10^9/L$，给予升白细胞治疗，血小板低于 $60×10^9/L$，给予升血小板治疗，3 周后返院，肿瘤内科随诊。

记录人：×××

2017 年 04 月 26 日

药物治疗总结

治疗原则和治疗方案：

患者，老年男性。因"鼻咽癌 7 年，右髋疼痛 5 月余，上腹饱胀 2 周"于 2017 年 4 月 18 日步行入病房，入院诊断为鼻咽癌复发，多发性骨转移，肝转移，高血压。结合患者病史及诊疗过程，查无化疗禁忌后行第一程化疗，具体方案：多西他赛 120mg d1，顺铂 40mg d1、30mg d2～3，过程顺利，出院。

具体体会如下：患者 2010 年诊断鼻咽癌，行放射治疗，定期复查病情稳定。2017 年因全身多处骨痛行 PET-CT，提示鼻咽癌复发，多发性骨转移，肝转移，高血压，临床分期为ⅣC 期，诊断明确，有化疗指征。此次入院行第一程化疗，具体为多西他赛 120mg d1，顺铂 40mg d1、30mg d2～3，方案的选择符合相关指南推荐，用法用量亦符合说明书推荐。在化疗过程中予托烷司琼、苯海拉明止吐，奥美拉唑护胃，地塞米松预防体液潴留和止吐，指征明确，但预防延迟性呕吐时，具体的药物品种选择和适用疗程方面存在一定的不合理。此外在自化疗开始至出院期间，患者还使用了 4 种肿瘤辅助用药，其中 2 种中药制剂艾迪注射液和康艾注射液的主要成分及治疗目的相同，无须同时使用。

药学监护、用药指导：

疗效监护的重点：

患者上腹部饱胀感的缓解情况，患者疼痛的缓解情况。患者颈部是否出现肿大淋巴结；患者体力及精神状态变化情况；患者是否出现回吸性涕血、鼻出血、鼻塞、耳鸣、听力减退、头痛、面部麻木、复视及张口困难。患者是否出现疼痛，如出现，具体范围、程度、性质如何。

不良反应监护的重点：

胃肠道反应包括食欲减退、恶心、呕吐等情况，大便次数及性状颜色是否有改变；是否出现耳鸣或听力减退；小便是否通畅，有无血尿。血常规中三系细胞数目是否有降低；肝肾功能检查中转氨酶、胆红素及肌酐值是否升高。

临床药师在本次治疗中的作用：

1. 结合患者病情及要求，根据相关治疗指南，对患者癌症多学科综合治疗方案的合理性进行分析。

2. 根据患者的个人具体情况，对化疗药物可能出现的不良反应进行积极预防并密切关注。

3. 对肿瘤辅助治疗中存在的药物选择不适宜、药物联用不适宜及使用疗程不适宜等方面进行药学监护。

记录人：×××

2017 年 04 月 26 日

临床带教老师评语

该药历能及时全面地记录鼻咽癌患者的基本病史、病程及患者的用药情况，并基本能依据鼻咽癌临床诊疗指南及相关文献对该患者的化疗方案、DP 方案的药学监护等做出相应的分析。在书写药历时应更加详细地关注化疗方案可能引起的不良反应及具体的监护计划。

签字：×××

药学带教老师评语

药历记录全面，学员已经掌握鼻咽癌患者的一线治疗原则。在书写时注意不罗列药物的药理学特点，针对患者的用药和可能出现的不良反应进行监护，书写重点放在发生率高的不良反应上。

签字：×××

（谢利霞）

教学药历 2:

教学药历

建立日期：2017 年 07 月 14 日   建立人：×××

姓名	黄××	性别	男	出生日期	1980 年 10 月 24 日	住院号	××××××
住院时间：2017 年 07 月 13 日				出院时间：2017 年 07 月 18 日			
籍贯：广西××	民族：汉族			工作单位：无			
手机号码：137×××××××				联系地址：广西壮族自治区××市××××××××			
身高（cm）		161	体重（kg）	52	体重指数		20.1
血型		未提供	血压（mmHg）	116/63	体表面积		1.57m^2
不良嗜好（烟、酒、药物依赖）			无吸烟、饮酒史				

主诉：

直肠癌根治术后 1 年余，发现 CEA 进行性升高 6 个月。

现病史：

患者 2016 年初出现"大便习惯改变、便鲜血半年"，2016-05-05 于广西壮族自治区某三甲医院行肠镜检查提示直肠肿物，病理倾向于腺癌。2016-05-18 行直肠癌根治术（Miles 手术），术后病理：直肠溃疡型腺癌，浸润全层，周围血管可见癌栓，肠旁淋巴结可见转移（LN20/24），肿瘤分期：T3N1M0。术后行多次化疗，具体方案、剂量不详。术后随诊（2017-01-23）发现 CEA：7.04ng/ml，逐渐升高，2017-06-24 查 CEA：39.94ng/ml。2017-06-28 笔者所在医院肠镜：大肠黏膜未见异常。MR 提示肿瘤复发。今为进一步治疗来笔者所在医院就诊，门诊以"直肠癌术后"收入院。自发病以来，患者精神状态良好，体力情况良好，食欲食量良好，睡眠情况良好，体重无明显变化，左下腹造瘘口正常，排便次数增多，一日 2～3 次，大便性状无改变，小便正常。下腹可见长约 10cm 手术瘢痕，左下腹造瘘口无红肿、渗出。腹部柔软，无压痛、反跳痛，腹部无包块。肠鸣音未见异常，4 次/分。肛门已缝闭，会阴部瘢痕愈合可。

查体：

体温：36.8℃，脉搏：86 次/分，呼吸：18 次/分，血压：126/76mmHg。营养良好，全身皮肤黏膜无黄染，全身浅表淋巴结无肿大。颈软无抵抗，心、肺查体无异常。下腹可见长约 10cm 手术瘢痕，切口愈合良好，左下腹造瘘口无红肿、渗出。腹软，无压痛，腹部未触及包块，肠鸣音不亢。肛门已缝闭，会阴部瘢痕愈合可。脊柱、四肢活动自如，无畸形，双下肢无水肿。病理性反射未引出。

辅助检查：

2017-06-28，本院，肠镜：大肠黏膜未见异常。

2017-07-04，本院，MR：（1）乙状结肠肠壁增厚，考虑直肠癌术后复发；（2）盆腔左侧多发肿大淋巴结，考虑为转移。

既往病史：

否认肝炎、结核、传染病史，否认高血压、糖尿病史，否认外伤史，否认输血史，预防接种史不详。

既往用药史：

无。

个人史：

出生并长期居住在本地，否认毒物、射线接触史，否认疫区旅游和居住史。无烟酒嗜好。

家族史：

否认家族性遗传病史，否认家族性肿瘤病史。

伴发疾病与用药情况：

无。

过敏史：

否认食物过敏史，否认药物过敏史。

药物不良反应及处置史：

无。

入院诊断：

直肠癌术后复发（T3N1M0，IIIB 期）　　淋巴结转移

出院诊断：

直肠癌术后复发（T3N1M0，IIIB 期）　　淋巴结转移

初始治疗方案：

1. 完善血、尿、便常规，肝肾功能，腹部超声，心电图等检查。
2. 请示上级医师指导下一步诊治。

初始治疗方案分析：

患者直肠癌根治术后 1 年余，发现 CEA 进行性升高 6 个月，经 MR 检查确诊为直肠癌术后复发（T3N1M0，IIIB 期），淋巴结转移。初始治疗方案中，首先评定患者具有独立功能，能维持正常生活和工作的能力；测量患者非静息状态下维持正常机体功能的能力，KPS 评分 80 分（ECOG PS 评分 1 分）。这符合 2015《MIMS 恶性肿瘤用药指南》中提出的 KPS 评分有助于判断患者是否可耐受手术、化疗或放疗，指导制订适当的治疗方案，以判断预后。根据该指南，该患者精神状态良好，体力情况良好，食欲食量良好，睡眠情况良好，体重无明显变化，左下腹造瘘口正常，小便正常。症状轻，生活可自理，可以从事轻体力活动，ECOG PS 评分 1 分，<3 分；且患者无感染、发热及出血倾向等严重并发症。

初始药物治疗监护计划：

未用药。

其他主要治疗药物：

诊疗目的	药物实施方案	用法	时间
化疗	奥沙利铂冻干粉针 150mg+5%GS 250ml	ivgtt qd	14/7
	亚叶酸钙注射液 0.6g+NS 250ml	ivgtt qd	14/7
	5-Fu 注射液 0.5g+NS 30ml	i.v qd	14/7
	5-Fu 注射液 3.0g+NS 90ml	civ	连续 46h
护胃	奥美拉唑镁肠溶片 20mg	p.o. qd	14/7～18/7
抗肿瘤辅助治疗	香菇多糖注射液 1mg+NS 100ml	ivgtt qd	14/7～18/7
	康艾注射液 40ml+NS 250ml	ivgtt qd	14/4～18/7
	艾迪注射液 60ml+NS 250ml	ivgtt qd	15/7～18/7

药物治疗日志

患者黄××，中年男性，入院时间：2017 年 07 月 13 日，入院诊断：直肠癌术后复发（T3N1M0，IIIB 期），淋巴结转移。

2017-07-14

症状体征：

患者一般状况可，未诉不适，精神、食欲、睡眠可，小便正常。左下腹造瘘口正常，排便次数增多，一日 2～3 次，大便性状无改变，无腹痛及腹部不适，无里急后重、肛门下坠、便不尽感及肛门疼痛。近期体重无明显下降，无消瘦、乏力、面色苍白、发热。下腹可见长约 10cm 手术瘢痕，左下腹造瘘口无红肿、渗出。腹部柔软，无压痛、反跳痛，腹部无包块。肠鸣音未见异常，4 次/分。肛门已缝闭，会阴部瘢痕愈合可。

实验室检查结果：

血常规，大、小便常规，综合生化均未见明显异常。

辅助检查结果：

腹部彩超示：（1）肝实质回声密集；（2）慢性胆囊炎，胆囊息肉；（3）脾、胰未见明显异常。

治疗方案调整：

患者诊断直肠癌术后，外院曾不规律行 5-Fu+亚叶酸钙化疗，近期行 MR 考虑术后复发，此次入院排除各项禁忌，今日给予 FOLFOX 方案化疗，具体为奥沙利铂 150mg d1+亚叶酸钙 0.6g d1 + 5-Fu 0.5g i.v、3.0g civ 46h d1，嘱患者避免冷刺激，注意化疗副作用。

诊疗目的	药物实施方案	用法	时间
化疗	奥沙利铂冻干粉针 150mg+5%GS 250ml	ivgtt　qd	14/7
	亚叶酸钙注射液 0.6g+NS 250ml	ivgtt　qd	14/7
	5-Fu 注射液 0.5g+NS 30ml	i.v　qd	14/7
	5-Fu 注射液 3.0g+NS 90ml	civ	连续 46h
护胃	奥美拉唑镁肠溶片 20mg	p.o.　qd	14/7～18/7
抗肿瘤辅助治疗	香菇多糖注射液 1mg+NS 100ml	ivgtt　qd	14/7～18/7
	康艾注射液 40ml+NS 250ml	ivgtt　qd	14/4～18/7

药物治疗方案分析：

化疗方案的评价与分析：

实验室检查结果提示该患者无骨髓抑制，肝肾功能正常，结合上述查体及 KPS 评分可知该患者身体状态良好，无明显化疗禁忌。

患者于 2016 年 5 月行直肠癌根治术加术后辅助化疗，术后病理分期为 T3N1M0，ⅢB 期。之后随访过程中发现 CEA 值进行性升高。2017-01-23：7.04ng/ml，2017-06-24：39.94ng/ml。《NCCN 肿瘤学临床实践指南：直肠癌（2015 年第 2 版）》对随访过程中 CEA 水平升高的处理办法做了详细说明：术后血 CEA 水平升高患者的处理包括肠镜检查、胸腹盆 CT 扫描，可以考虑 PET-CT 检查。如果影像学检查正常，而 CEA 仍在升高，应每 3 个月重复一次 CT 扫描直到发现肿瘤或 CEA 稳定或下降。Memorial Sloan Kettering 癌症中心最近的一项回顾性研究发现，约 50%非转移性结直肠癌患者在 R_0 切除术后出现的 CEA 升高为假阳性，多表现为单次或数次 CEA 检验值为 5～15ng/ml，CEA＞15ng/ml 非常罕见；而所有 CEA＞35ng/ml 者均为真阳性。当 CEA 升高而高质量 CT 扫描为阴性时，关于 PET-CT 扫描的作用专家组意见仍有分歧。最近一项纳入 11 个研究共 510 例患者的荟萃分析显示，PET-CT 在此种情况下检测复发肿瘤病灶的敏感度和特异度分别为 94.1%（95% CI，89.4%～97.1%）和 77.2%（95% CI，66.4%～85.9%）。此种情况下指南同意行 PET-CT 扫描。对 CEA 升高而其他检查均为阴性的患者，专家组不推荐所谓的"盲目"或以"CEA 为导向的"剖腹探查或腹腔镜探查。当 CEA 升高而高质量 CT 扫描为阳性时，则按照盆腔孤立结节/吻合口复发或证实的异时性转移来治疗。该患者发现 CEA 持续升高后，根据指南推荐进行了相关辅助检查。2017-06-28 肠镜：所见大肠黏膜无异常。2017-07-04 MR 检查：（1）乙状结肠肠壁增厚，考虑直肠癌术后复发；（2）盆腔左侧多发肿大淋巴结，考虑为转移。

根据患者的病史、临床症状及上述辅助检查结果，诊断其为直肠癌术后复发（T3N1M0，ⅢB 期）淋巴结转移，诊断明确，不属于异时性转移瘤，属于局部复发的直肠癌。《中国结直肠癌诊疗规范（2015 版）》对局部复发直肠癌的治疗规范有明确的推荐。其治疗原则：根据患者和病变的具体情况评估，可切除或潜在可切除患者争取手术治疗，并与术前放化疗、术中放疗、辅助放化疗等结合使用；不可切除的患者建议采用放化疗结合的综合治疗。而其中手术治疗的原则：首先进行可切除性的评估，必须在术前评估复发病灶得到根治切除的可能性。 推荐根据复发范围考虑是否使用术前放化疗。不可切除的局部复发病灶包括：（1）广泛的盆腔侧壁侵犯；（2）髂外血管受累；（3）肿瘤侵至坐骨大切迹、坐骨神经受侵犯；（4）侵犯第 2 骶骨水平及以上。放射治疗的原则：可切除的局部复发患者，推荐先行手术切除，再考虑是否行术后放疗；也可根据既往放化疗方案考虑是否先行放化疗，再行手术。 不可切除的局部复发患者，若既往未接受盆腔放疗，推荐行术前同步放化疗，放化疗后重新评估，并争取手术切除。化疗的原则：可切除的复发转移患者，不常规推荐术前化疗，术后考虑行辅助化疗，化疗方案同辅助化疗。根据上述原则，该患者既往行根治性手术及辅助化疗，未曾接受过放射治疗，出现局部复发后应首先进行可切除性评估，如为潜在可切除的、孤立的盆腔或吻合口复发，适合的处理是手术切除后行术后辅助放化疗，或行术前放疗，同期 5-Fu 灌注化疗，然后手术切除。如病灶不可切除则依照其对治疗的耐受能力选择化疗，加或不加放疗。该患者诊断直肠癌复发伴淋巴结转移后未做可切除性评估即选择行全身性化学治疗，并无相关指征。药师建议先请外科及放疗科会诊，做 MDT 讨论，评估病灶可切除性后再制订下一步治疗方案。

《中国结直肠癌诊疗规范（2015 版）》对复发或转移性结直肠癌化疗也做了详细的阐述。目前，治疗晚期或转移性结直肠癌的药物：5-Fu、亚叶酸钙、伊立替康、奥沙利铂、卡培他滨和靶向药物，目前使用的靶向药物包括西妥昔单抗（推荐用于 K-Ras 基因野生型患者）和贝伐单抗。（1）在治疗前推荐检测肿瘤 K-Ras 基因状态，表皮生长因子受体（EGFR）不推荐作为常规检查项目。（2）联合化疗应当作为能耐受化疗的转移性结直肠癌患者的一、二线治疗。 推荐以下化疗方案：FOLFOX / FOLFIRI（伊立替康+5-Fu+亚叶酸钙）±西妥昔单抗（推荐用于 K-Ras 基因野生型患者），FOLFOX / FOLFIRI/CapeOX（奥沙利铂+卡培他滨）±贝伐单抗。（3）三线以上化疗的患者推荐试用靶向药物或参加临床试验。在一、二线治疗中没有选用靶向药物的患者也可考虑伊立替康联合靶向药物治疗。（4）不能耐受联合化疗的患者，推荐方案：5-Fu/亚叶酸钙±靶向药物，或 5-Fu 持续灌注，或卡培他滨单药。不适合 5-Fu/亚叶酸钙的晚期结直肠癌患者可考虑雷替曲塞单药治疗。（5）晚期患者若一般状况或脏器功能状况很差，推荐最佳支持治疗，不建议化疗。选用FOLFOX 方案化疗，药物品种选择合理，符合指南推荐。

《NCCN 肿瘤学临床实践指南：直肠癌（2017 年第 2 版）》对 FOLFOX 方案中各药物的使用剂量做了相关推荐：奥沙利铂85mg/m² 静脉输注 2h d1，亚叶酸钙400mg/m² ivqtt 2h d1，5-Fu 400 mg/m² i.v d1，然后 1200mg/（m²·d）×2 天持续静脉滴注（总量 2400mg/m²，46～48h），每 2 周重复。该患者体表面积 1.57 m²，按上述推荐，奥沙利铂的剂量应为 134mg，亚叶酸钙的剂量应为 628mg，5-Fu 的静脉推注剂量应为 628mg，而 5-Fu 持续输注的剂量应为3.8g。该患者 FOLFOX 方案中各药物的具体剂量：奥沙利铂 150mg d1，亚叶酸钙 0.6g d1，5-Fu 0.5g i.v、3.0g civ 46h d1，用量分别为推荐剂量的 112%、96%、80%和 79%，奥沙利铂的剂量偏大，而 5-Fu 的剂量偏小，用法均符合指南推荐。

止吐药物的评价与分析：

该患者使用的是奥沙利铂、5-Fu 的联合化疗方案，其中奥沙利铂为中致吐风险的化疗药，5-Fu 为低致吐风险的化疗药，《肿瘤治疗相关呕吐防治指南（2014 版）》中明确提出，化疗所致恶心呕吐的治疗原则之一是对于多药方案，应基于致吐风险最高的药物来选择用药，即对于该患者，应基于中致吐风险的奥沙利铂来选择预防性的止吐治疗方案。该指南中推荐预防中致吐风险化疗药（本例中的奥沙利铂）的急性呕吐和延迟性呕吐处理上均需联合使用多种止吐药物，该患者使用止吐药是有指征的。

　　由于在急性呕吐中主要是 5-HT 和 P 物质起介导作用，而在延迟性呕吐中，P 物质及化疗导致的细胞损伤及炎症因子的释放起主导作用，故对于预防急性呕吐和预防延迟性呕吐的推荐用药是不同的。《肿瘤治疗相关呕吐防治指南（2014 版）》中推荐预防中致吐风险化疗药（本例中的奥沙利铂）的急性呕吐处理上应该使用 5-羟色胺受体拮抗剂（5-HT$_3$RA）+地塞米松（DXM）±神经激肽-1 受体拮抗剂（NK-1RA）±劳拉西泮±H$_2$受体拮抗剂或质子泵抑制剂联合止吐，而预防中致吐风险化疗药（本例中的奥沙利铂）的延迟性呕吐应使用 5-HT$_3$RA+DXM±NK-1RA±劳拉西泮±H$_2$受体拮抗剂或质子泵抑制剂。且该指南指出，末剂化疗后，接受中致吐风险药物进行化疗的患者，恶心、呕吐风险至少持续 2 天，因此在整个风险期，均需对呕吐予以防护。即在化疗日及完成化疗后两日应使用 5-HT$_3$RA+DXM±NK-1RA ±劳拉西泮±H$_2$受体拮抗剂或质子泵抑制剂预防急性呕吐及延迟性呕吐。综上所述，该患者使用托烷司琼+DXM+奥美拉唑来预防奥沙利铂+5-Fu 联合化疗可能产生的急性呕吐及延迟性呕吐，符合指南推荐，但于化疗日加用苯海拉明止吐无必要。止吐药于治疗当天化疗前开始使用，给药时机选择也是合理的。

　　该病例中，托烷司琼及奥美拉唑的用法用量符合指南推荐，但 DXM 5mg qd，用量过小，建议 8mg qd，且 DXM 使用时间过短，化疗于 16 日结束，地塞米松磷酸钠注射液应使用至 18 日。

　　肿瘤辅助用药的评价与分析：

　　对于肿瘤辅助用药，目前尚缺乏用药的标准和规范，又无严格的评价方法，且缺少这方面用药规范的培训和教育。目前更多的是处于"各自为政，经验优先"的状态，用药指征无法评价。

　　根据《新编药物学》（第 16 版）将抗肿瘤辅助药物分为生物反应调节剂及免疫功能增强剂、止吐药、促进白细胞增生药和中药制剂。该病例中，医生为患者选择了中药制剂康艾注射液和香菇多糖注射液。

　　香菇多糖注射液的主要成分香菇多糖是一种具有免疫调节作用的抗肿瘤辅助药物，能促进 T、B 淋巴细胞增殖，提高 NK 细胞活性，且对动物肿瘤有一定抑制作用，主要用于恶性肿瘤的辅助治疗。此药用于该患者适应证适宜，用法用量符合说明书推荐。

　　康艾注射液的主要成分为黄芪、人参及苦参素，人参与黄芪均有健脾补气作用，而苦参素有抗病毒及升高白细胞的作用，该药可用于原发性肝癌、肺癌、直肠癌、恶性淋巴瘤、妇科恶性肿瘤，各种原因引起的白细胞减少症，慢性乙型肝炎的治疗。该药用于此患者适应证适宜，且用法用量符合说明书推荐。

药学监护计划：

疗效监测：

1. 每天监测患者大便次数。

2. 每天监测患者是否出现大便性状改变，是否出现腹痛及腹部不适，是否出现里急后重感、肛门下坠感、便不尽感及肛门疼痛。

3. 每周监测患者有无体重明显下降、消瘦、乏力及面色苍白，发热。

4. 每周期化疗后监测血清 CEA 值。

5. 每 2 周期化疗结束监测结肠肠壁增厚及盆腔肿大淋巴结的变化情况。

不良反应监护：

1. 每天监护患者消化系统情况，若出现恶心、呕吐、腹泻、黏膜炎，首先考虑是奥沙利铂的不良反应，其次考虑是 5-Fu 的不良反应。

2. 每天监护神经毒性，如出现肢体末端感觉障碍和（或）感觉异常、疼痛，首先考虑是奥沙利铂的不良反应，其次考虑是 5-Fu 的不良反应。

3. 每天监护皮肤毒性，如出现脱发，注入药物的静脉上升性色素沉着，则考虑是 5-Fu 的不良反应。

4. 每 3 天监护血常规，如出现白细胞、中性粒细胞、血小板下降，首先考虑是奥沙利铂的不良反应，其次考虑是 5-Fu 的不良反应。

记录人：×××

2017 年 07 月 14 日

2017-07-15

症状体征：

患者一般状况可，未诉明显不适，精神及体力良好。食欲一般，无恶心、呕吐、黏膜炎。睡眠情况一般。小便正常。左下腹造瘘口正常，无腹泻，排便次数较前减少，24h 未解大便，大便性状无改变。无腹痛及腹部不适，无里急后重、肛门下坠、便不尽感及肛门疼痛。无乏力、面色苍白、发热。无肢体末端感觉障碍和（或）感觉异常、疼痛。无脱发，注入药物的静脉无上升性色素沉着。

实验室检查结果：

无相关实验室检查。

辅助检查结果：

无相关辅助检查。

治疗方案调整：

患者顺利完成第 1 天化疗，继续第 2～3 天化疗。密切关注化疗过程中出现的不良反应并积极处理。加用抗肿瘤辅助用药艾迪注射液。

治疗目的	治疗用药	用法	时间
抗肿瘤辅助治疗	艾迪注射液 60ml+NS 250ml	ivgtt qd	15/7～18/7

药物治疗方案分析：

　　肿瘤辅助用药的评价与分析：

　　该患者在7月14日使用了康艾注射液和香菇多糖注射液的基础上加用了艾迪注射液。艾迪注射液的主要成分是斑蝥、人参和黄芪，而已使用的康艾注射液的主要成分为黄芪、人参及苦参素。两种中药制剂主要成分人参及黄芪相同，均有健脾补气作用，艾迪中的斑蝥所含斑蝥素有抗肿瘤作用，对该患者有益，而康艾中的苦参素有抗病毒及升高白细胞的作用，对该患者暂无可用之处，故对于该患者这两种药物功效相似，建议选择其中一种即可。

药学监护计划：

　　疗效监测：

　　每天监测患者体力及精神状态变化情况。

　　不良反应监护：

　　1. 首次使用艾迪注射液时监护患者全身反应，如出现皮疹、皮肤瘙痒、面红、咽喉痉挛等，考虑为艾迪注射液过敏所致，立即停用该药并对症治疗。

　　2. 每天监护患者胃肠道反应，如出现恶心、呕吐，除考虑为奥沙利铂和 5-Fu 的不良反应外，还应考虑可能由艾迪注射液导致。

记录人：×××

2017 年 07 月 15 日

2017-07-18

症状体征：

　　患者一般状况可，未诉明显不适，精神及体力良好。食欲减退，轻度恶心，无呕吐、黏膜炎。睡眠情况一般。小便正常。左下腹造瘘口正常，无腹泻，排便次数较前减少，1～2 天一次，大便性状无改变。无腹痛及腹部不适，无里急后重、肛门下坠、便不尽感及肛门疼痛。无乏力、面色苍白、发热。无肢体末端感觉障碍和（或）感觉异常、疼痛。无脱发，注入药物的静脉无上升性色素沉着。

实验室检查结果：

　　7 月 17 日血常规：Hb 120g/L，红细胞计数 3.74×10^{12}/L。

辅助检查结果：

　　无相关辅助检查。

治疗方案调整：

　　昨日血常规结果示患者无明显骨髓抑制，患者顺利完成本疗程化疗，未出现明显不良反应，今日办理出院。

出院带药：

　　无。

饮食及生活方式指导：

　　1. 改善饮食结构　增加膳食纤维摄入，多摄入植物性食物，多食用水果、蔬菜、谷物、禽类和鱼类，少食用红色肉类、精致粮食和高糖。

2. 戒烟、限制酒精摄入量。

3. 尽量进行适当的体力活动或锻炼，维持健康的体重。

4. 适当补充钙剂和维生素 D，血叶酸水平如降低，可适量补充叶酸。

随访计划：

出院后复查血常规 2 次/周，如果白细胞低于 3×10^9/L，中性粒细胞低于 1.5×10^9/L，给予升白细胞治疗，血小板低于 60×10^9/L，给予升血小板治疗，3 周后返院，笔者所在科随诊。

记录人：×××

2017 年 07 月 18 日

药物治疗总结

治疗原则和治疗方案：

患者中年男性，因"直肠癌根治术后 1 年余，发现 CEA 进行性升高 6 个月"于 2017 年 7 月 13 日步行入病房。诊断：直肠癌术后复发（T3N1M0，ⅢB 期）淋巴结转移。结合患者病史及诊疗过程，查无化疗禁忌后行第 1 程化疗，具体方案：奥沙利铂 150mg d1，亚叶酸钙 0.6g d1，5-Fu 0.5g i.v、3.0g civ 46h d1，过程顺利，出院。

具体体会如下：该患者于 2016-05-18 行直肠癌根治术，术后病理：直肠溃疡型腺癌，浸润全层，周围血管可见癌栓，肠旁淋巴结可见转移（20/24），肿瘤分期：T3N1M0，ⅢB 期。术后行多次化疗，具体方案、剂量不详。随访时发现 CEA 逐渐升高，后行肠镜未见异常，行 MR 检查提示肿瘤复发。结合患者病史及临床表现、辅助检查结果，诊断其为直肠癌术后复发（T3N1M0，ⅢB 期）淋巴结转移。属于局部复发型直肠癌，依据相关指南可知该患者应先评估可切除性，但暂无化疗指征。选择方案为奥沙利铂 150mg d1，亚叶酸钙 0.6g d1，5-Fu 0.5g i.v、3.0g civ 46h d1，品种选择符合相关指南推荐，但奥沙利铂的用量偏大，而 5-Fu 的用量偏小。在化疗过程中予托烷司琼、地塞米松及苯海拉明止吐，奥美拉唑护胃，指征明确，但由于 5-Fu 及奥沙利铂各为低致吐和中致吐的药物，联合使用苯海拉明无必要，且地塞米松剂量过小，疗程过短。此外在自入院开始至出院整个期间，患者还使用了 3 种肿瘤辅助用药，其中艾迪注射液和康艾注射液主要成分相同，建议选择其中一种即可。

药学监护、用药指导：

疗效监测的重点：

患者每日大便的次数及性状。是否出现腹痛及腹部不适，里急后重感、肛门下坠感、便不尽感及肛门疼痛。每周监测患者有无体重明显下降、消瘦、乏力及面色苍白、发热。每周期化疗后监测血清 CEA。2 周期化疗结束监测结肠壁增厚及盆腔肿大淋巴结的变化情况。

不良反应监护的重点：

胃肠道反应包括恶心呕吐、腹泻及黏膜炎的情况；外周神经毒性包括肢体末端感觉障碍、异常、疼痛的情况。血常规中三系细胞数目是否有降低。

临床药师在本次治疗中的作用：

　　1. 结合患者病情及要求，根据相关治疗指南，对患者癌症多学科综合治疗方案的合理性进行分析。

　　2. 根据患者的个人具体情况，对化疗药物可能出现的不良反应进行积极预防并密切关注。

　　3. 对肿瘤辅助治疗中存在的药物选择不适宜、药物联用不适宜及使用疗程不适宜等方面进行药学监护。

记录人：×××

2017 年 07 月 18 日

临床带教老师评语

　　该药历能及时全面地记录直肠癌术后患者的基本病史、病程及患者的用药情况，并基本能依据直肠癌临床诊疗指南及相关文献对该患者的化疗方案、FOLFOX 方案的药学监护等作出相应的分析。在书写药历时应更加详细地关注化疗方案可能引起的不良反应及具体的监护计划。

签字：×××

药学带教老师评语

　　药历记录全面，学员已经掌握了直肠癌患者的一线治疗原则。在书写时注意不罗列药物的药理学特点，针对患者的用药和可能出现的不良反应进行监护，监护重点放在发生率高的不良反应上。

签字：×××

（谢利霞　黄德福）

教学药历 3：

教学药历

建立日期：2017 年 09 月 23 日　　　　　　　　　　　　　　建立人：×××

姓名	汪××	性别	女	出生日期	1952 年 06 月 23 日	住院号	××××××
住院时间：2017 年 09 月 21 日				出院时间：2017 年 09 月 29 日			
籍贯：江西××		民族：汉族		工作单位：无			
手机号码：136××××××××				联系地址：江西省九江市××××××××			
身高（cm）		168	体重（kg）		49	体重指数	17.36
血型		A 型	血压（mmHg）		136/78	体表面积	1.51m^2
不良嗜好（烟、酒、药物依赖）			无				
主诉： 　　胆管癌术后 10 个月。							

现病史：

患者于 2016 年 12 月 11 日因"胆管癌"在笔者所在医院行肝门部胆管癌根治术，右半肝切除术，术后病理证实临床诊断。术后分别于 2017-02-07、2017-02-28、2017-03-19 给予吉西他滨 1.2g d1、d8 单药静脉化疗，过程顺利。2017-1 随诊中发现右侧腋中线第 7、8 肋水平可触及一个 3.0cm × 4.0cm 卵圆形包块，质硬，移动度差，与周围组织粘连，伴有压痛。2017-06-29 在全麻下行右侧胸壁肿物切除术，术中见肿物黏附于第 8 肋骨，遂分离并切除。术后病理（2017-06-30，笔者所在医院）：（1）（右胸壁）中分化腺癌浸润，结合镜下形态、免疫表型及临床病史符合胆管癌右胸壁转移；（2）（肋骨）未见癌组织浸润。今为进一步治疗来笔者所在医院就诊，门诊以"胆管癌"收入院。自发病以来，患者精神状态良好，体力情况良好，食欲食量稍差，睡眠情况良好，体重无明显变化，大小便正常。

查体：

体温：36.3℃，脉搏：76 次/分，呼吸：18 次/分，血压：136/78mmHg。NRS：6 分，部位：右季肋区、右下背部。营养良好，急性面容，强迫体位，全身皮肤黏膜无黄染，全身浅表淋巴结无肿大。颈软无抵抗，右侧胸壁手术位置见一长约 4cm 手术瘢痕，愈合可，未及皮下结节。心脏查体无异常。腹平坦，右上腹可见长约 28cm 反"L"形手术瘢痕，腹软，无压痛，未及包块。脊柱、四肢活动自如，无畸形，双下肢无水肿。病理性反射未引出。

辅助检查：

2016-12-12，本院，CT 检查：（1）（肝门部肿物）中分化胆管细胞癌，侵及肝实质；（2）切缘未见癌残留；（3）周围肝组织汇管区慢性炎症并胆管增生、扩张并肝内胆管结石。

2017-06，本院，免疫组化 CK19（+）、CK7（+）、CK（-），右胸壁肿物病理：右胸壁中分化腺癌浸润，结合镜下形态、免疫表型及临床病史符合胆管癌右胸壁转移；（肋骨）未见癌组织浸润。

2017-09-18，本院，上腹 CT：（1）肝门部胆管细胞癌肝右叶切除术后改变，同前。（2）肝内胆管扩张较前加重；脾大，同前；腹水；腹膜后及脾周多个淋巴结轻度肿大，不除外转移可能；十二指肠乳头部肿胀，请结合临床。（3）右肾萎缩，右肾小结石，右肾盂及右侧输尿管上端积水，基本同前；右肾小囊肿。（4）左侧肾上腺结合部结节影，不除外转移灶可能，同前。（5）右侧胸腔积液伴邻近肺组织轻度膨胀不全；右肺中叶内侧段及下叶慢性炎症。（6）主动脉粥样硬化，同前。（7）心腔密度较前增高。

既往病史：

对青霉素、链霉素、庆大霉素过敏；1993 年行"子宫切除术"；1994 年行"右输卵管手术"（具体不详）；2015 年行"胆囊切除术"；否认肝炎、结核、传染病史，否认高血压、糖尿病史，否认外伤史，否认输血史，否认食物过敏史，预防接种史不详。

既往用药史：

此前分别于 2017-02-7、2017-02-28、2017-03-29 给予 3 个周期吉西他滨 1.2g d1、d8，单药静脉化疗，过程顺利。

个人史：

生于江西省九江市，久居本地，无疫区、疫情、疫水接触史，无吸烟、饮酒史。配偶健在，子女健在。月经史：初潮 14 岁，5～7/28～30，40 岁。月经周期规则，月经量中等，颜色正常。无血块、无痛经。

家族史：

否认家族性遗传病史，否认家族性肿瘤病史。

伴发疾病与用药情况：

无伴发疾病及相关用药史。

过敏史：

既往青霉素、链霉素、庆大霉素过敏。

药物不良反应及处置史：

无。

入院诊断：

1. 胆管细胞癌切除术后复发，右侧胸壁转移

2. 子宫切除术后

3. 胆囊切除术后

4. 右侧输尿管扭转矫正术后

出院诊断：

1. 胆管细胞癌切除术后复发，右侧胸壁转移

2. 子宫切除术后

3. 胆囊切除术后

4. 右侧输尿管扭转矫正术后

5. 抑郁症

初始治疗方案：

药物治疗方案（9 月 21 日）：

用药目的	药物名称	用法用量	起止日期
止痛	吗啡片 10mg	p.o.	21/9（9：35）
止痛	吗啡片 10mg	p.o.	21/9（9：35）
通便	乳果糖溶液 15ml	p.o.　qd	21/9～29/9
抗肿瘤辅助用药	NS 250ml＋康艾注射液 40ml	ivgtt　qd	21/9～29/9
保护心肌	NS 250ml＋磷酸肌酸钠粉针 1g	ivgtt　qd	21/9～29/9

初始治疗方案分析：

患者，女性，65 岁，因"胆管癌术后 10 个月复发"入院，入院诊断：（1）胆管细胞癌切除术后复发，右侧胸壁转移；（2）子宫切除术后；（3）胆囊切除术后；（4）右侧输尿管扭转矫正术后。患者于 2016-12-11 行肝门部胆管癌根治术，右半肝切除术。术后分别于 2017-02-07、2017-02-18、2017-03-19 给予术后辅助化疗 3 周期，具体为吉西他滨 1.2g，d1，d8，单药化疗，过程顺利。2017-01 发现右侧腋中线水平可触及一 3.0cm×4.0cm 卵圆形包块，质硬，移动度差，与周围组织粘连，中度压痛。2017-06-29 在全麻下行右侧胸壁

肿物切除术，术中见肿物黏附于第 8 肋骨，遂分离并切除。术后病理（2017-06-30，笔者所在医院）：（1）（右胸壁）中分化腺癌浸润，结合镜下形态、免疫表型及临床病史符合胆管癌右胸壁转移；（2）（肋骨）未见癌组织浸润。目前，患者术后右侧第 8 肋骨缺失，入院时诉右季肋区、右下背部疼痛，NRS 评分 6 分。根据病史、症状、体征及辅助检查患者诊断胆管癌明确，入院后予以血、尿、粪常规，心电图，腹部 CT 等相关检查，以便综合评估病情。初始治疗以止痛治疗为主，辅以康艾注射液、磷酸肌酸钠增强免疫治疗，予乳果糖通便治疗，预防阿片类药物便秘副作用。

初始治疗方案针对患者病情及体力状况拟定，有据可依。分析如下：康艾注射液主要成分为黄芪、人参、苦参，具有补气、增强免疫功能、提高抗肿瘤免疫效应的作用。研究表明，康艾注射液联合化疗治疗晚期肺癌与单纯化疗相比，可减轻化疗所致的白细胞减少，改善疲劳乏力等不适，提高患者的生存质量，优于单纯治疗。磷酸肌酸钠是一种心肌保护剂，通过改善能量代谢、增强心肌收缩力、稳定细胞膜保护心肌。静脉用外源性磷酸肌酸能直接通过细胞膜，作为细胞能量代谢的底物，为心肌细胞提供能量，减少氧自由基产生，抑制心肌组织脂质过氧化，防止钙超载，充分保护心肌细胞。乳果糖在结肠中被消化道菌丛转化为低分子质量有机酸，导致肠道内 pH 下降，并通过保留水分，增加粪便体积，从而刺激结肠蠕动，保持大便通畅，缓解便秘。该患者目前主要治疗以止痛为主，具有使用阿片类止痛药物的指征，而便秘是阿片类止痛药不可耐受的副作用，针对这一副作用，临床药师认为预防很关键，在使用阿片类药物同时给予通便药物预防用药，属合理。

初始药物治疗监护计划：

1. 每日监护患者生命体征 体温、呼吸、脉搏、血压、心率。监护脉搏、血压、心率以评估药物疗效和不良反应，以便及时更改药物种类及剂量。

2. 检测肝功能。

3. 疼痛监护 患者右季肋区、右下背部疼痛，NRS 评分 6 分，每日监护患者疼痛情况并记录疼痛评分，以便及时调整止痛方案。考虑患者疼痛主要原因为术后右侧第 8 肋骨缺失，身体活动、呼吸起伏等因素可引起牵涉痛，嘱患者避免大幅度动作，适当走动，注意休息，加强营养。

其他主要治疗药物：

用药目的	药物名称	用法用量	起止日期
止痛	羟考酮缓释片（奥施康定）40mg	p.o. q12h	22/9～24/9
止痛	羟考酮缓释片 60mg	p.o. q12h	25/9～29/9
抗抑郁	度洛西汀肠溶胶囊 60mg	p.o. qd	28/9～29/9
	奥氮平片 1.25mg	p.o. hs	28/9～29/9
化疗	吉西他滨 1.6g+NS 250ml	ivgtt qd	28/9
止吐	注射用托烷司琼 5mg+地塞米松磷酸钠注射液 10mg+NS 100ml	ivgtt qd	28/9
护胃	奥美拉唑 40mg+NS 100ml	ivgtt qd	28/9
抗肿瘤辅助用药	香菇多糖注射液 1mg+NS 250ml	ivgtt qd	22/9～23/9

药物治疗日志
2017-09-22

主诉：

患者右上腹疼痛控制差，情绪低落，容易烦躁，睡眠一般，食欲稍差，大便近 2 日未解，小便正常。

查体：

同前。

检查：

血常规：白细胞计数 $7.72 \times 10^9/L$，中性粒细胞总数 $5.73 \times 10^9/L$，血红蛋白测定 130g/L，血生化未见明显异常。

心电图：未见明显异常。

上腹 CT：（1）肝门部胆管细胞癌肝右叶切除术后改变，同前；肝内胆管扩张较前加重；脾大，同前，腹水；腹膜后及脾周多个淋巴结轻度肿大，不除外转移可能。（2）十二指肠乳头部肿胀，请结合临床。（3）右肾萎缩，右肾小结石，右肾盂及右侧输尿管上段积水，基本同前；左肾小囊肿。（4）左侧肾上腺结合部结节影，不除外转移灶可能，同前。（5）右侧胸腔积液伴邻近肺组织轻度膨胀不全；右肺中叶内侧段及下叶慢性炎症。（6）主动脉粥样硬化，同前。（7）心腔密度较前增高。

诊疗经过：

患者胆管癌术后复发，腹膜后及脾周多发淋巴结转移，右侧胸壁转移，左侧上腺转移。辅助检查未见明显化疗禁忌，择期行一线姑息化疗。止痛治疗：患者今日 16：00，右上腹疼痛，NRS 评分 5 分，口服羟考酮40mg；17：25，NRS 评分 7 分，皮下注射吗啡注射液，10mg；18：00，NRS 评分 3 分。目前止痛方案为，羟考酮 40mg，p.o.，q12h（4：00、16：00），若期间出现暴发痛予吗啡处理。患者目前反复主诉右侧季肋部疼痛不适，影响夜间睡眠。平素心情差，常因疼痛影响心情，情绪低落，容易烦躁，有时坐立不安，食欲一般，睡眠差，常因疼痛影响睡眠，晚上一般睡 2～3h。请心理科会诊，排除心理健康问题，辅助疼痛治疗。

分析与监护计划：

盐酸羟考酮缓释片属于阿片类镇痛药，有助于缓解持续的中至重度疼痛，嘱患者用羟考酮可能出现头晕、头痛、嗜睡、恶心、胸闷、眩晕等不适，但这些症状 1 周即可得到改善。长期使用羟考酮会出现便秘，请注意适当运动，多喝水。饮食中添加蔬菜与水果，如果仍未改善，请告知医生或药师。

记录人：×××

2017 年 09 月 22 日

2017-09-23

主诉：

患者右上腹暴发痛，给予止痛处理后患者好转，情绪低落，容易烦躁，食欲稍差，大便已解，小便正常。

诊疗经过：

1. 患者食欲稍差，嘱加强营养，目前予康艾、香菇多糖增强免疫力治疗。

2. 止痛治疗：患者今日凌晨 4：00，NRS 评分 2 分，口服羟考酮缓释片 40mg；13：25 出现暴发痛，NRS 评分 6 分，皮下注射吗啡注射液 10mg，14：00，NRS 评分 2 分。

记录人：×××

2017 年 09 月 23 日

2017-09-24

主诉：

患者右上腹暴发痛，给予止痛处理后症状好转，精神、食欲稍差，大小便正常。

诊疗经过：

1. 止痛治疗 患者上午 8：30，NRS 评分 3 分；11：10 出现暴发痛，NRS 评分：7 分，11：15 皮下注射吗啡注射液 10mg；12：00，NRS 评分 3 分；17：25，NRS 评分 5 分，17：30，口服羟考酮缓释片 60mg，18：30，NRS 评分 3 分。

2. 心理科会诊 患者诊断为抑郁症，中度抑郁症状，轻度焦虑症状、失眠。建议给予度洛西汀肠溶胶囊（欣百达）60mg，qd，早餐后半小时口服；给予奥氮平片（再普乐）1.25mg，qd，睡前口服；建议服药 1 周后复诊。

记录人：×××

2017 年 09 月 24 日

2017-09-28

主诉：

患者近几日疼痛控制较前好转，NRS 评分 2 分，精神、食欲、睡眠一般。

查体：

右侧胸壁及腹部见手术瘢痕，愈合可，双肺呼吸音清，未闻及干湿啰音。

诊疗经过：

1. 止痛方案 羟考酮缓释片 60mg q12h。

2. 抗抑郁治疗。

3. 第 1 周期一线姑息化疗 吉西他滨 1.6g d1、d8。

分析与监护计划：

原发性肝癌治疗方案分析：

原发性肝癌主要包括肝细胞癌（HCC）、肝内胆管细胞癌（ICC）和肝细胞癌-肝内胆管细胞癌混合型等不同病理类型，在其发病机制、生物学行为、组织学形态、临床表现、治疗方法及预后等方面均有明显不同。本次药学监护患者为肝内胆管细胞癌术后复发的老年女性，目前，不论在胆管癌的辅助、新辅助还是姑息化疗方面，都缺乏大样本量、前瞻性的随机对照研究，至今仍无标准的治疗方案。最早在 2011 年 1 版 NCCN 指南推荐，对于胆囊癌、肝内胆管上皮癌和肝外胆管上皮癌患者，可以使用 5-Fu 类药物或吉西他滨为基础的化疗方案进行治疗，考虑到该患者为高龄患者，情绪低落，状态欠佳，给予 3 周期吉西他滨术后辅助化疗后复发，本次拟行一线姑息化疗，不考虑联合化疗方案，仍选择吉西他滨单药化疗以便确保患者获益最大。

吉西他滨用药监护：

吉西他滨是阿糖胞苷类药物，为细胞周期特异性抗代谢类药物。与阿糖胞苷相比，吉西他滨具有更高的膜穿透性和酶亲和力，使得药物作用时间延长，疗效增加。吉西他滨的剂量限制性毒性为骨髓抑制，对中性粒细胞和血小板影响较大。有腹泻和黏膜炎样口腔毒性的报告。对肝脏的损害多为轻度、一过性，仅有少数患者需要终止化疗。滴注过程中有时可发生支气管痉挛。（1）监护给药时机和静脉滴注时间。吉西他滨单次静脉滴注通常为 30min，最长不超过 60min。因延长滴注时间和增加用药频率可加重不良反应，超过 60min 时可能出现更严重的不良反应。嘱护士该药滴注时间为 30min，NS 稀释，浓度不应超过 40mg/ml。（2）监测血象变化：患者入院检查血常规显示正常，后续化疗期间需积极观察患者精神状态，定期监测血常规（通常每 3 天查一次），尤其是第 8 天在使用吉西他滨之前应明确血常规正常且患者 PS 评分 0～2 分时才可继续完成化疗。期间如果白细胞低于 3×10^9/L，中性粒细胞低于 1.5×10^9/L，给予升白细胞治疗，血小板低于 60×10^9/L，给予升血小板治疗，待血象稳定后综合评估再进行后续诊治。（3）密切监测患者肝功能。

抗抑郁治疗分析及监护：

患者住院期间反复主诉右侧季肋区疼痛不适，影响夜间睡眠，平素心情差，常因疼痛影响心情，情绪低落，容易烦躁，有时坐立不安，食欲一般，睡眠差，常因疼痛影响睡眠，晚上一般睡 2～3h。目前予羟考酮缓释片 60mg，每 12h 一次止痛方案治疗，疼痛控制可。嘱患者放松心情，做一些自己喜欢的事转移注意力；化疗期间饮食适当清淡，少食多餐，进食前后尽量少饮水，餐后勿立即躺下，尽量在 1 天中最不易恶心的时间多饮食（多在清晨），确保日常能量的摄入，增加机体对化疗药物的耐受。

记录人：×××

2017 年 09 月 28 日

2017-09-29

主诉：

患者近几日疼痛控制可，NRS 评分 2 分；精神、食欲、睡眠一般，未诉恶心、呕吐、便秘等不适。

查体：

同前。

诊疗经过：

1. 继续止痛治疗，抗抑郁治疗。

2. 患者昨日已完成第 1 日化疗，可安排出院，嘱按期返院完成第 8 日化疗。

出院带药方案：

1. 盐酸羟考酮缓释片，口服 60mg，q12h。
2. 盐酸度洛西汀肠溶胶囊，口服 60mg，qd。
3. 奥氮平片，口服，1.25mg，qn。

记录人：×××

2017 年 09 月 29 日

药物治疗总结

完整治疗过程的总结性分析意见：

患者，女性，65 岁，因"确诊胆管癌 10 个月"于 2017-09-21 入院，入院诊断：（1）胆管细胞癌切除术后复发，右侧胸壁转移；（2）子宫切除术后；（3）胆囊切除术后；（4）右侧输尿管扭转矫正术后。患者于 2016-12-11 行肝门部胆管癌根治术，右半肝切除术。术后分别于 2017-02-07、2017-02-18、2017-03-19 给予吉西他滨 1.2g，d1、d8，单药静脉化疗，过程顺利。2017-01 发现右侧腋中线水平可触及一 3.0cm × 4.0cm 卵圆形包块，质硬，移动度差，与周围组织粘连，中度压痛。2017-06-29 在全麻下行右侧胸壁肿物切除术，术中见肿物黏附于第 8 肋骨，遂一并切除。术后病理（2017-06-30 笔者所在医院）：（1）（右胸壁）中分化腺癌浸润，结合镜下形态、免疫表型及临床病史符合胆管癌右胸壁转移；（2）（肋骨）未见癌组织浸润。入院后予以血、尿、粪常规，心电图检查，未见明显异常。血常规：白细胞计数 $7.72×10^9$/L，中性粒细胞总数 $5.73×10^9$/L，血红蛋白测定 132g/L，血小板计数 $130×10^9$/L，血生化未见明显异常。上腹 CT 提示：（1）肝门部胆管细胞癌肝右叶切除术后改变，同前。（2）肝内胆管扩张较前加重；脾大，同前；腹水；腹膜后及脾周多个淋巴结轻度肿大，不除外转移可能；十二指肠乳头部肿胀，请结合临床。（3）右肾萎缩，右肾小结石，右肾盂及右侧输尿管上端积水，基本同前；右肾小囊肿。（4）左侧肾上腺结合部结节影，不除外转移灶可能，同前。（5）右侧胸腔积液伴邻近肺组织轻度膨胀不全；右肺中叶内侧段及下叶慢性炎症。（6）主动脉粥样硬化，同前。（7）心腔密度较前增高。根据患者病史、症状、体征及辅助检查结果，患者胆管癌术后，术后右侧第 8 肋骨缺失，入院时右季肋区、右下背部疼痛，NRS 评分 6 分，住院期间积极予以完善止痛治疗，目前给予口服羟考酮缓释片 60mg q12h，疼痛控制可，NRS 评分 2 分，同时予乳果糖通便治疗，患者排便正常。心理科会诊提示患者抑郁症，予口服度洛西汀肠溶胶囊 60mg qd，口服奥氮平片 1.25mg qn 进行抗抑郁治疗。既往行 3 周期术后辅助化疗后复发，09-28 开始行一线姑息化疗，具体为吉西他滨 1.6g d1、d8，单药静脉化疗，并同时给予托烷司琼 + 地塞米松预防恶心呕吐，苯海拉明预防过敏反应，予奥美拉唑抑酸护胃，患者第 1 天化疗过程顺利，未出现恶心、呕吐等不适，09-29 予以带药出院。出院诊断：（1）胆管细胞癌切除术后复发，右侧胸壁转移；（2）子宫切除术后；（3）胆囊切除术后；（4）右侧输尿管扭转矫正术后；（5）抑郁症。

临床药师在本次治疗中参与药物治疗工作的总结：

患者，女性，65 岁，诊断胆管癌术后复发明确。既往予以 3 周期吉西他滨单药术后辅助化疗后复发，此次返院为一线姑息治疗。患者的本次治疗主要涉及肿瘤治疗、止痛治疗、抗抑郁治疗，临床药师主要从这两方面的治疗着手，进行了用药监护。

1. 原发疾病的治疗　患者为胆管癌术后复发，临床药师进行了常规的药学监护：记录日常体温、呼吸、脉搏、血压、心率，观察患者病情变化，检测肝肾功能，以评估药物疗效和不良反应，以便及时更改药物品种及剂量，为患者药物疗效进行全方面评估做足了准备。针对吉西他滨单药治疗对患者进行了用药教育，与护士沟通药物配制浓度、滴速控制等问题，密切监测化疗药物不良反应的发生。患者营养一般，在化疗过程中出现乏力、轻微恶心感，未出现呕吐，考虑到心理因素对化疗效果的影响，对患者进行了耐心疏导及饮食宣教，配合患者顺利完成此次化疗。

2. 止痛治疗　患者左侧胸部疼痛，入院 NRS 评分 3 分，未予止痛治疗。整个治疗过程中，临床药师每日监护患者疼痛情况并记录疼痛评分，为医生调整止痛方案提供了信息。参与该患者止痛药滴定及换算过程，对羟考酮进行了用药教育，对止痛药的不可逆副作用便秘进行了监护，确保患者治疗的延续性。同时，嘱患者出院后继续规律口服止痛药物，当疼痛不能有效控制时与医生或药师联系，在医生或药师的指导下调整治疗。

3. 抗抑郁治疗　患者住院期间反复主诉右侧季肋部疼痛不适，影响夜间睡眠，经止痛治疗后疼痛控制欠佳。注意到平素心情差，常因疼痛影响心情，情绪低落，容易烦躁，有时坐立不安，食欲一般，睡眠差，晚上一般睡 2～3h。临床药师配合医生进行控制疼痛治疗的同时积极排除其他不利于疼痛治疗的可能性，如心理压力、术后肋骨缺如导致疼痛、神经病理性疼痛等。对患者予以心理辅导，经会诊确诊抑郁症后，积极予以抗抑郁治疗，对度洛西汀、奥氮平进行用药教育，以及说明药物相互作用，嘱患者按时按量按疗程用药。

患者出院后继续治疗方案和用药指导：

服药时间与方法：

1. 盐酸羟考酮缓释片，口服，40mg，12h 一次固定时间服药，可以空腹或随餐服用。如果服药后感到恶心，餐后服用药物可以减轻症状，另外平躺 1～2h 尽量减少头部移动也有助于缓解症状。

2. 度洛西汀肠溶胶囊 60mg，早餐后半小时口服，一天一次。

3. 奥氮平片 1.25mg，睡前口服，一天一次。建议服药 1 周后复诊。

其他注意事项：

注意休息，加强营养，防止感冒。每日可进食水果、蔬菜、粗制谷类，养成良好的排便习惯。

治疗需要的随访计划和应自行检测的指标：

1. 出院后复查血常规，如果白细胞低于 $3 \times 10^9/L$，中性粒细胞低于 $1.5 \times 10^9/L$，给予升白细胞治疗，血小板低于 $60 \times 10^9/L$，给予升血小板治疗。

2. 预计在 2017-10-5 行吉西他滨 1.6g，d8 化疗，请按时提前一天返院。

记录人：×××

2017 年 09 月 29 日

临床带教老师评语

本药历能够及时、全面地记录、分析胆管细胞癌术后进展患者的基本诊疗过程，参与患者基本用药方案选定，能分析疗效和用药的关系，能预见药物可能出现的不良反应，并给出相应预防对策，能够详尽记录患者药学监护细节。

签字：×××

药学带教老师评语

本篇药历完整地记录了患者治疗经过、相关辅助检查结果，对治疗进行了适当的分析，并根据治疗药物特点和患者情况制订了个体化的重点药学监护内容，能够预见药物不良反应的发生，但监护点需细化到关注什么、监测周期、结果如何和应对措施等。

签字：×××

（陈盛阳　骆　岸）

教学药历 4：

教学药历

建立日期：2017 年 01 月 14 日　　　　　　　　　　　建立人：×××

姓名	黄××	性别	男	出生日期	1959 年 10 月 29 日	住院号	××××××
住院时间：2017 年 01 月 14 日				出院时间：2017 年 01 月 19 日			
籍贯：广东××		民族：汉族		工作单位：无			
手机号码：150×××××××				联系地址：广东省惠州市×××××××××			
身高（cm）		166	体重（kg）		65	体重指数	23.6
血型		B 型	血压（mmHg）		122/74	体表面积	$1.73m^2$
不良嗜好（烟、酒、药物依赖）				吸烟 35 年，平均 30 支／日，未戒烟，否认嗜酒史			

主诉：

确诊小细胞肺癌 4 个月，两个疗程化疗后 3 周。

现病史：

患者于 2016 年 8 月初开始无明显诱因出现咳嗽，咳少量白色泡沫痰，无咯血，无胸痛、气促、呼吸困难等，2016-08-13 在××市市级三甲医院就诊，胸片提示右肺门处重叠团块影，胸部 CT 提示右上肺中央型肺癌并右肺门及纵隔淋巴结转移，2016-08-18 完善 PET-CT 检查，提示"考虑周围型肺癌可能性大，考虑右肺门及纵隔多处淋巴结转移瘤"。后患者转诊至某医科大学附属肿瘤医院，完善头颅 MRI，未见占位性病变，2016-09-21 行超声气管镜活检，病理诊断为小细胞癌，建议患者化疗，患者拒绝后出院。2016-11-20 复查胸、腹部增强 CT，结果提示"右肺癌并右肺门、纵隔淋巴结、右肺转移"，同时患者咳嗽频繁，间中伴气促不适，无明显咳痰，无咯血，考虑肺部病灶较前进展，遂于 2016-11-22、2016-12-17 在笔者所在科接受 EC 方案化疗两个疗程，具体：依托泊苷

0.1g d1～5，卡铂 0.5g d2，过程顺利，现化疗间歇期满，为行下一程化疗入院。近来，患者咳嗽稍减轻，无明显胸闷、气促，无头晕、头痛，无恶心、呕吐，无腹胀、腹痛，无畏寒、发热等。近期精神尚可，胃纳可，睡眠一般，大小便正常，近期体重无明显改变。

查体：

体温：36.1℃，脉搏：75 次/分，呼吸：18 次/分，血压：130/62mmHg。PS 评分 1 分。营养良好，全身皮肤黏膜无黄染，全身浅表淋巴结无肿大。颈软无抵抗，气管居中，双肺呼吸音清，右下肺呼吸音弱，未闻及干湿啰音，右下肺叩诊呈浊音。心脏、腹部查体未及异常。脊柱、四肢活动自如，无畸形，双下肢无水肿。病理性反射未引出。

辅助检查：

2016-08-13，某市级三甲医院，胸部 CT：考虑右上肺中央型肺癌并右肺门及纵隔淋巴结转移，右上肺尖段阻塞性炎症。肝脏第 7 段病灶，未除外转移可能，建议进一步检查。

2016-08-18，某市级三甲医院，PET-CT：（1）右肺上叶占位病变，葡萄糖代谢异常增高考虑周围型肺癌可能性大；（2）右肺门及纵隔多处异常葡萄糖高代谢灶，考虑淋巴结转移瘤；（3）右肺尖纤维、增殖灶。

2016-09-17，某医科大学附属肿瘤医院，头颅 MRI：颅脑未见明确占位性病变。

2016-09-21，某医科大学附属肿瘤医院，行超声支气管镜，病理（597651）结果，镜下：大部分为炎性肉芽组织，小灶区域见小圆蓝细胞肿瘤，疑为小细胞癌，建议免疫组化协助诊断；免疫组化结果：癌细胞 CK 点状（+），CD56（+），Syn（+），CgA（+），TTF1（+），Ki-67（80%），CK5/6（-），P63（-），LCA（-）。结合免疫组化及 HE 形态，病变诊断为小细胞癌。

2016-11-20，本院，胸部、上腹部增强 CT：（1）考虑右肺中央型肺癌，并右肺门及纵隔多发淋巴结转移，请结合临床。（2）右肺多发斑点及小片病灶，考虑肺转移瘤可能性大，部分病灶未除外炎症可能，请结合临床建议复查。（3）左肺下叶小结节，转移瘤？增殖灶？请结合临床，建议密切随访或进一步检查。（4）右侧胸腔积液（中量）；左侧胸腔少量积液；心包少量积液。（5）上腹部 CT 扫描未见明确异常征象。

既往病史：

否认高血压史、心脏病史、糖尿病史，否认肝炎病史、结核病史、伤寒病史，否认手术史，否认重大外伤史，否认中毒史，否认输血史，否认药物及食物过敏史，预防接种史不详。

既往用药史：

无。

个人史：

出生并长期居住在本地，否认毒物、射线接触史，否认疫区旅游和居住史。吸烟 35年，平均 30 支/日，未戒烟，否认嗜酒史。

家族史：

否认家族中有类似疾病患者，否认家族中有"地中海贫血、G-6-PD 缺乏、血友病"

遗传病史，否认"肝炎，肺结核"传染性疾病及精神性疾病。

伴发疾病与用药情况：

无。

过敏史：

否认食物过敏史，否认药物过敏史。

药物不良反应及处置史：

未提供。

入院诊断：

1. 右肺小细胞肺癌　肺门、纵隔淋巴结　右肺转移化疗后
2. 肿瘤左肺转移待排

出院诊断：

1. 右肺小细胞肺癌　肺门、纵隔淋巴结　右肺转移化疗后
2. 肿瘤左肺转移待排

初始治疗方案：

1. 完善相关检查　血常规、大小便常规、综合生化检查、肿瘤标志物、心电图、胸部CT、腹部B超等。

2. 暂予艾迪抗肿瘤辅助治疗及胎盘多肽增强免疫力治疗，评价疗效，查无化疗禁忌证，择期化疗。

药物治疗方案：

用药目的	药物名称	用法用量	起止日期
抗肿瘤辅助治疗	艾迪注射液 80ml+5%GS 250ml	ivgtt　qd	14/01～19/01
	胎盘多肽注射液 4ml+NS 100ml	ivgtt　qd	14/01～19/01
	乌苯美司胶囊 30mg	p.o.　qd	14/01～19/01

治疗原则和药物治疗方案的分析：

患者于 2015 年 8 月初开始无明显诱因出现咳嗽，咳少量白色泡沫痰，无咯血，无胸痛、气促、呼吸困难等，2015-08-13 在某市级三甲医院就诊，胸片提示右肺门重叠团块影，胸部 CT 提示右上肺中央型肺癌并右肺门及纵隔淋巴结转移，2015-08-18 完善 PET-CT 检查，提示"考虑周围型肺癌可能性大，考虑右肺门及纵隔多处淋巴结转移瘤"。患者遂转诊至某医科大学附属肿瘤医院，完善头颅 MRI，未见占位性病变，2015-09-21 行超声气管镜活检，病理诊断为小细胞癌，建议患者化疗，患者拒绝后出院。2015-11-20 复查胸、腹部增强 CT，结果提示：右肺癌并右肺门、纵隔淋巴结、右肺转移，同时患者咳嗽频繁，间中伴气促不适，无明显咳痰，无咯血，考虑肺部病灶较前进展，遂于 2015-11-22、2015-12-17 在笔者所在科予 EC 方案化疗两个疗程，具体：依托泊苷 0.1g d1～5，卡铂0.5g d2，过程顺利，现化疗间歇期满，为行下一程化疗入院。近来，患者咳嗽稍减轻，无

明显胸闷、气促，无头晕、头痛，无恶心、呕吐，无腹胀、腹痛，无畏寒、发热等。近期精神尚可，胃纳可，睡眠一般，大小便正常，近期体重无明显改变。

营养支持的评价与分析：

患者中老年男性，57 岁，慢性病程。无恶心呕吐、腹痛腹胀等不适，胃纳睡眠一般，近期体重无明显改变，查体无异常。PS 评分 1 分，胃肠功能基本正常。经营养风险评估，患者疾病状态为肿瘤，评分 1 分；3 个月内体重减轻<5%，近 1 周进食量减少<25%，且 BMI>20.5，营养状况评分为 0；年龄<70 岁，评分为 0；综上所述，营养风险评分总分<3 分，无须营养支持，即无须使用肠内、肠外营养，故医嘱予普食，选择适宜。

肿瘤辅助治疗的评价与分析：

肿瘤辅助用药的使用目前尚缺乏用药的标准和规范，且无严格的评价方法，又缺少这方面用药规范的培训和教育。目前更多的是处于“各自为政，经验优先”的状态。根据《新编药物学》（第 16 版）将抗肿瘤辅助药物分为生物反应调节剂及免疫功能增强剂、止吐药、促进白细胞增生药和中药制剂。该病例中，医生为患者选择了免疫功能增强剂乌苯美司胶囊和胎盘多肽注射液及中药制剂艾迪注射液。乌苯美司胶囊具有抗肿瘤活性，并能激活人体细胞免疫功能，刺激细胞因子的生成和分泌，促进抗肿瘤效应细胞的产生和增殖。而胎盘多肽注射液除能增强细胞的免疫功能及抑制机体的过氧化反应外，还可以抑制化学致突变作用及促进骨髓造血细胞的生存、增殖、分化及提高生物活性。上述两种药物作为肿瘤辅助用药，选择合理。中药制剂艾迪注射液除能增强机体的非特异性和特异性免疫功能，提高机体的应激能力外，还对癌细胞有直接杀伤和抑制作用，用于该患者辅助化疗，合理。

初始药物治疗监护计划：

药学监护计划：

1. 疗效监测　每日监测是否出现疼痛，是否出现可扪及的淋巴结肿大，患者体力及精神状态变化情况。是否出现咳嗽、咯血、胸痛、呼吸困难及其他肺部体征，是否有复发和转移病灶出现。

2. 不良反应监护　每天监护静脉输注艾迪注射液过程中有无面红、荨麻疹和发热等过敏反应。3～5 天监护使用艾迪注射液后是否出现胸闷、心悸及肾功能异常。使用乌苯美司和胎盘多肽注射液过程中是否出现消化道反应、头晕头痛、无力、嗜睡等反应。

其他主要治疗药物：

用药目的	药物名称	用法用量	起止日期
化疗	依托泊苷注射液 0.1g +NS 250ml	ivgtt　qd	15/01～19/01
	注射用卡铂 0.5g + 5%GS 500ml	ivgtt　qd	15/01
护胃	兰索拉唑钠肠溶片 30mg	p.o.　bid	15/01～19/01

护肝	注射用还原型谷胱甘肽 1.8g＋NS 100ml	ivgtt qd	15/01～19/01
升白	地榆升白片 0.3g	p.o. tid	15/01～19/01
营养	注射用脂溶性维生素（Ⅱ）2支＋5%GS 250ml	ivgtt qd	15/01
止吐	注射用托烷司琼 5mg＋NS 100ml	ivgtt qd	15/01～19/01
通便	开塞露 20ml	肛塞 qd	17/01
止吐	盐酸甲氧氯普胺注射液 10mg	im qd	17/01
	地塞米松磷酸钠注射液 10mg＋NS 10ml	i.v qd	17/01
营养支持	钠钾镁钙葡萄糖注射液 500ml	ivgtt qd	17/01
通便	开塞露 20ml	肛塞 qd	18/01
	聚乙二醇 4000（Ⅲ）10g	p.o. qd	18/01
营养支持	注射用脂溶性维生素（Ⅱ）2支＋5%GS 250ml＋10%氯化钾注射液 5ml	ivgtt qd	17/01

药物治疗日志

患者中老年男性，入院诊断：（1）右肺小细胞肺癌并肺门、纵隔淋巴结、右肺转移化疗后；（2）肿瘤左肺转移待排

2017-01-15

症状体征：

患者无畏寒发热，无胸闷气促，精神、睡眠、胃纳尚可，大小便正常。查体：PS 评分 1 分，全身浅表淋巴结未及肿大。双肺呼吸音清，未闻及干湿啰音。腹部未触及包块，无压痛、反跳痛，肝脾肋下未及，移动性浊音阴性，肠鸣音正常。

实验室检查结果：

大便常规及尿常规正常。

2017-01-14，血常规：血红蛋白 112g／L↓；血小板计数 382×10^9/L↑；

2017-01-14，生化：白蛋白 38.9g/L↓，尿酸 430μmol/L↑；

2017-01-14，肿瘤 4 项：铁蛋白 484.8μg/l↑；

2017-01-14，胸部增强 CT：（1）考虑右肺中央型肺癌，病灶较前（2015-11-20）缩小，并右肺门及纵隔多发淋巴结转移，较前缩小、减少，请结合临床。（2）右肺上叶前段结节灶（较前密实、增大，考虑转移瘤可能？）；另右肺多发斑点及小片病灶，较前缩小减少，部分肺转移瘤待排，部分病灶未除外炎症可能，请结合临床建议复查。（3）左肺下叶胸膜下微小结节，大致同前，请结合临床必要时进一步检查。（4）右侧胸膜增厚。

药学监护结果分析：

对比患者 CT 片，疗效评价为部分缓解（PR）。患者诊断明确，考虑其有化疗指征，无绝对化疗禁忌证，告知患者及家属化疗的必要性及毒副作用，经患者签字同意，今日继

续予 EC 方案化疗，具体：依托泊苷 0.1g d1～5，卡铂 0.5g d2，同时予预防性止吐、护胃、护肝等对症治疗，注意观察化疗毒副作用，及时对症处理。

治疗方案调整：

用药目的	药物名称	用法用量	起止日期
化疗	依托泊苷注射液 0.1g+NS 250ml	ivgtt　qd	15/01～19/01
	注射用卡铂 0.5g+5%GS 500ml	ivgtt　qd	15/01
护胃	兰索拉唑钠肠溶片 30mg	p.o.　bid	15/01～19/01
护肝	注射用还原型谷胱甘肽 1.8g+NS 100ml	ivgtt　qd	15/01～19/01
升白	地榆升白片 0.3g	p.o.　tid	15/01～19/01
营养	注射用脂溶性维生素（Ⅱ）2 支+5%GS 250ml	ivgtt　qd	15/01
止吐	注射用托烷司琼 5mg+NS 100ml	ivgtt　qd	15/01～19/01

药物治疗方案分析：

根据《NCCN 小细胞肺癌临床实践指南（2014 年第一版）》所示，患者诊断为（1）右肺小细胞肺癌并肺门、纵隔淋巴结、右肺转移化疗后；（2）肿瘤左肺转移待排，临床分期分为 T4N2Mx（ⅢB 期～Ⅳ期）。该患者无上腔静脉综合征，无大叶肺阻塞，无骨转移，属于小细胞肺癌广泛期无局部症状或脑转移的类型，其体力状态评分 1 分，根据指南，初始治疗应选择联合化疗包括支持治疗。广泛期化疗的方案推荐选用顺铂、依托泊苷，或卡铂、依托泊苷，或顺铂、伊立替康，或卡铂、伊立替康。医生为该患者选用卡铂、依托泊苷联合化疗，合理。另指南中推荐依托泊苷的剂量为 80～100mg/m^2 d1～3，卡铂的剂量为药时曲线下面积（AUC）=5～6 d1，该男性患者 57 岁，体重 65kg，体表面积 1.73m^2，测得肌酐值为 87μmol/L，计算肌酐清除率为 74ml/min，根据卡铂的计算公式，其剂量应为 AUC×（肌酐清除率 +25），为 495～594mg，该患者使用卡铂剂量为 500mg，而根据指南推荐依托泊苷的总剂量应为（80～100）×1.73×3，即 415～519mg，该患者依托泊苷使用剂量为 100mg，d1～5（算得总剂量为 500mg），剂量合适。此给药方法降低了每日剂量，延长了给药持续时间，有助于减少药物的不良反应。

根据《肿瘤治疗相关呕吐防治指南》所示，卡铂是一个中致吐药（发生率 60%～90%），依托泊苷是一个低致吐药（发生率 10%～30%）。对于本患者的联合化疗方案，应基于致吐风险最高的卡铂来选择止吐药。对于中致吐药，指南推荐急性期选择 5-HT$_3$ RA +DXM±NK-1 RA±劳拉西泮±H$_2$ 受体拮抗剂或质子泵抑制剂。医生为该患者选择托烷司琼，可能止吐力度不够，化疗过程中应依据患者恶心呕吐的反应考虑是否需要加用 DXM 等止吐药。另外在末剂化疗后，接受高度和中致吐风险药物进行化疗的患者，恶心呕吐风险分别至少持续 3 天和 2 天。因此在整个风险期，均需对呕吐予以防护。该患者使用中致吐药物卡铂的时间仅 1 天，而使用低致吐药物依托泊苷的时间为 5 天，单药止吐药托烷司琼使用时间亦为 5 天，使用合理。

关于护肝药的选择，根据《肿瘤药物相关性肝损伤防治专家共识（2014 版）》所述，合用护肝类药物是否可以预防抗肿瘤药物导致的肝损伤目前尚无定论。建议对于合并基础肝病、既往抗肿瘤治疗后曾出现肝损伤，使用抗肿瘤药物肝毒性明显或用药剂量较大的患者，抗肿瘤治疗的同时除了密切监视肝脏血清学指标外，可酌情合用抗炎、解毒、护肝药物，以期达到预防性护肝，确保治疗顺利完成的目的。至于选用何种护肝药物、联用与否、用法及疗程，护肝药物是否可降低抗肿瘤治疗的疗效等问题尚无明确结论。鉴于此，对该患者护肝药物的治疗无法评价。

营养支持方面，患者化疗期间饮食一直欠佳，进食后恶心感明显，进食少，给予注射用脂溶性维生素和兰索拉唑肠溶片护胃合理，此外，建议给予部分肠内、肠外营养制剂作为补充。

药学监护计划：

疗效监测：

每天监测是否出现疼痛，是否出现可扪及的淋巴结肿大，患者体力及精神状态变化情况，是否出现咳嗽、咯血、胸痛，呼吸困难及其他肺部体征，是否有复发和转移病灶出现。

不良反应监护：

1. 每天监护胃肠道反应包括食欲减退、恶心呕吐的情况；给药时是否出现过敏反应；是否出现耳毒性和神经毒性。

2. 2～3天监护是否出现骨髓抑制；肝肾功能是否有损伤。

记录人：×××

2017 年 01 月 15 日

2017-01-17

症状体征：

化疗进行中，患者间中诉恶心，无呕吐，无腹痛腹胀，无畏寒发热，无胸闷气促，精神、睡眠一般，胃纳欠佳，大小便正常。查体：双肺呼吸音清，未闻及干湿啰音。

实验室检查结果：

上腹部 B 超：肝右叶小囊肿。

药学监护结果分析：

继续原化疗方案，予预防性止吐、护胃、护肝等对症治疗，注意观察病情变化。

治疗方案调整：

用药目的	药物名称	用法用量	起止日期
通便	开塞露 20ml	肛塞 qd	17/01
止吐	盐酸甲氧氯普胺注射液 10mg	im qd	17/01
	地塞米松磷酸钠注射液 10mg+NS 10ml	i.v qd	17/01
营养支持	钠钾镁钙葡萄糖注射液 500ml	ivgtt qd	17/01

药物治疗方案分析：

根据患者在化疗期间出现的恶心呕吐情况加用地塞米松磷酸钠注射液和甲氧氯普

胺注射液，合理。根据患者出现的便秘症状选择开塞露通便，合理。由于患者恶心呕吐致进食少，加用钠钾钙镁葡萄糖注射液补充电解质，合理，建议加用肠外营养支持。由于患者恶心明显，建议将护胃药兰索拉唑钠肠溶片改为注射剂型，另停用口服药地榆升白片。

药学监护：

疗效监测：

每天监护是否出现疼痛，是否出现可扪及的淋巴结肿大，患者体力及精神状态变化情况，是否出现咳嗽、咯血、胸痛，呼吸困难及其他肺部体征，患者声音嘶哑是否好转，是否有复发和转移病灶出现。大便是否正常。

不良反应监护：

1. 每天监护胃肠道反应包括食欲减退、恶心呕吐的情况；给药时是否出现过敏反应；是否出现耳毒性和神经毒性。

2. 2～3 天监护是否出现骨髓抑制；肝肾功能是否有损伤；电解质是否紊乱。

记录人：×××

2017 年 01 月 17 日

2017-01-18

症状体征：

化疗进行中，患者间中诉恶心，无呕吐，无腹痛腹胀，无畏寒发热，无胸闷气促，精神、睡眠一般，胃纳欠佳，大小便正常。查体：双肺呼吸音清，未闻及干湿啰音。

实验室检查结果：

无相关实验室检查结果。

药学监护结果分析：

继续原化疗方案，予预防性止吐、护胃、护肝等对症治疗，注意观察病情变化。

治疗方案调整：

用药目的	药物名称	用法用量	起止日期
通便	开塞露 20ml	肛塞 qd	18/01
	聚乙二醇 4000 散 10g	p.o. qd	18/01
营养支持	注射用脂溶性维生素（Ⅱ）2 支 + 5%GS 250ml + 10%氯化钾注射液 5ml	ivgtt qd	17/01

药物治疗方案分析：

由于患者恶心呕吐致进食少，加用氯化钾注射液补钾及加用脂溶性维生素补充维生素，合理，另外建议加用其他肠外营养做支持。由于患者恶心明显，建议将护胃药兰索拉唑钠肠溶片改为注射剂型，另停用口服药地榆升白片。患者述昨日使用开塞露通便效果不佳，故医生选择渗透型通便药聚乙二醇 4000 散，该药口服后不被肠道吸收、代谢，其含钠量低，不引起肠道净离子的吸收或丢失，不良反应少。

药学监护计划：

疗效监测：

每天监测是否出现疼痛，是否出现可扪及的淋巴结肿大，患者体力及精神状态变化情况，是否出现咳嗽、咯血、胸痛，呼吸困难及其他肺部体征，患者声音嘶哑是否好转，是否有复发和转移病灶出现。患者大便是否正常。

不良反应监护：

1. 每天监护胃肠道反应包括食欲减退、恶心呕吐的情况；给药时是否出现过敏反应；是否出现耳毒性和神经毒性。

2. 2~3 天监护是否出现骨髓抑制；肝肾功能是否有损伤；电解质是否紊乱。

记录人：×××
2017 年 01 月 18 日

2017-01-19

症状体征：

患者自觉胃肠道反应明显，坚决要求停止第 5 天化疗。自诉食欲缺乏，伴恶心、呕吐，无腹胀、腹痛，精神好。查体：PS 评分 1 分，全身浅表淋巴结未及肿大。双肺呼吸音清，未闻及干湿啰音。腹部平软，未触及包块，无压痛、反跳痛，肝脾肋下未及，移动性浊音阴性，肠鸣音正常。

实验室检查结果：

01-19，血常规：血红蛋白 106g/L，白细胞计数 3.3×10^9/L，中性粒细胞绝对值 1.77×10^9/L，红细胞计数 3.83×10^{12}/L。

药学监护结果分析：

今日患者要求出院，遂签字办理出院，嘱不适随诊，每周复查 1~2 次血常规，按时返院化疗。

治疗方案调整：

今日患者要求出院，考虑其未出现严重化疗毒副作用，可予办理出院，嘱不适随诊，每周复查 1~2 次血常规，按时返院化疗。

出院带药：

无出院带药。

记录人：×××
2017 年 01 月 19 日

药物治疗总结

治疗原则和治疗方案：

患者，男，57 岁。因"确诊小细胞肺癌 4 个月，两个疗程化疗后 3 周"于 2017-01-13 步行入病房。患者入院后，给予胎盘多肽注射液，乌苯美司胶囊及艾迪注射液做肿瘤辅治疗，三大常规及各项检查提示患者无绝对化疗禁忌证，考虑其有化疗指征，另 CT 提示患者肿瘤效果为 PR，故沿用之前的 EC 方案，方案具体为依托泊苷 0.1g d1～5，卡铂 0.5g d2，由于患者自述恶心呕吐严重，在其强烈要求下第 5 天化疗取消，其他过程顺利，经患者要求给予办理出院。

　　具体体会如下：该患者诊断为（1）右肺小细胞肺癌并肺门、纵隔淋巴结、右肺转移化疗后。（2）肿瘤左肺转移待排，临床分期分为 T4N2Mx（ⅢB～Ⅳ期），为小细胞肺癌广泛期。根据患者 PS 评分，有化疗指征，给予该患者依托泊苷 0.1g d1～5，卡铂 0.5g d2，联合化疗，符合相关指南推荐。化疗过程中予托烷司琼及地塞米松磷酸钠止吐、兰索拉唑钠护胃，还原型谷胱甘肽预防肝损伤。静脉化疗结束后，鉴于患者未出现明显的毒副作用，办理出院，处理合理。

药学监护、用药指导：

　　疗效监测的重点：

　　是否出现疼痛，是否出现可扪及的淋巴结肿大，患者体力及精神状态变化情况，是否出现咳嗽、咯血、胸痛，呼吸困难及其他肺部体征，是否有复发和转移病灶出现。

　　不良反应监护的重点：

　　胃肠道反应包括食欲减退、恶心呕吐的情况；骨髓抑制的情况；是否出现中性粒细胞缺乏性发热及感染；肾功能是否有损伤；转氨酶是否升高。

临床药师在本次治疗中的作用：

　　1. 结合患者病情及要求，根据相关治疗指南，对患者癌症多学科综合治疗方案的合理性进行分析。

　　2. 根据患者的个人具体情况，对化疗药物可能出现的不良反应进行积极预防并密切关注。

　　3. 对肿瘤辅助治疗中存在的药物选择不适宜、药物联用不适宜及使用疗程不适宜等进行药学监护。

记录人：×××
2017 年 01 月 19 日

临床带教老师评语

　　该药历能及时全面地记录小细胞肺癌患者的基本病史、病程及患者的用药情况，并基本能依据小细胞肺癌临床诊疗指南及相关文献对该患者的化疗方案、EP 方案的药学监护等作出相应的分析。在书写药历时应更加详细地关注化疗方案可能引起的不良反应及具体的监护计划。

签字：×××

药学带教老师评语

　　药历记录全面，学员已经掌握小细胞肺癌患者的一线治疗原则。在书写时注意不用罗列药物的药理学特点，针对患者的用药和可能出现的不良反应进行监护，书写重点放在发生率高的不良反应上。

签字：×××

（甘 斌）

教学药历 5：

教学药历

建立日期：2017 年 04 月 19 日　　　　　　　　建立人：×××

姓名	张××	性别	女	出生日期	1949 年 12 月 12 日	住院号	×××××××

住院时间：2017 年 04 月 18 日　　　　出院时间：2017 年 05 月 03 日

籍贯：广东××	民族：汉族	工作单位：无

手机号码：134×××××××　　　联系地址：广东省江门市×××××××

身高（cm）	148	体重（kg）	50	体重指数	22.8
血型	O 型	血压（mmHg）	115/59	体表面积	1.45m^2

不良嗜好（烟、酒、药物依赖）	无

主诉：

腰痛伴左腹部放射痛 50 余天。

现病史：

患者于 2017 年 3 月初无明显诱因感腰部疼痛伴左腹部放射痛就诊，弯腰、行走等活动时疼痛加重，活动轻度受限，无咳嗽、咳痰，无胸闷、气促，无腹胀、腹泻。2017-04-13 ××市中心医院 CT：右上肺一肿块影，大小约 2.5cm × 2.8cm。纵隔无明显肿大淋巴结影，未见胸腔积液。胸 11～骶 2 骨转移。今为进一步治疗来笔者所在医院就诊，门诊以"肺癌？骨转移"收入院。自发病以来，患者精神状态良好，体力情况较差，食欲食量一般，诉腰部疼痛伴左腹部放射痛，活动时加重，睡眠情况较差，近 1 个月下降 5kg，小便正常，3 天未解大便。

查体：

体温：37.1℃，脉搏：90 次/分，呼吸：20 次/分，血压：112/64mmHg。 PS：2 分。NRS：2 分，部位：胸 11～骶 2 椎骨。营养一般，全身皮肤黏膜无黄染，全身浅表淋巴结无肿大。颈软无抵抗，气管居中，双肺、心脏及腹部查体未及异常。脊柱正常生理弯曲，四肢活动自如，胸 11～骶 2 压痛明显，持续性钝痛，活动时加重，向左腹部放射，休息时略缓解。双下肢无水肿。病理性反射未引出。

辅助检查：

2017-04-13，××市中心医院，CT：右上肺一肿块影，大小约 2.5cm × 2.8cm。纵隔无明显肿大淋巴结影，未见胸腔积液。胸 11～骶 2 骨转移。

既往病史：

否认肝炎、结核、传染病史，否认高血压、糖尿病史，10 余年前行甲状腺瘤切除术，否认外伤史，否认输血史，预防接种史不详。

既往用药史：

无。

个人史：

出生并长期居住在本地，否认毒物、射线接触史，否认疫区旅游和居住史。无烟酒嗜好。

家族史：

否认家族性遗传病史，否认家族性肿瘤病史。

伴发疾病与用药情况：

无。

过敏史：

否认食物过敏史，否认药物过敏史。

药物不良反应及处置史：

无。

入院诊断：

1. 肺占位性病变：肺癌？
2. 骨转移
3. 甲状腺瘤术后

出院诊断：

1. 肺占位性病变：肺癌？
2. 骨转移
3. 甲状腺瘤术后

初始治疗方案：

1. 进一步完善相关检查，包括血、尿、粪常规，心电图，B超。
2. 行CT引导下肺穿刺以明确病理。
3. 对患者出现的症状行对症治疗。
4. 暂予抗肿瘤辅助治疗及化疗预处理。
5. 请上级医师指导下一步诊治。

药物治疗方案（04-18）：

用药目的	药物名称	用法用量		起止日期
抗肿瘤辅助治疗	化癥回生口服液 10ml	p.o.	bid	18/4～3/5
止痛	曲马多缓释片 100mg	p.o.	bid	18/4～3/5
助眠	艾司唑仑 1mg	p.o.	qn	18/4～3/5
通便	乳果糖溶液 15ml	p.o.	qd	18/4～3/5
化疗预处理	多维元素片 1片	p.o.	qd	18/4～3/5

初始治疗方案分析：

肿瘤辅助用药的评价与分析：

对于肿瘤辅助用药，目前尚缺乏这方面用药的标准和规范，又无严格的评价方法，且缺少这方面用药规范的培训和教育，目前更多的是处于"各自为政，经验优先"的状态，用药指征无法评价。

《新编药物学》（第16版）将抗肿瘤辅助药物分为生物反应调节剂及免疫功能增强剂、止吐药、促进白细胞增生药和中药制剂。该病例中，医生为患者选择了中药制剂化瘀回生口服液。该药的主要成分为益母草、红花、水蛭、花椒、当归、苏木、川芎等30余味中药。可消瘀化瘀，用于瘀积，产后瘀血。少腹疼痛拒按，适用于属血瘀气滞型的原发性支气管肺癌及原发性肝癌。该患者诊断：肺占位性病变：原发性支气管肺癌？但是否属于血瘀气滞型尚未知，故其使用化瘀回生口服液是否有指征无法评价，其用法用量符合说明书推荐。

止痛药使用的评价与分析：

疼痛是癌症患者最常见的症状之一，严重影响癌症患者的生活质量。癌症疼痛（简称癌痛）如果得不到缓解，患者将感到极度不适，可能会引起或加重患者的焦虑、抑郁、乏力、失眠、食欲缺乏等症状，严重影响患者日常活动、自理能力、交往能力及整体生活质量。故世界卫生组织（WHO）提出，消除疼痛是患者的基本人权，政府和医疗机构有责任对处于疼痛状态的人施以镇痛治疗，不得无作为。该患者存在腰部及左腹部疼痛情况，且活动时加重使得活动轻度受限，根据上文的阐述，其有指征使用止痛药物。

根据《中国癌症疼痛诊疗规范（2011版）》的阐述，癌痛评估是合理、有效进行止痛治疗的前提，通常使用NRS法、面部表情评估量表法及VRS法3种方法。医生采用了NRS法对该患者的疼痛进行评分，将疼痛程度用0～10个数字依次表示，0表示无疼痛，10表示最剧烈的疼痛，交由患者自己选择一个最能代表自身疼痛程度的数字，根据该患者的主观描述，其疼痛NRS评分为2分。NRS评估法中按照疼痛对应的数字将疼痛程度分为：轻度疼痛（1～3分），中度疼痛（4～6分），重度疼痛（7～10分）。该患者NRS评分2分，属于轻度疼痛。《中国癌症疼痛诊疗规范（2011版）》中还提出，药物止痛治疗应遵循按阶梯用药的原则。指应当根据患者疼痛程度，有针对性地选用不同强度的镇痛药物。（1）轻度疼痛：可选用非甾体抗炎药（NSAID）。（2）中度疼痛：可选用弱阿片类药物，并可合用非甾体抗炎药。（3）重度疼痛：可选用强阿片类药，并可合用非甾体抗炎药。如果能达到良好的镇痛效果，且无严重不良反应，轻度和中度疼痛也可考虑使用强阿片类药物。如果患者诊断为神经病理性疼痛，应首选三环类抗抑郁药或抗惊厥类药等。而曲马多缓释片是一种弱阿片类镇痛药。该药为非选择性的μ、δ和κ阿片受体的完全激动剂，与μ受体的亲和力最高。与吗啡相比，其镇痛作用较弱，仅为吗啡的1/10～1/6，但其在推荐的止痛剂量范围无呼吸抑制作用，且胃肠动力也不受本品的影响，对心血管系统的影响轻微。主要用于中度至重度疼痛。经上述评估可知，该患者的疼痛属于轻度的伤害感受性疼痛，按照治疗原则应选择非甾体抗炎药，也可考虑使用强阿片类药物，选择弱阿片类药物曲马多缓释片止痛存在品种选择不合理的情况。

　　曲马多缓释片说明书示，其用量视疼痛程度及患者个体敏感性而定。用于成人时，通常起始剂量为 100mg，每日早晚各一次，如果止痛不满意，剂量可增加至每次 150mg 或 200mg，每日 2 次。该患者的用法用量符合说明书推荐。

　　助眠药使用的评价与分析：

　　《中国成人失眠诊断与治疗指南》中提出，失眠的诊断必须符合以下条件：（1）存在以下症状之一，如入睡困难、睡眠维持障碍、早醒、睡眠质量下降或日常睡眠晨醒后无恢复感。（2）在有条件睡眠且环境适合睡眠的情况下仍然出现上述症状。（3）患者主诉至少下述 1 种与睡眠相关的日间功能损害：疲劳或全身不适；注意力、注意维持能力或记忆力减退；学习、工作或社交能力下降；情绪波动或易激惹；日间思睡；兴趣、精力减退；工作或驾驶过程中错误倾向增加；紧张、头痛、头晕，或与睡眠缺乏有关的其他躯体症状；对睡眠过度关注。而失眠的干预措施主要包括药物治疗和非药物治疗。对于急性失眠患者宜早期应用药物治疗。对于亚急性或慢性失眠患者，无论是原发还是继发，在应用药物治疗的同时应辅以心理行为治疗。该患者在家中有条件睡眠且环境适合睡眠的情况下仍然出现入睡困难，晨醒后无恢复感，疲劳，日间思睡的症状，符合失眠的诊断。另该患者上述失眠症状持续时间小于 1 个月，属于急性失眠，根据指南，该患者有使用药物治疗失眠的指征。

　　《中国成人失眠诊断与治疗指南》中还指出，目前临床常规用于治疗失眠的药物主要是苯二氮䓬类受体激动剂，该类药物分为传统的苯二氮䓬类药物和新型非苯二氮䓬类药物。艾司唑仑为苯二氮䓬类抗焦虑药，可引起中枢神经系统不同部位的抑制，随着用量的加大，临床表现可自轻度的镇静到催眠甚至昏迷。其发挥抗焦虑、镇静催眠作用主要通过作用于苯二氮䓬受体，加强中枢神经内 GABA 受体作用，影响边缘系统功能而抗焦虑。可明显缩短或取消 NREM 睡眠第四期，阻滞对网状结构的激活，对人有镇静催眠作用。综上所述，选择艾司唑仑帮助改善该患者的睡眠，品种选择合理。

　　根据《中国成人失眠诊断与治疗指南》，艾司唑仑的推荐用法为 1～2mg/次，每日睡前服用。该患者使用艾司唑仑的用法用量符合推荐。

　　通便药使用的评价与分析：

　　根据罗马标准中功能性便秘的诊断标准，在排除其他脏器疾病的病因及其他因素所导致的便秘后，在过去的 12 个月中，持续或累积至少 12 周有以下 2 个或 2 个以上症状时方可诊断为慢性便秘：（1）1/4 时间排便费力；（2）1/4 时间粪便呈团块状或坚硬；（3）>1/4 时间排便不尽感；（4）>1/4 时间肛门有阻塞感或排出困难；（5）>1/4 时间排便时需用物协助（支持盆底肌障碍）；（6）每周排便<3 次。该患者入院时有 3 天未解大便，但医生并未对其便秘的情况做系统评估，尚不能诊断为慢性便秘。《中国慢性便秘诊疗指南（2013年）》提出，对慢性便秘的治疗包括调整生活方式，药物治疗，精神心理治疗，生物反馈和手术治疗，但并未对何种情况下考虑使用药物治疗做阐述，故无法评价该患者使用通便药物有无指征。

　　根据《中国慢性便秘诊疗指南（2013 年）》，选用通便药时应考虑循证医学证据、安全性、药物依赖性及价效比，避免长期使用刺激性泻药。便秘治疗药物可分为容积性泻药、渗透性泻药、刺激性泻药和促动力药。容积性泻药通过滞留粪便中的水分，增加粪便含水量和粪便体积从而起到通便作用，主要用于轻度便秘患者，服药时应补充足够的液体。

常用的药物有欧车前、聚卡波非钙、麦麸、甲基纤维素，其中欧车前为 B 级推荐，后三者为 C 级推荐。渗透性泻药可在肠内形成高渗状态，吸收水分，增加粪便体积，刺激肠道蠕动，可用于轻、中度便秘患者，药物包括聚乙二醇、不被吸收的糖类（如乳果糖）和盐类泻药（如硫酸镁）。聚乙二醇口服后不被肠道吸收、代谢，其含钠量低，不引起肠道净离子的吸收或丢失，不良反应少，为 A 级推荐。乳果糖在结肠中可被分解为乳酸和乙酸，可促进生理性细菌的生长，为 B 级推荐。刺激性泻药作用于肠神经系统，增强肠道动力和刺激肠道分泌，包括比沙可啶、番泻叶等，前者为 B 级推荐，后者为 C 级推荐。短期按需服用比沙可啶是安全有效的。但动物实验显示，长期使用刺激性泻药可能导致不可逆的肠神经损害，长期使用蒽醌类泻药可致结肠黑变病，但后者与肿瘤的关系尚存争议。建议短期、间断使用刺激性泻药。促动力药作用于肠神经末梢，释放运动神经递质、拮抗抑制性神经递质或直接作用于平滑肌，增加肠道动力，对慢传输型便秘有较好的效果。有研究表明，高选择 5-HT$_4$ 受体激动剂普芦卡必利能缩短结肠传输时间，安全性和耐受性良好，为 A 级推荐药物。乳果糖在结肠中被消化道菌丛转化成有机酸，导致肠道内 pH 下降，并通过保留水分，增加粪便体积。上述作用刺激结肠蠕动，保持大便通畅，缓解便秘，同时恢复结肠的生理节律，可用于慢性或习惯性便秘的治疗。从上述描述可知其为 B 级推荐药物，该患者选择乳果糖作为通便药，品种选择合理。

乳果糖说明书示成人初始剂量为每日 30ml，维持剂量为每日 20～25ml，治疗几天后可根据患者情况酌减剂量。如果两天后仍无明显效果，可考虑加量。该患者使用乳果糖口服液的用法用量始终为 15ml，p.o.，qd，剂量过小。

化疗预处理药物使用的评价与分析：

该患者因肺部占位性病变，可疑肺癌骨转移收治入院，其为不抽烟女性，有腰部及左腹疼痛，如果确诊为肺癌，患Ⅳ期肺腺癌的可能性非常大。而在有远处转移的肺腺癌的治疗中，全身性的化疗为体力状况良好，各器官功能无明显障碍患者的主要治疗手段，其中，培美曲塞联合顺铂的化疗方案有较大优势，是临床医生优先考虑的治疗方案。

培美曲塞是一种含有核心为吡咯嘧啶基团结构的抗叶酸制剂，通过破坏细胞内叶酸依赖性的正常代谢过程，抑制细胞复制，从而抑制肿瘤的生长。人群药效学分析，使用单药培美曲塞的患者，如果其基线检查时胱硫醚或高半胱氨酸浓度高，那么其绝对粒细胞计数下降会更严重，而叶酸和维生素 B$_{12}$ 可以降低胱硫醚或高半胱氨酸这两种底物的浓度。故接受培美曲塞治疗同时应接受叶酸和维生素 B$_{12}$ 的补充治疗，可以预防或减少治疗相关的血液学或胃肠道毒性。具体方法：第一次给予培美曲塞治疗开始前 7 天至少服用 5 次日剂量的叶酸或含有叶酸的复合维生素制剂，一直服用整个治疗周期，在最后 1 次培美曲塞给药后 21 天可停服。患者还需在第一次培美曲塞给药前 7 天内肌内注射维生素 B$_{12}$ 一次，以后每 3 个周期肌内注射一次，维生素 B$_{12}$ 可与培美曲塞用药同一天进行。叶酸给药剂量：350～1000μg，常用剂量是 400μg；维生素 B$_{12}$ 剂量 1000μg。

多维元素片为多种水溶性维生素（包括叶酸）、脂溶性维生素和微量元素的复合制剂，可以预防和治疗因维生素和矿物质缺乏引起的各种疾病，除偶见胃肠不适外无其他不良反应。

　　由于第一次给予培美曲塞治疗开始前 7 天至少应服用 5 次日剂量的叶酸或含叶酸制剂，为在患者病理结果出来后及早开始化疗，预先给患者服用含有叶酸制剂的多维元素片，有使用指征。

　　根据培美曲塞说明书推荐，叶酸给药剂量为每日 350～1000μg。而多维元素片中叶酸的含量为 400μg。患者服用多维元素片，1 片，p.o.，qd，用法用量合理。

疗效监测：

　　1. 每天监测患者腰部及左腹部疼痛的变化情况。

　　2. 每天监测患者睡眠情况是否有所改善。

　　3. 每天监测患者大便是否通畅。

不良反应监护：

　　1. 每天监护患者消化系统反应，如出现恶心、呕吐、便秘、口干，首先考虑是曲马多缓释片的不良反应，其次考虑是化癥回生口服液的不良反应。如出现腹胀、腹痛、腹泻，考虑是乳果糖口服液的不良反应。

　　2. 每天监护患者神经系统反应，如出现眩晕、头痛、困倦、乏力，首先考虑是艾司唑仑的不良反应，其次考虑是曲马多缓释片的不良反应。

记录人：×××

2017 年 04 月 18 日

其他主要治疗药物：

用药目的	药物名称	用法用量	起止日期
化疗预处理	地塞米松片 10mg	p.o.　qd	29/4
护胃	兰索拉唑肠溶胶囊 30mg	p.o.　qd	29/4
抗肿瘤辅助治疗	核糖核酸Ⅱ冻干粉针 0.3g+NS 250ml	ivgtt　qd	29/4～2/5
	康艾注射液 40ml+转化糖注射液 250ml	ivgtt　qd	29/4～2/5
靶向治疗	埃克替尼 125mg	p.o.　qd	1/5～3/5

药物治疗日志

　　患者张××，67 岁老年女性，入院时间：2017 年 4 月 18 日，入院诊断：（1）肺占位性病变：肺癌？（2）骨转移；（3）甲状腺瘤术后

2017-04-19

症状体征：

　　患者精神可，体力状况较差，无眩晕、头痛、困倦、乏力。食欲食量一般，无恶心、

呕吐。无腹胀、腹痛、腹泻，今日有大便，小便正常。昨日服用助眠药后睡眠有所改善，腰背部仍有疼痛，较前有所缓解。

实验室检查结果：

    粪常规无异常；

    尿常规：RBC 隐血（+），尿红细胞：62.70/μl；

    凝血四项：血浆纤维蛋白原 5.78g/L；

    术前八项：乙肝病毒 e 抗体 0.461 PEIU/ml；乙肝病毒核心抗体＞3.450 PEIU/ml；

    血生化：白蛋白 35g/L，转氨酶比值 1.6；

    血常规：血红蛋白 114g/L，平均血小板容积 9.1fl，血小板分布宽度 9.4fl，大型血小板比值：16.6%。

辅助检查结果：

    彩超：（1）肝实质回声粗糙；（2）胆、脾、胰未见明显异常；（3）腹部检查未见明显肿大淋巴结和腹水暗区；（4）双侧颈部、双侧锁骨上窝未见明显肿大淋巴结。

治疗方案调整：

    根据患者临床表现及影像学资料，可初步诊断为肺癌，为明确病理，申请 CT 引导下肺穿刺活检，完善肿瘤分期，再行下一步治疗。无相关药物治疗方案调整。

记录人：×××

2017 年 04 月 19 日

2017-04-22

症状体征：

    患者精神可，睡眠可，体力状况较差，无眩晕、头痛、困倦、乏力。食欲食量一般，无恶心、呕吐。无腹胀、腹痛、腹泻，近几日每日均有大便，但大便干结，小便无异常。腰背部仍有疼痛，较前有较大缓解。偶有咳嗽。

实验室检查结果：

    无相关实验室检查。

辅助检查结果：

    无相关辅助检查。

治疗方案调整：

    患者已行 CT 引导下肺穿刺活检，待病理结果回报后再行下一步治疗。患者目前主要症状为癌痛、大便干结，继续予曲马多缓释片控制疼痛、乳果糖口服液可通便。无相关药物治疗方案调整。

记录人：×××

2017 年 04 月 22 日

2017-04-25

症状体征：

　　患者精神可，睡眠可，体力状况较差，无眩晕、头痛、困倦、乏力。食欲食量一般，无恶心、呕吐。无腹胀、腹痛、腹泻，大、小便无异常。腰背部疼痛缓解。偶有咳嗽。

实验室检查结果：

　　无。

辅助检查结果：

　　病理：CK7（+），Napsin-A（腺样结构+），TTF-1（腺样结构+）、TG（-）、P40（实性区域+）、Ki-67（+，70%）。（右肺穿刺活检）腺鳞癌。

治疗方案调整：

　　根据患者临床表现、影像学资料及病理结果，可初步诊断为右肺腺鳞癌（$T_{2a}N_0M_{1b}$）Ⅳ期，无手术指征。可行晚期肺癌姑息化疗，或加做 EGFR 基因检测，若有敏感外显子 18、19、20、21 突变，可院外口服 EGFR-TKI 药物。无相关药物治疗方案调整。

记录人：×××

2017 年 04 月 25 日

2017-04-28

症状体征：

　　患者精神、食欲、睡眠可，大小便无异常，偶有咳嗽，疼痛控制可。

实验室检查结果：

　　无。

辅助检查结果：

　　全身骨扫描：全身骨骼多处异常浓聚影，考虑为多发性骨转移灶。

治疗方案调整：

　　患者初步诊断为：右肺腺鳞癌（T2aN0M1b Ⅳ期）骨转移，无手术指征。患者及家属决定加做 EGFR 基因突变检测，视结果再决定下一步治疗方案。无相关药物治疗方案调整。

记录人：×××

2017 年 04 月 28 日

2017-04-29

症状体征：

　　患者精神、食欲、睡眠可，大小便无异常，偶有咳嗽，疼痛控制可。

实验室检查结果:

无。

辅助检查结果:

头颅 MRI:颅内多发小结节状强化灶,考虑为脑转移瘤;脑蛋白质变性;双侧筛窦炎症。

病理:发现存在 EGFR 基因第 21 号外显子 L858R 靶位突变。

治疗方案调整:

患者诊断右肺腺鳞癌 T2aN0M1b Ⅳ期骨转移,存在 EGFR 突变,可选治疗方案有化疗和靶向治疗,但患者未决定选择何种治疗方式,为使患者做出决定后尽早化疗,先予化疗药物预处理,并加用肿瘤辅助治疗药物。

用药目的	药物名称	用法用量	起止日期
化疗预处理	地塞米松片 10mg	p.o. qd	29/4
护胃	兰索拉唑肠溶胶囊 30mg	p.o. qd	29/4
抗肿瘤辅助治疗	核糖核酸Ⅱ冻干粉针 0.3g+NS 250ml	ivgtt qd	29/4~2/5
	康艾注射液 40ml+转化糖注射液 250ml	ivgtt qd	29/4~2/5

药物治疗方案分析:

肿瘤辅助用药的评价与分析:

肿瘤辅助药方面,在化癥回生口服液的基础上,医生又为患者选择了中药制剂康艾注射液和免疫调节剂核糖核酸Ⅱ冻干粉针。康艾注射液被批准为肝癌、肺癌、肠癌等的辅助用药。其主要成分为黄芪、人参及苦参素。人参及黄芪有健脾补气作用,苦参素则具有抗病毒及升高白细胞的作用。而核糖核酸Ⅱ冻干粉针是一种免疫调节药,具有提高机体细胞免疫功能和抑瘤作用。适用于胰腺癌、肝癌、胃癌、肺癌、乳腺癌、软组织肉瘤及其他癌症的辅助治疗,乙型肝炎的辅助治疗及其他免疫功能低下引起的各种疾病。上述两种药物作为辅助药用于该患者合理。

两种辅助用药的用法用量均符合说明书推荐,但该患者血糖处于正常范围,且非应激状态不存在胰岛素抵抗,无须使用转化糖作为康艾注射液的溶媒,建议选择生理盐水或5%葡萄糖注射液。

化疗预处理药物使用的评价与分析:

患者病理确诊为右肺腺鳞癌(T2aN0M1b Ⅳ期)骨转移,EGFR 存在突变,经评估无法手术,可采用化疗或靶向治疗。由于患者尚未决定采用何种治疗方案,如其选择化疗,则计划采用培美曲塞联合顺铂的方案,为使患者做决定后能尽早治疗,提前为该患者做化疗预处理。

使用培美曲塞未服用皮质类固醇药物的患者,应用本品皮疹发生率较高,预服地塞米松(或相似药物)可以降低皮肤反应的发生率及其严重程度,给药方法:地塞米松 4mg,p.o.,bid,培美曲塞给药前 1 天、给药当天和给药后 1 天连服 3 天。

综上所述,该患者有使用地塞米松片的指征,但根据说明书推荐,建议其用法改为4mg,p.o.,bid。

护胃药的评价与分析：

《应激性溃疡防治专家建议（2015 版）》在药物预防应激性溃疡中提到，具有以下一项高危情况者应使用预防药物：（1）机械通气超过 48h；（2）凝血机制障碍（INR>1.5，血小板<50 ×10⁹/L 或部分凝血酶原时间>正常值 2 倍）；（3）原有消化道溃疡或出血病史；（4）严重颅脑、颈脊髓外伤；（5）严重烧伤；（6）严重创伤、多发伤；（7）各种困难复杂的手术；（8）急性肾衰竭或急性肝衰竭；（9）ARDS；（10）休克或持续低血压；（11）脓毒性；（12）心脑血管意外；（13）严重心理应激，如精神创伤、过度紧张等。若同时具有以下任意两项危险因素时也可考虑使用预防药物：（1）ICU 住院时间>1 周；（2）粪便隐血持续时间>3 天；（3）大剂量使用糖皮质激素（剂量>氢化可的松 250mg/d）；（4）合并使用非甾体抗炎药。该患者使用地塞米松 10mg/d，根据各种激素等效抗炎剂量换算比，相当于氢化可的松 267mg，存在一个发生应激性溃疡的危险因素，但并无其他危险因素或该建议中提到的高危因素。故没有预防性使用药物兰索拉唑肠溶片的指征。

可用于预防应激性溃疡的药物：（1）抑酸药，包括质子泵抑制剂和 H₂ 受体拮抗剂。且前者比后者更能持续稳定地升高胃内 pH，降低应激性溃疡相关出血风险的效果亦更优。（2）抗酸药，包括氢氧化铝、铝碳酸镁、5%碳酸氢钠溶液等，可从胃管注入，使胃内 pH升高。但其降低应激性溃疡相关出血风险的效果不及抑酸药。（3）黏膜保护剂，可增加胃黏膜的防御功能，但是不能中和胃酸和提高胃内 pH。其降低应激性溃疡相关出血风险的效果也不及质子泵抑制剂和 H₂ 受体拮抗剂。综上所述，质子泵抑制剂是预防应激性溃疡的首选药物。因此，使用兰索拉唑肠溶片，品种选择合理。且其用法用量符合说明书推荐。

药学监护计划：

疗效监测：

每天监测患者的精神变化情况及体力变化情况。

不良反应监护：

1.第一次给予康艾注射液和核糖核酸Ⅱ冻干粉针时，密切监护患者是否出现皮疹、胸闷、体温升高等过敏反应。

2.每天监护康艾注射液的滴速，该患者为老年人，输注速度以 20～40 滴/分为宜。

3.每天监护患者血压情况，若出现血压升高，应考虑是否为地塞米松引起的不良反应。

4.每天监护患者的精神状态，若出现兴奋，失眠，脸部潮红，考虑为地塞米松引起的不良反应。

记录人：×××

2017 年 04 月 29 日

2017-05-01

症状体征：

患者精神可、体力较差，较前无显著变化，食欲可、睡眠可，大小便无异常，偶有咳嗽，疼痛控制可，血压正常。

实验室检查结果:

无。

辅助检查结果:

无。

治疗方案调整:

患者存在 EGFR 基因突变,决定行靶向治疗,口服埃克替尼 125mg,3 次/日。

用药目的	药物名称	用法用量	起止日期
靶向治疗	埃克替尼 125mg	p.o. qd	1/5～3/5

化疗方案的评价与分析:

《中国原发性肺癌诊疗规范(2015 年版)》中对Ⅳ期 NSCLC 患者的治疗有详细的阐述,该诊疗规范推荐Ⅳ期 NSCLC 患者在开始治疗前,应先获取肿瘤组织进行 EGFR 和 ALK 基因的检测,根据 EGFR 和 ALK 基因状况决定相应的治疗策略。Ⅳ期 NSCLC 以全身治疗为主要手段,治疗目的是提高患者生活质量、延长生存期。

1. EGFR 基因敏感突变的Ⅳ期 NSCLC 患者推荐 EGFR-TKI 一线治疗,ALK 融合基因阳性患者推荐克唑替尼一线治疗。

2. EGFR 基因敏感突变和 ALK 融合基因阴性或突变状况未知的Ⅳ期 NSCLC 患者,如果 ECOG PS 评分为 0～1 分,应当尽早开始含铂两药的全身化疗。对不适合铂类药物治疗的患者,可考虑非铂类两药联合化疗方案。

3. EGFR 基因敏感突变和 ALK 融合基因阴性或突变状况未知的Ⅳ期 NSCLC 患者,如果 ECOG PS 评分为 2 分,应给予单药化疗。

4. EGFR 基因敏感突变和 ALK 融合基因阴性或突变状况未知的Ⅳ期 NSCLC 患者,如果 ECOG PS 评分＞2 分,不建议使用细胞毒类药物化疗,其一般不能从化疗中获益,建议采用最佳支持治疗。在全身治疗基础上针对局部具体的情况,可以选择恰当的局部治疗方法以求改善症状、提高生活质量。

该患者病理确诊为右肺腺鳞癌Ⅳ期,骨转移,发现存在 EGFR 基因第 21 号外显子 L858R 靶位突变,根据上述诊疗规范,有使用靶向药物 EGFR-TKI 的指征。

埃克替尼是一种选择性 EGFR-TKI。埃克替尼抑制 EGFR 酪氨酸激酶活性的半数有效浓度(IC_{50})为 5nmol/L,在所测试的 88 种激酶中,500nmol/L 的埃克替尼只对 EGFR 野生型及其突变型有明显的抑制作用,对其他激酶均没有抑制作用,提示埃克替尼是一个高选择性的 EGFR 激酶抑制剂。体外研究和动物实验表明,埃克替尼可抑制多种人肿瘤细胞株的增殖。根据上述诊疗规范可知,该患者使用埃克替尼,品种选择合理。

盐酸埃克替尼说明书示,本品的推荐剂量为每次 125mg,每天 3 次。口服,空腹或与食物同服,高热量食物可能明显增加药物的吸收。剂量调整:当患者出现不能耐受的皮疹、腹泻等不良反应时,可暂停(1～2 周)用药直至症状缓解或消失;随后恢复每次 125mg(1 片),每天 3 次的剂量;对氨基转移酶轻度升高(ALT 及 AST 低于 100U/L)的患者可继续服药但应密切监测;对氨基转移酶升高比较明显(ALT 及 AST 在 100U/L 以上)的患者，可暂停给药并密切监测氨基转移酶，当氨基转移酶恢复（ALT 及 AST 均低于 100U/L，或正常）后可恢复给药。目前尚无针对特殊人群包括老年、儿童、孕妇或肝、肾功能不全患者的临床研究结果。对不同年龄和性别的患者血药浓度资料分析结果显示，患者的血药浓度不受年龄和性别等因素的影响，故不推荐根据年龄和性别调整剂量。由上述内容可知，该患者使用埃克替尼的用法用量合理。

药学监护计划：

疗效监测：

1. 每天监测患者腰部及左腹部疼痛情况是否进一步好转。

2. 每天监测患者体力状况是否有所恢复。

3. 每天监测患者咳嗽情况是否有所好转。

4. 1 个月后复查 CT，监测肺内肿瘤的大小及数量的变化情况。

不良反应监护：

1. 每天监护患者的皮肤反应，如出现皮疹，考虑为埃克替尼的不良反应。

2. 每天监护患者消化系统反应，如出现腹泻，考虑为埃克替尼的不良反应。

3. 每周复查一次肝功能，如出现氨基转移酶升高，考虑为埃克替尼的不良反应。

记录人：×××

2017 年 05 月 01 日

2017-05-03

症状体征：

患者精神可、体力较差，较前无显著变化。食欲可、睡眠可，大小便无异常。偶有咳嗽，较前无明显改善。疼痛控制可，较前无进一步改善。无皮疹，无恶心、呕吐，无腹痛、腹泻。

实验室检查结果：

无。

辅助检查结果：

无。

治疗方案调整：

患者疼痛控制可，大便干结状况有所改善，睡眠状况好转，无其他明显不适，今日出院。

出院带药：

埃克替尼 125mg p.o. tid。

用药教育：

盐酸埃克替尼片：（1）该药靶向抗癌药。（2）服用方法：每日 3 次，每次 1 片，空腹或与食物同服，高热量食物可能明显增加药物的吸收。（3）如出现不能耐受的皮疹、腹泻，可暂停（1～2 周）用药直至症状缓解或消失；随后恢复每次 1 片，每天 3 次的剂量。（4）服药期间每周复查一次肝功能，如氨基转移酶轻度升高（ALT 及 AST 低于 100U/L），可继续服药但应密切监测；如氨基转移酶升高比较明显（ALT 及 AST 在 100U/L 以上），可暂停给药并密切监测氨基转移酶，当氨基转移酶恢复（ALT 及 AST 均低于 100U/L，或正常）后可恢复给药。

饮食及生活方式指导：

1. 注意休息，饮食以清淡为主，加强营养。

2. 增加纤维素和水分的摄入，适度运动，并建立良好的排便习惯有助于改善便秘的症状。

3. 睡前数小时避免（1）使用兴奋性物质；（2）饮酒；（3）剧烈运动；（4）暴饮暴食或进食难消化的食物；（5）做容易引起兴奋的脑力劳动或观看易引起兴奋的书籍和影视节目。卧室环境应安静、舒适、光线及温度适宜。并保持规律的作息时间。上述措施有助于改善睡眠。

随访计划：

出院后复查血常规 2 次/周，如果白细胞低于 $3×10^9$/L，中性粒细胞低于 $1.5×10^9$/L，给予升白治疗，血小板低于 $60×10^9$/L，给予升血小板治疗，3 周后返院，笔者所在科随诊。

记录人：×××
2017 年 05 月 03 日

药物治疗总结

治疗原则和治疗方案：

患者张××，女性，67 岁。因"腰痛伴左腹部放射痛 50 余天"于 2017 年 4 月 18 日步行入病房。入院后完善相关检查的同时针对其疼痛、便秘、失眠的症状做了对症治疗。结合患者的临床表现，影像学特征及组织活检的病理结果，确诊其为右肺腺鳞癌 T2aN0M1b Ⅳ期，骨转移，且发现其存在 EGFR 基因第 21 号外显子 L858R 靶位突变。根据患者意愿，行靶向治疗，具体为埃克替尼 125mg，p.o.，tid，过程顺利，出院。

具体体会如下：该患者入院后行 CT 引导下肺占位穿刺活检术，病理提示腺鳞癌，结合患者的临床症状及影像学特征，最后确诊为右肺腺鳞癌 T2aN0M1b Ⅳ期，骨转移，加做 EGFR 检测，发现其存在 EGFR 基因第 21 号外显子 L858R 靶位突变。诊断明确，经评估无法进行手术，根据相关指南推荐及患者的意愿行靶向治疗，有明确指征。具体治疗方案：盐酸埃克替尼片 125mg，p.o.，tid，方案中药物品种的选择及用法用量均符合相关指南及说明书对Ⅳ期 NSCLC 治疗的推荐。入院期间针对患者的疼痛、失眠及便秘症状分别给予了曲马多缓释片、艾司唑仑及乳果糖口服液对症治疗，指征明确，但在具体的药物品种选择和用法用量方面存在一定的不合理。另外整个住院期间患者接受了三种抗肿瘤辅助药物的治疗，其中康艾注射液选择转化糖注射液作为溶媒无必要。

药学监护、用药指导：

疗效监测的重点：

疼痛缓解的程度，睡眠的改善情况，便秘的改善情况，咳嗽的缓解程度。患者体力及精神状态变化情况。是否出现胸痛、咯血、呼吸困难及其他肺部体征，颈部是否出现可扪及的淋巴结肿大，是否出现声嘶，颈面部水肿，头痛。复查胸部 CT 了解原发灶的情况。

不良反应监护的重点：

　　胃肠道反应，包括恶心呕吐、便秘口干；是否出现眩晕、头痛、困倦、乏力的症状；是否出现皮疹，如出现程度如何；是否出现腹泻，如出现程度如何；肝功能检查中氨基转移酶是否升高，如升高程度如何。

　　临床药师在本次治疗中的作用：

　　1. 结合患者病情及要求，根据相关治疗指南，对患者癌症多学科综合治疗方案的合理性进行分析。

　　2. 根据患者的个人具体情况，对药物可能出现的不良反应进行积极预防并密切关注。

　　3. 对肿瘤辅助治疗及对症治疗中存在的药物选择不适宜、用法用量不适宜等方面进行药学监护。

记录人：×××
2017 年 05 月 03 日

临床带教老师评语

　　该药历能及时全面地记录右肺腺鳞癌患者的基本病史、病程及患者的用药情况，并基本能依据右肺腺鳞癌临床诊疗指南及相关文献分析该患者的化疗方案、埃克替尼的药学监护等。在书写药历时应更加详细地关注化疗方案可能引起的不良反应及具体的监护计划。

签字：×××

药学带教老师评语

　　药历记录全面，学员已经掌握右肺腺鳞癌患者的一线治疗原则。在书写时注意不用罗列药物的药理学特点，针对患者的用药和可能出现的不良反应进行监护，书写重点放在发生率高的不良反应上。

签字：×××

（甘　斌　张素琴）

教学药历 6：

教学药历

建立日期：2017 年 06 月 17 日　　　　　　　　　　　　　　　建立人：×××

姓名	李××	性别	男	出生日期	1949 年 07 月 27 日	住院号	××××××
住院时间：2017 年 06 月 16 日				出院时间：2017 年 06 月 23 日			
籍贯：茂名市		民族：汉族		工作单位：无			
手机号码：187××××××××				联系地址：广东省××市××××××			
身高（cm）	164	体重（kg）	56	体重指数	20.82		
血型	未提供	血压（mmHg）	115/63	体表面积	$1.64m^2$		
不良嗜好（烟、酒、药物依赖）		长期吸烟史，>20 包/年					

主诉：

诊断左肺鳞癌 2 月余。

现病史：

患者于 2016 年 12 月无明显诱因持续性咳嗽，痰少，伴胸闷、活动后气喘，以左侧明显，无明显发热、胸痛、呼吸困难等不适。咳嗽无进行性加重，自行口服中药治疗，病情无好转。2017 年 3 月初痰中带有少量血丝，自行口服止咳药等，痰中带血丝持续 1 周左右好转，咳嗽无好转。2017-03-22 某市级三甲医院就诊，胸部 CT：左上肺门旁见一大小约 5.1cm×3.0cm 团块状软组织影，部分与左肺门分界不清。左肺门、纵隔内见多发增大淋巴结。考虑左上肺肺癌，左肺门、纵隔淋巴结转移。2017-04-01，于笔者所在医院纤维支气管镜活检病理提示左肺鳞癌。分别于 2017-04-01、2017-04-26、2017-05-20 予 GP 方案化疗，具体用药：吉西他滨 1.6g d1、d8，顺铂 40mg d1、30mg d2～3，过程顺利，2 周期化疗后胸部 CT 疗效评价：PR。今为进一步治疗来笔者所在医院就诊，自发病以来，患者精神状态良好，体力情况良好，食欲食量良好，睡眠情况良好，近期体重无明显下降，大便正常，小便正常。持续性咳嗽，痰少，痰中带有少量血丝，伴胸闷、活动后气喘，以左侧明显，无明显发热、胸痛、呼吸困难。

查体：

体温：36.1℃，脉搏：96 次/分，呼吸：20 次/分，血压：124/66mmHg，查体：PS 评分 1 分，营养良好，全身皮肤黏膜无黄染，全身浅表淋巴结无肿大。颈软无抵抗，气管居中，双肺呼吸音粗，左肺上叶呼吸音略弱，未闻及干湿啰音。心脏、腹部查体未及异常。脊柱、四肢活动自如，无畸形，双下肢无水肿。病理性反射未引出。

辅助检查：

2017-03-22，某市级三甲医院，胸部 CT：左上肺门旁见一大小约 5.1cm×3.0cm 团块状软组织影，部分与左肺门分界不清。左肺门、纵隔内见多发增大淋巴结。考虑左上肺肺癌并左肺门、纵隔淋巴结转移。

2017-03-31，笔者所在医院，胸部 CT：（1）左侧肺门旁占位性病变，性质考虑为恶性肿瘤，中央型肺癌并左肺上叶下舌段及下叶背段不张实变，纵隔、双侧肺门淋巴结肿大，考虑转移瘤。（2）主动脉及右冠状动脉硬化；心包少量积液。（3）双侧胸膜局部增厚，双侧少量胸腔积液。（4）右侧第 3、4 肋骨前部边缘欠光整，请结合临床。

2017-04-02，笔者所在医院，头颅 MR：（1）冠状位及矢状位示左侧半卵圆形中心结节状异常强化，考虑转移瘤可能；（2）脑白质变性。

2017-05-20，笔者所在医院，CT：（1）左肺上叶上舌段肺癌，较前明显缩小，左肺上叶下舌段阻塞性炎症较前减轻。（2）纵隔、双侧腋窝及肺门多发转移性淋巴结较前缩小，减少；（3）主动脉硬化；心包少量积液较前吸收。（4）双侧胸膜局部增厚，原双侧少量胸腔积液现已吸收。

既往病史：

否认肝炎、结核、传染病史，否认高血压、糖尿病史，否认手术、外伤，否认输血

	史，预防接种史不详。

既往用药史：

无。

个人史：

出生并长期居住在本地，否认毒物、射线接触史，否认疫区旅游和居住史。长期吸烟史，>20 包/年。

家族史：

否认家族性遗传病史，否认家族性肿瘤病史。

伴发疾病与用药情况：

无。

过敏史：

否认食物过敏史，否认药物过敏史。

药物不良反应及处置史：

无。

入院诊断：

左肺鳞癌（T2bN3Mx，ⅢB 期）　　多发淋巴结转移　　脑转移待排

出院诊断：

左肺鳞癌（T2bN3Mx，ⅢB 期）　　多发淋巴结转移　　脑转移待排

初始治疗方案：

1. 进一步完善相关检查，包括血、尿、便常规，心电图，B 超。

2. 暂予抗肿瘤辅助治疗，待结果回报后如无禁忌立即行化疗。

药物治疗方案（6 月 16 日）：

用药目的	药物名称	用法用量	起止日期
抗肿瘤辅助治疗	康艾注射液 40ml+NS 250ml	ivgtt　qd	16/6～23/6
	香菇多糖注射液 1mg+NS 100ml	ivgtt　qd	16/6～23/6
	艾迪注射液 60ml+NS 250ml	ivgtt　qd	16/6～23/6

初始治疗方案分析：

患者状态评估：

患者确诊为左肺鳞癌 T2bN3Mx ⅢB 期，多发淋巴结转移，脑转移待排，经评估无法手术，已顺利完成 3 程化疗，具体为：吉西他滨 1.6g d1、d8，顺铂 40mg d1、30mg d2～3，现为行下程化疗入院。初始治疗方案中，首先评定患者具有独立功能，能维持正常生活和工作的能力；测量患者非静息状态下维持正常机体功能的能力，采用的是 KPS（ECOG PS）评分。其次检查患者是否存在化疗禁忌。这符合 2016《MIMS 恶性肿瘤用药指南：肺癌》

中提出的化疗需符合一定的指征。根据该指南，患者精神状态良好，体力情况良好，食欲食量良好，睡眠情况良好，体重无明显变化，大小便正常，无疼痛情况，咳嗽，胸闷，活动后气促，症状轻，生活可自理，可以从事轻体力活动，故 ECOG PS 评分为 1 分，<2 分；且患者无感染、发热及出血倾向等严重并发症。现已做相关检查待结果，如结果提示患者无明显的骨髓抑制；肝肾功能基本正常（或实验室指标低于正常上限的 2 倍）即有指征进行化疗。

肿瘤辅助用药的评价与分析：

对于肿瘤辅助用药，目前尚缺乏这方面用药的标准和规范，又无严格的评价方法，且缺少这方面用药规范的培训和教育。目前更多的是处于"各自为政，经验优先"的状态，用药指征无法评价。

根据《新编药物学》（第 16 版）将抗肿瘤辅助药物分为生物反应调节剂及免疫功能增强剂、止吐药、促进白细胞增生药和中药制剂。该病例中，医生为患者选择了中药制剂康艾注射液、艾迪注射液和香菇多糖注射液。康艾注射液及艾迪注射液均批准为肝癌、肺癌、肠癌等的辅助用药。艾迪注射液的主要成分是斑蝥、人参和黄芪；康艾注射液的主要成分为黄芪、人参及苦参素。两种中药制剂主要成分人参及黄芪相同，均有健脾补气作用，艾迪中的斑蝥所含斑蝥素有抗肿瘤作用，对该患者有益，而康艾中的苦参素有抗病毒及升高白细胞的作用，对该患者暂无可用之处，故对于该患者该两种药物功效相似，建议选择其中一种即可。而香菇多糖注射液的主要成分香菇多糖是一种具有免疫调节作用的抗肿瘤辅助药物，能促进 T、B 淋巴细胞增殖，提高 NK 细胞活性，且对动物肿瘤有一定抑制作用，主要用于恶性肿瘤的辅助治疗。适应证明确，品种选择合理。

康艾及艾迪注射液的用法用量均符合说明书推荐。但香菇多糖说明书示其用法为每次 1mg，加入 250ml 生理盐水或 5%葡萄糖注射液中滴注，或用 5%葡萄糖注射液 20ml 稀释后静脉注射，每周两次。该患者使用 100ml 生理盐水做溶媒，量过少，建议使用 250ml 生理盐水或 5%葡萄糖注射液，另外该患者每日使用一次香菇多糖注射液频次太高，建议一周使用两次即可。

实验室检查结果：

大便常规、小便常规均未见明显异常。

血常规：血红蛋白 117g/L，中性粒细胞百分数 78.7%，淋巴细胞百分数 14.5%；

血生化：空腹血糖 6.57mmol/L，镁离子 0.72mmol/L，间接胆红素 5.0μmol/L。

辅助检查结果：

彩超结果：（1）肝实质回声密集；（2）胆、脾、胰未见明显异常。

药物治疗方案调整：

该患者左肺鳞癌并多发淋巴结转移诊断明确，经评估无法行手术治疗。已行 3 次化疗，实验室结果显示其各项功能均正常，无化疗禁忌，今日继续行第 4 程化疗。化疗过程中予以止吐、护胃等治疗，注意观察各项不良反应并及时处理。

药物治疗方案（6 月 16 日）：

用药目的	药物名称	用法用量	起止日期
化疗	吉西他滨注射液 1.6g+NS 100ml	ivgtt　qd	16/6
	顺铂注射液 40mg+NS 500ml	ivgtt　qd	16/6
	顺铂注射液 30mg+NS 500ml	ivgtt　qd	17/6～18/6
止吐	注射用托烷司琼 5mg+地塞米松磷酸钠 5mg+NS 100ml	ivgtt　qd	16/6
	注射用托烷司琼 5mg+NS 100ml	ivgtt　qd	17/6～23/6
	苯海拉明注射液 20mg	im　qd	16/6
护胃	奥美拉唑肠溶片 20mg	p.o.　qd	16/6～18/6

化疗方案的评价与分析：

该患者病理明确为肺鳞状细胞癌，实验室检查结果提示患者无骨髓抑制，肝肾功能正常，结合入院时患者的 KPS 评分状况及查体结果可知患者无明显化疗禁忌，有行第 4 周期化疗的指征。

根据《NCCN 临床实践指南：非小细胞肺癌（2017.V4）》，该患者诊断为左肺鳞癌 T2bN3Mx，ⅢB 期，多发淋巴结转移，脑转移待排，属于播散型转移性肺鳞状细胞癌，经评估无法行手术治疗，一线治疗应根据患者的 KPS 评分选择化疗或最佳支持治疗，患者入院时 ECOG PS 评分为 1 分，根据指南可选择两药化疗（1 类证据）或西妥昔单抗、长春瑞滨、顺铂（2B 类证据）。两药化疗指南推荐选择顺铂或卡铂联合紫杉醇、多西他赛、吉西他滨、长春瑞滨、依托泊苷、培美曲塞（仅用于非鳞癌）其中的一种。该患者使用吉西他滨、顺铂化疗，药物品种选择合理。

《中国原发性肺癌诊疗规范（2015 年版）》推荐 GP 方案中吉西他滨 $1.0\sim1.25g/m^2$ d1、d8，顺铂 $75mg/m^2$ d1，该患者体表面积 $1.64m^2$，具体化疗方案为吉西他滨 1.6g d1、d8，顺铂 40mg d1、30mg d2～3，吉西他滨的实际使用量为推荐剂量的 98%，顺铂的实际使用量为推荐量的 81%，顺铂的用量过小，可能影响患者化疗的效果，临床药师会诊后建议提高该患者使用顺铂的剂量。

止吐药物的评价与分析：

该患者使用的是顺铂、吉西他滨的联合化疗方案，其中顺铂为高致吐风险的化疗药，吉西他滨为低致吐风险的化疗药，《肿瘤治疗相关呕吐防治指南（2014 版）》中明确提出，化疗所致恶心呕吐的治疗原则之一是对于多药方案，应基于致吐风险最高的药物来选择药，即对于该患者，应基于高致吐风险的顺铂来选择预防性的止吐治疗方案。该指南中推荐预防高致吐风险化疗药（本例中的顺铂）的急性呕吐和延迟性呕吐处理上均需联合使用多种止吐药物，该患者使用止吐药是有指征的。

由于在急性呕吐中主要是 5-羟色胺和 P 物质起介导作用，而在延迟性呕吐中，P 物质及化疗导致的细胞损伤及炎症因子的释放起主导作用，故对于预防急性呕吐和预防延迟性呕吐的推荐用药是不同的。《肿瘤治疗相关呕吐防治指南（2014 版）》中推荐预防高致吐风险化疗药（本例中的顺铂）的急性呕吐处理上，应该使用 5-羟色胺受体拮抗剂（5-HT$_3$ RA）+地塞米松（DXM）+神经激肽-1 受体拮抗剂（NK-1RA）±劳拉西泮±H$_2$ 受体拮抗剂或质子泵抑制剂联合止吐，而预防高致吐风险化疗药（本例中的顺铂）的延迟性呕吐应使用 DXM+NK-1RA±劳拉西泮±H$_2$ 受体拮抗剂或质子泵抑制剂。且该指南指出，末剂化疗后，接受高致吐风险药物进行化疗的患者，恶心、呕吐风险至少持续 3 天，因此在整个风险期，均需对呕吐予以防护。即在化疗日使用 5-HT$_3$ RA+DXM+NK-1RA±劳拉西泮±H$_2$ 受体拮抗剂或质子泵抑制剂预防急性呕吐，化疗结束后第 1～3 天使用 DXM+NK-1RA±劳拉西泮±H$_2$ 受体拮抗剂或质子泵抑制剂预防迟发性呕吐。

但同时该指南亦提出，关于多日化疗所致恶心及呕吐的预防：5-HT$_3$ 受体拮抗剂联合地塞米松是预防多日化疗所致恶心呕吐的标准治疗，通常主张在化疗期间每日使用第一代 5-HT$_3$ 受体拮抗剂，DXM 应连续使用至化疗结束后 2～3 天；且在《MASCC/ESMO 止吐指南（2013）》也指出，对于接受多日顺铂化疗的患者，应该给予 5-HT$_3$RA+DXM 防治急性恶心呕吐，给予 DXM 预防延迟性恶心呕吐。即化疗日给予 5-HT$_3$RA+DXM 预防急性呕吐，而化疗后第 1～3 天给予 DXM 预防迟发性呕吐。

药师分析由于相当一部分医院未引进神经肽-1 受体拮抗剂类药物，故根据各医院的自身药物品种，上述两种给药方案均可。综上所述，该患者使用托烷司琼+DXM+奥美拉唑来预防顺铂+吉西他滨联合化疗可能产生的急性呕吐，符合指南推荐。于治疗当天化疗前使用，给药时机选择也是合理的。而苯海拉明虽然并不是指南推荐的用于高致吐风险化疗药急性呕吐的预防性药物，但由于该院无 NK-1RA 类药物，故加用不同止吐机制的药物苯海拉明来增强预防急性呕吐的效果，视为合理。

该病例中，托烷司琼（5mg，qd）及奥美拉唑（20mg，qd）的用法用量符合指南推荐，但 DXM 的用量（5mg，qd）过小。《肿瘤治疗相关呕吐防治指南（2014 版）》推荐 DXM 预防高致吐风险化疗药物的急性呕吐用量为 20mg，qd（联用阿瑞吡坦或福沙吡坦时用量为 12mg，qd），而预防高致吐风险化疗药物的延迟性呕吐用量为 8mg，bid。且托烷司琼的使用时间过长，DXM 的使用时间过短，根据上述指南，托烷司琼主要用于预防急性呕吐，所以仅于化疗日使用即可，该患者 18 日完成所有化疗则需停用，无须至 23 日。而地塞米松既需用于预防急性呕吐又需用于预防迟发性呕吐，所以应于化疗日使用至化疗结束后 3 天，即 16 日使用至 21 日。

初始药物治疗监护计划：

疗效监测：

1. 每天监测患者咳嗽及痰中带血的改善情况。

2. 每天监测患者胸闷、活动后气促的改善情况。

3. 每天监测患者体力及精神状态变化情况。

4. 每天监测患者是否出现胸痛、呼吸困难及其他肺部体征，颈部是否出现可扪及的淋巴结肿大，是否出现声嘶，颈面部水肿，头痛及骨痛。

5. 本次化疗完成后复查胸部 CT 监测原发病灶的变化及是否有新的病灶出现。

不良反应监护：

1. 每天监护康艾注射液的滴速，该患者为老年人，输注速度以 20～40 滴/分为宜。

2. 每天监护患者消化系统情况，若出现食欲减退、恶心、呕吐，首先考虑是顺铂的不良反应，其次考虑是吉西他滨和香菇多糖的不良反应。

　　3.每天监护患者听力情况，如出现耳鸣或听力减退，主要考虑为顺铂的不良反应。

　　4.每天监护患者泌尿系统情况，如出现小便不畅、血尿，首先考虑是顺铂的不良反应，其次考虑是吉西他滨的不良反应。

　　5.每天监护神经毒性，如出现运动失调、肌痛、感觉异常或癫痫，首先考虑是顺铂的不良反应，其次考虑是吉西他滨的不良反应。

　　6.每3天监护血常规，如出现白细胞、中性粒细胞、血小板下降，首先考虑是吉西他滨的不良反应，其次考虑是顺铂的不良反应。

　　7.每3天监护综合生化，如出现氨基转移酶、胆红素升高，首先考虑是吉西他滨的不良反应，其次考虑是顺铂的不良反应。如出现肌酐值升高，尿酸升高，首先考虑是顺铂的不良反应，其次考虑是吉西他滨的不良反应。

　　8.每天监护患者的皮肤反应，如出现皮疹、瘙痒，考虑是吉西他滨的不良反应。

　　9.监护患者呼吸系统情况，若出现胸部压迫感、咽喉狭窄感，排除原发病的影响，应考虑为香菇多糖注射液引起的不良反应，减慢给药速度。

记录人：×××

2017 年 06 月 16 日

其他主要治疗药物：

用药目的	药物名称	用法用量	起止日期
促进食欲	甲地孕酮分散片 160mg	p.o.　qd	17/6～23/6
抗肿瘤辅助治疗	氨磷汀溶媒结晶粉针 0.5g+NS 50ml	ivgtt　qd	18/6～23/6
止吐	甲氧氯普胺注射液 20mg+NS 100ml	ivgtt　qd	18/6
抗过敏	氯雷他定片 10mg	p.o.　qd	18/6～23/6
升白细胞	重组人粒细胞集落刺激因子注射液 300μg	i.h.　qd	22/6
化疗	吉西他滨注射液 1.6g+NS 100ml	ivgtt　qd	23/6
止吐	地塞米松磷酸钠注射液 5mg	i.v　qd	23/6
	苯海拉明注射液 20mg	im　qd	23/6
护胃	奥美拉唑肠溶片 20mg	p.o.　qd	23/6

药物治疗日志

　　患者李××，67 岁老年男性，入院时间：2017 年 06 月 16 日，入院诊断：左肺鳞癌（T2bN3Mx，ⅢB 期）多发淋巴结转移，脑转移待排。

2017-06-17

症状体征：

　　患者精神状态良好，体力情况良好，较前无显著改变。睡眠情况良好，饮食较差，无恶心、呕吐，大小便无异常。患者咳嗽频繁，较昨日未缓解，痰少，未见血丝。伴胸闷、活动后气喘，以左侧明显，较昨日未缓解。无明显发热、咯血、胸痛、呼吸困难。无头晕、头痛，无声嘶，全身无皮疹、水肿，无骨痛，颈部未扪及淋巴结肿大。无耳鸣、听力减退，无运动失调、肌痛、感觉异常及癫痫。

实验室检查结果：

无。

辅助检查结果：

无。

治疗方案调整：

患者昨日开始行化疗，具体方案为吉西他滨 1.6g d1、d8，顺铂 40mg d1、30mg d2~3，化疗后患者食欲减退，饮食较差，今日加用甲地孕酮促进其食欲，继续第二日化疗，注意观察各项不良反应并及时处理。

用药目的	药物名称	用法用量	起止日期
促进食欲	甲地孕酮分散片 160mg	p.o.　qd	17/6~23/6

药物治疗方案分析：

食欲促进药使用的评价与分析：

食欲不振，进食减少和体重下降是晚期肿瘤患者常见的表现。营养不良可能影响患者全身状况，也是影响预后的重要因素。如何提高肿瘤患者的生活质量是贯穿在治疗中的重要组成部分。化疗是治疗中、晚期肿瘤患者的重要手段之一，但也常带来毒副作用，如厌食、恶心、呕吐及骨髓抑制等，以致一些患者不愿接受化疗。尽管采用肠道内、外高营养可以明显改善肿瘤患者因摄食不足引起的营养不良，但由于使用不方便及价格较高等因素不能长期广泛应用。该患者化疗后出现食欲下降，饮食较差，如不处理很可能影响该患者的预后，故有使用促进食欲药物的指征。

甲地孕酮是具有促进蛋白同化作用的孕激素，起初用于治疗激素依赖性肿瘤（如乳腺癌），治疗期间会诱发食欲增加、体重增加等不良反应，但对恶性肿瘤的恶病质具有积极治疗作用，能够延缓恶病质病情。关于体重增加的原因，有研究者认为，甲地孕酮使体重增加并非由于水钠潴留，而是因为同化作用。应用甲地孕酮后，基础体力、蛋白质摄取、热量摄取及钠的摄取均有增加。正氮平衡的增加尤为显著。另有研究表明，在组织培养中，甲地孕酮可将 3T3 小鼠成纤维细胞前脂肪细胞克隆 L1 细胞诱导分化为脂肪细胞。甲地孕酮增加食欲的作用机制：糖皮质激素激活，刺激中枢神经系统神经肽 Y，起到增加食欲的作用；具有蛋白同化作用，能够刺激食欲。近年来，多项研究指出，甲地孕酮在改善晚期肿瘤恶病质患者营养不良中可起积极作用。有研究指出，甲地孕酮能够改善恶性肿瘤营养状况，提高生活质量。故该患者选择甲地孕酮促进食欲，药物品种选择合理。

部分醋酸甲地孕酮分散片说明书已明确将改善晚期肿瘤患者的食欲和恶病质列为其适应证之一，但并未对该适应证作出具体的用法用量推荐。其说明书仅示其一般剂量为每次 160mg，口服，每日一次。高剂量为 160mg，口服，每日 2~4 次。陶玉等将肝癌晚期患者分为大剂量（320mg/d）组、常规剂量（160mg/d）组和对照组（未用药），发现大剂量组和常规剂量组体重、食欲较对照组增加，且大剂量组增加最明显（$P < 0.05$）。故该患者使用甲地孕酮 160mg，p.o.，qd 为一般剂量，用法用量符合推荐。

药物治疗监护计划：

疗效监测：

1. 每天监测患者食欲的改善情况。

2. 每周监测患者体重增加的情况。

不良反应监护：

1. 每天监护患者血压，如出现血压升高，考虑是甲地孕酮的不良反应。

2. 每天监护患者全身反应，如出现呼吸困难，轻度水肿，考虑是甲地孕酮的不良反应。

记录人：×××

2017 年 06 月 17 日

2017-06-18

症状体征：

患者精神可，体力可，睡眠可。饮食差，食欲较前显著下降，恶心、呕吐频繁（24h 内 6～10 次），大小便无异常。患者咳嗽较前稍缓解，痰少，未见血丝。伴胸闷、活动后气喘，以左侧明显，较前无显著缓解。无咯血、胸痛、呼吸困难。无头晕、头痛，无声嘶。手臂出现散在点状红色皮疹，瘙痒，无疼痛、红肿、脱屑。全身无水肿，无骨痛，颈部未扪及淋巴结肿大。无耳鸣、听力减退，无运动失调、肌痛、感觉异常及癫痫。血压正常。

实验室检查结果：

无。

辅助检查结果：

无。

治疗方案调整：

患者顺利完成第 1、2 天化疗，今日患者出现频繁呕吐，加用止吐药甲氧氯普胺；另患者手臂出现皮疹，疑为化疗药吉西他滨的不良反应，加用抗组胺药物氯雷他定；继续第 3 天单药顺铂化疗并加用抗肿瘤辅助药氨磷汀预防其不良反应。继续密切关注不良反应并积极处理。

用药目的	药物名称	用法用量	起止日期
抗肿瘤辅助治疗	氨磷汀溶媒结晶粉针 0.5g+NS 50ml	ivgtt　qd	18/6～23/6
止吐	甲氧氯普胺注射液 20mg+NS 100ml	ivgtt　qd	18/6
抗过敏	氯雷他定片 10mg	p.o.　qd	18/6～23/6

药物治疗方案分析：

肿瘤辅助用药的评价与分析：

氨磷汀溶媒结晶粉针为正常细胞保护剂，在化疗前使用本品可明显减轻化疗药物产生的肾、骨髓、心脏、耳及神经系统毒性，而不降低化疗药物的药效，而上述毒性正是使用顺铂时最常见的不良反应，患者 16～18 日行顺铂化疗，选择该药作为辅助药合理，用法用量亦符合说明书推荐，但使用疗程过长，18 日完成顺铂化疗后无须再继续使用至 23 日。

止吐药使用的评价与分析：

《肿瘤治疗相关呕吐防治指南（2014 版）》中指出，按照发生时间，化疗所致恶心呕吐通常可以分为急性、延迟性、预期性、暴发性及难治性 5 种类型。其中暴发性呕吐是指即使进行了预防处理但仍出现的呕吐，并需要进行"解救性治疗"。该患者在化疗日已预防性使用了止吐药物托烷司琼，但仍出现频繁呕吐，属于暴发性呕吐，需解救性治疗，有加用止吐药物的指征。

《肿瘤治疗相关呕吐防治指南（2014 版）》示解救性治疗的基本原则是酌情给予不同类型的止吐药：（1）重新评估药物致吐风险、疾病状态、并发症和治疗；注意各种非化疗相关性致吐原因，如脑转移、电解质紊乱、肠梗阻、肿瘤侵犯至肠道或其他胃肠道异常，或其他合并症。重新审视上一次无效的止吐方案，考虑更换止吐药物。（2）针对致吐风险确定患者的最佳治疗方案。如果呕吐患者口服给药难以实现，可以经直肠或静脉给药；必要时选择多种药物联合治疗，同时可以选择不同的方案或不同的途径。（3）考虑在治疗方案中加入劳拉西泮和阿普唑仑。（4）考虑在治疗方案中加入奥氮平或者采用甲氧氯普胺替代 5-HT$_3$ 受体拮抗剂，或者在治疗方案中加入一种多巴胺拮抗剂。（5）保证足够的液体供应，维持水电解质平衡，纠正酸碱失衡。（6）除 5-HT$_3$ 受体拮抗剂外，可选择其他药物辅助治疗：包括劳拉西泮、屈大麻酚、大麻隆、氟哌啶醇、奥氮平、东莨菪碱、丙氯拉嗪和异丙嗪等。根据上述指南，该患者加用止吐药物多巴胺受体拮抗剂甲氧氯普胺，药物品种选择合理。

甲氧氯普胺注射液说明书推荐用法：肌内或静脉注射，成人一次 10～20mg，一日剂量不超过 0.5mg/kg。该患者使用甲氧氯普胺注射液 20mg，qd，用法用量符合说明书推荐。

抗过敏药使用的评价与分析：

氯雷他定是一种长效三环类抗组胺药，可通过选择性地拮抗外周 H$_1$ 受体，缓解过敏反应引起的各种症状。其抗组胺作用起效快、效强、持久，作用比阿司咪唑及特非那定均强。且该药无镇静作用，无抗毒蕈碱样胆碱作用，对乙醇亦无强化作用。口服后吸收迅速、效果良好。主要用于缓解过敏性鼻炎有关的症状，如喷嚏、流涕、鼻痒、鼻塞及眼部痒、烧灼感。亦适用于缓解慢性荨麻疹、瘙痒性皮肤病及其他过敏性皮肤病的症状及体征。该患者使用吉西他滨后出现瘙痒性皮疹，是使用氯雷他定的适应证，用法用量亦符合说明书推荐。

药学监护计划：

疗效监测：

1. 每天监测患者恶心呕吐的缓解情况。

2. 每天监测患者皮疹及其瘙痒的缓解情况。

不良反应监护：

每天监护患者的全身反应，如出现乏力、头痛、嗜睡，首先考虑是氯雷他定引起的不良反应，其次考虑是甲氧氯普胺引起的不良反应。

记录人：×××

2017 年 06 月 18 日

2017-06-21

症状体征：

患者精神可，体力可，睡眠可。食欲较前有所改善，中度恶心、无呕吐，大小便无异常。患者咳嗽较前明显缓解，痰少，未见血丝。伴胸闷、活动后气喘，以左侧明显，较前无显著缓解。无咯血、胸痛、呼吸困难。无头晕、头痛，无声嘶。手臂散在的点状红色皮疹较前有所减少，无瘙痒，无疼痛、红肿、脱屑。全身无水肿，无骨痛，颈部未扪及淋巴结肿大。

实验室检查结果：

无。

辅助检查结果：

无。

治疗方案调整：

无相关治疗方案调整。

治疗方案分析及监护计划：

患者诊断左肺鳞癌 T2bN3Mx，ⅢB 期，多发淋巴结转移，脑转移待排，GP 方案前半程化疗已结束 3 天，明日复查血常规，若无明显骨髓抑制，可按期完成吉西他滨 1.6g，d8 治疗。

记录人：×××

2017 年 06 月 21 日

2017-06-22

症状体征：

患者精神较差，轻度乏力，睡眠可。食欲较前有所改善，中度恶心、无呕吐，大小便无异常。患者咳嗽较前明显缓解，痰少，未见血丝。伴胸闷、活动后气喘，以左侧明显，较前无显著缓解。无咯血、胸痛、呼吸困难。无头晕、头痛，无声嘶。手臂散在的点状红色皮疹较前有所减少，无瘙痒，无疼痛、红肿、脱屑。全身无水肿，无骨痛，颈部未扪及淋巴结肿大。

实验室检查结果：

血常规：白细胞计数 2.90×10^9/L↓；中性粒细胞总数 1.73×10^9/L↓；红细胞计数 3.32×10^{12}/L↓，血红蛋白测定 106g/L↓，血小板计数 251×10^9/L。

辅助检查结果：

无。

治疗方案调整：

患者 16～18 日行 GP 方案的前半程化疗，今为化疗第 7 天，血常规结果示其白细胞计数及中性粒细胞计数下降，出现Ⅱ度骨髓抑制。今日给予重组人粒细胞集落刺激因子（rhG-CSF）升白细胞，明日复查血常规，如白细胞升高至大于 $10 \times 10^9/L$，则按原定计划完成第 8 天的吉西他滨化疗，如白细胞未达标准则暂停化疗等待白细胞恢复。

用药目的	药物名称	用法用量	起止日期
升白细胞	重组人粒细胞集落刺激因子注射液 300μg	i.h.　qd	22/6

药物治疗方案分析：

升白细胞药物使用的评价与分析：

《中国重组人粒细胞集落刺激因子在肿瘤化疗中的临床应用专家共识（2015 年版）》中给出了治疗性应用 rhG-CSF 的建议：接受预防性使用 rhG-CSF 的患者出现发热性中性粒细胞减少症（FN）后，应继续使用 rhG-CSF 治疗。未接受预防使用 rhG-CSF 的患者，如果存在不良因素应考虑使用 rhG-CSF 治疗。不良因素包括重度中性粒细胞减少（ANC<$0.1 \times 10^9/L$）或持续时间较长的中性粒细胞减少（>10 天），年龄大于 65 岁、原发肿瘤控制不佳、肺炎、败血症、侵袭性真菌感染或其他临床感染、治疗期间或既往治疗过程中发生过中性粒细胞减少症等。由上述描述可知，rhG-CSF 治疗性使用仅应用于患者出现 FN 的情况。而 FN 的定义为中性粒细胞绝对值低于 $0.5 \times 10^9/L$，或中性粒细胞低于 $1.0 \times 10^9/L$，且预计在 48h 内将低于 $0.5 \times 10^9/L$，同时患者单次口内温度≥38.3℃，或≥38.0℃且持续 1h 以上，或腋温>38.5℃且持续 1h 以上。该患者未出现发热，且中性粒细胞计数为 $1.73 \times 10^9/L$，不属于 FN 的情况，无指征治疗性使用 rhG-CSF。

rhG-CSF 说明书示其用于化疗所致的中性粒细胞减少症的成年患者，推荐用法为开始化疗后 2～5μg/kg，每日一次皮下或静脉注射给药。该患者 56kg，使用 rhG-CSF 300μg，i.h.，qd，用法用量符合说明书推荐。

药学监护计划：

疗效监测：

1. 每日监测患者白细胞及中性粒细胞的恢复情况。

2. 每日监测患者精神及体力的恢复情况。

不良反应监护：

1. 每日监护患者肌肉骨骼系统，如出现肌肉酸痛、骨痛、腰痛、胸痛，考虑是 rhG-CSF 引起的不良反应。

2. 每日监护患者的全身反应，如出现发热、头痛、乏力，考虑是 rhG-CSF 引起的不良反应。

记录人：×××

2017 年 06 月 22 日

2017-06-23

症状体征：

患者精神及体力较昨日有所改善，睡眠可。食欲较前有显著改善，轻度恶心、无呕吐，大小便无异常。患者咳嗽较前明显缓解，痰少，未见血丝。伴胸闷、活动后气喘，以左侧明显，较前有所缓解。无咯血、胸痛、呼吸困难。无头晕、头痛，无声嘶。手臂散在的点状红色皮疹较前显著减少，无瘙痒，无疼痛、红肿、脱屑。无发热、头痛，全身无水肿，无骨痛、肌肉疼痛，颈部未扪及淋巴结肿大。

实验室检查结果：

血常规：白细胞计数 18.18×10^9/L↑；中性粒细胞总数 16.13×10^9/L↑；红细胞计数 3.26×10^{12}/L↓；血红蛋白测定 100g/L↓；血小板计数 192×10^9/L。

辅助检查结果：

无。

治疗方案调整：

今日血常规结果示患者白细胞及中性粒细胞计数恢复至标准以上，今日可以行第 8 日化疗，化疗后办理出院。

用药目的	药物名称	用法用量	起止日期
化疗	吉西他滨注射液 1.6g+NS 100ml	ivgtt qd	23/6
止吐	地塞米松磷酸钠注射液 5mg	i.v qd	23/6
	苯海拉明注射液 20mg	im qd	23/6
护胃	奥美拉唑肠溶片 20mg	p.o. qd	23/6

药物治疗方案分析：

化疗药的评价与分析：

患者前半程化疗结束，现行第 8 天化疗，给予吉西他滨 1.6g。根据 2015《MIMS 恶性肿瘤用药指南：肺癌》所述，化疗需符合一定的指征。现前半程化疗完成，需重新评估患者的情况。现其精神状态良好，体力情况良好，症状轻，生活可自理，可以从事轻体力活动，故 ECOG PS 评分为 1 分，<2 分；且经查体，患者无感染、发热及出血倾向等严重并发症。今日血常规结果示其白细胞及中性粒细胞计数恢复至标准以上，无明显骨髓抑制。但化疗药物吉西他滨和顺铂的不良反应除骨髓抑制外还包括肝肾毒性，建议复查肝肾功能，如未出现明显损害明日方可行第 8 天化疗。

止吐药的使用评价与分析：

吉西他滨为低致吐风险的化疗药，根据《肿瘤治疗相关呕吐防治指南（2014 版）》，低致吐风险的化疗药无须常规预防延迟性呕吐，但需要常规预防急性呕吐。因此该患者有使用止吐药物的指征。该指南推荐，为预防低致吐风险化疗药所致急性呕吐，使用以下单药预防：如地塞米松、5-HT$_3$ 受体拮抗剂或多巴胺受体拮抗剂，可加或不加质子泵抑制剂或 H$_2$ 受体拮抗剂。根据指南，该患者无须同时使用托烷司琼、地塞米松磷酸钠和苯海拉明三种止吐药，建议选择其中一种即可。用法用量及疗程符合指南推荐。

出院带药：

甲地孕酮分散片（共 1120mg）160mg，p.o.，qd。

用药教育：

甲地孕酮分散片：促进食欲药。每日一次，每次 4 片，于每日早晨开水送服，餐前餐后均可。服用本药期间，应密切监测血压及血糖，如出现升高应及时停药就医。

饮食及生活方式指导：

注意休息，饮食以清淡为主，加强营养，如仍感觉恶心及食欲不佳，建议食用流质及半流质等易消化食物，少食多餐。

随访计划：

出院后复查血常规 2 次/周，如果白细胞低于 $3×10^9$/L，中性粒细胞低于 $1.5×10^9$/L，给予升白细胞治疗，血小板低于 $60×10^9$/L，给予升血小板治疗，3 周后返院，笔者所在科随诊。

记录人：×××

2017 年 06 月 23 日

药物治疗总结

治疗原则和治疗方案：

患者李××，男性，67 岁。因"诊断左肺鳞癌 2 月余，返院化疗"于 2017 年 6 月 16 日步行入病房。结合患者病史及诊疗过程，查无化疗禁忌后行第 4 程化疗，具体方案：吉西他滨 1.6g d1、d8，顺铂 40mg d1、30mg d2～3，前半程化疗后患者出现 Ⅱ 度骨髓抑制，给予 rhG-CSF 后白细胞及中性粒细胞恢复，顺利完成后半程化疗，无其他明显不良反应，出院。

具体体会如下：该患者曾行纤维支气管镜组织活检，病理提示鳞状细胞癌，且胸部 CT 检查结果提示存在肺门、纵隔多发淋巴结转移，头颅 MR 提示其可能存在脑转移瘤。最终诊断为左肺鳞癌 T2bN3Mx ⅢB 期，多发淋巴结转移，脑转移待排，诊断明确，经评估无法进行手术，且患者 PS 评分及各器官功能良好，入院化疗，有明确指征。具体化疗方案：吉西他滨 1.6g d1、d8，顺铂 40mg d1、30mg d2～3，方案中药物品种的选择及用法、用量、疗程均符合指南对转移性肺鳞癌治疗的推荐。在化疗过程中予托烷司琼、地塞米松、苯海拉明止吐，奥美拉唑护胃，指征明确，但在具体的药物品种选择和适用疗程方面存在一定不合理，针对不同致吐风险的化疗药物采取同样的止吐药物方案也是不适宜的。患者完成前半程化疗后出现 Ⅱ 度骨髓抑制，但并未出现 FN，使用 rhG-CSF 视为无必要。另外，针对患者在化疗过程中出现的食欲下降、频繁呕吐及瘙痒性皮疹，选择的对症治疗药物合理。在整个住院期间，患者共使用了 4 种抗肿瘤辅助用药，存在一定的联用不合理及疗程不合理现象。

药学监护、用药指导：

疗效监测的重点：

咳嗽缓解的程度，胸闷及活动后气促的缓解情况，患者体力及精神状态变化情况。是否出现胸痛、咯血、呼吸困难及其他肺部体征，颈部是否出现可扪及的淋巴结肿大，是否出现声嘶，颈面部水肿，头痛及骨痛。复查胸部 CT 了解原发灶的情况。

不良反应监护的重点：

　　胃肠道反应包括食欲减退、恶心呕吐的情况；是否出现耳鸣或听力减退；小便是否通畅，有无血尿。血常规中三系细胞数目是否降低；肝肾功能检查中氨基转移酶、胆红素及肌酐是否升高。

临床药师在本次治疗中的作用：

　　1. 结合患者病情及要求，根据相关治疗指南，对患者癌症多学科综合治疗方案的合理性进行分析。

　　2. 根据患者的个人具体情况，对化疗药物可能出现的不良反应进行积极预防并密切关注。

　　3. 对肿瘤辅助治疗中存在的无指征用药、药物选择不适宜、药物联用不适宜及使用疗程不适宜等方面进行药学监护。

记录人：×××

2017 年 06 月 23 日

临床带教老师评语
本药历能够及时、全面地记录、分析肺鳞癌进展患者的基本诊疗过程，参与患者基本用药方案选定，能分析疗效和用药的关系，能预见药物可能出现的不良反应，并给出相应预防对策，能够详尽记录患者药学监护细节。<div style="text-align:right">签字：×××</div>

药学带教老师评语
药历记录全面，学员已经掌握了肺鳞癌患者的一线治疗原则。在书写时注意不用罗列药物的药理学特点，针对患者的用药和可能出现的不良反应进行监护，监护重点放在发生率高的不良反应上。<div style="text-align:right">签字：×××</div>

（谢利霞　骆　岸）

教学药历 7：

教学药历

建立日期：2017 年 09 月 23 日　　　　　　　　　　　　　建立人：×××

姓名	邱××	性别	女	出生日期	1960 年 05 月 07 日	住院号	××××××
住院时间：2017 年 09 月 23 日				出院时间：2017 年 10 月 05 日			
籍贯：广西××		民族：汉族		工作单位：无			
手机号码：182×××××××			联系地址：广西壮族自治区梧州市××××××××				
身高（cm）	162		体重（kg）	97		体重指数	36.96
血型	B 型		血压（mmHg）	130/77		体表面积	2.18m^2
不良嗜好（烟、酒、药物依赖）			无				

主诉：

上腹隐痛 1 个月。

现病史：

患者于 2017-09-01 开始无明显诱因出现上腹隐痛，偶发，无恶心呕吐、胸闷气促、头痛头晕、腹胀等不适，2017-09-09 就诊于笔者所在医院，上腹 CT 检查提示：（1）肝 S5 占位性病变，考虑原发性肝癌伴门静脉主干癌栓形成；（2）肝硬化，门静脉高压，慢性胆囊炎；（3）右肾小囊肿；（4）右肺中叶内侧段及左肺上叶下舌段少许慢性炎症。AFP：36 080ng/ml。现患者为求进一步诊治收住笔者所在医院，门诊以"肝癌"收入笔者所在科。起病以来，患者精神睡眠良好，食欲食量良好，大便正常，小便正常，近 1 个月体重无明显变化。

查体：

体温：36.0℃，脉搏：80 次/分，呼吸：18 次/分，血压：130/77mmHg。NRS：2 分，营养一般，全身皮肤黏膜无黄染，全身浅表淋巴结无肿大。颈软无抵抗，气管居中，双肺、心脏及腹部查体未及异常。脊柱、四肢活动自如，无畸形，双下肢无水肿。病理性反射未引出。

辅助检查：

2017-09-09，本院，上腹 CT：（1）肝 S5 占位性病变，考虑原发性肝癌伴门静脉主干癌栓形成；（2）肝硬化，门静脉高压，慢性胆囊炎；（3）右肾小囊肿；（4）右肺中叶内侧段及左肺上叶下舌段少许慢性炎症。

本院，肿瘤标志物检查，AFP：36 080ng/ml。

既往病史：

否认肝炎、结核等传染病史，否认高血压、糖尿病史，否认手术、外伤史，否认输血史，否认食物、药物过敏史，预防接种史不详。

个人史：

生于广西梧州市××县，久居本地，无疫区、疫情、疫水接触史，无吸烟、饮酒史。配偶健在，子女健在。

既往用药史：

入院前未自行服药。

家族史：

否认家族性遗传病，否认家族性肿瘤病史。

伴发疾病与用药情况：

无伴发疾病及相关用药史。

过敏史：

否认食物、药物过敏史。

药物不良反应及处置史：

无。

入院诊断：

1. 肝癌
2. 肝硬化

出院诊断：

1. 肝癌
2. 肝硬化

初始治疗方案：

药物治疗方案（9-22）：

用药目的	药物名称	用法用量	起止日期
护肝	多烯磷脂酰胆碱 10ml+NS 250ml（未使用）	ivgtt qd	22/9
护肝	多烯磷脂酰胆碱 10ml+5%GS 250ml	ivgtt qd	22/9～5/10
抗肿瘤辅助治疗	香菇多糖注射液 1mg+NS 100ml	ivgtt qd	22/9～23/9
	艾迪注射液 60ml+NS 250ml	ivgtt qd	22/9～5/10

初始治疗方案分析：

该患者为 57 岁女性患者，于 2017-09-01 开始无明显诱因出现上腹隐痛，偶发，无恶心呕吐、胸闷气促、头痛头晕、腹胀等不适。2017-09-09 就诊于笔者所在医院，查上腹 CT：（1）肝 S5 占位性病变，考虑原发性肝癌伴门静脉主干癌栓形成；（2）肝硬化，门静脉高压，慢性胆囊炎；（3）右肾小脓肿；（4）右肺中叶内侧段及左肺上叶下舌段少许慢性炎症。AFP：36 080 ng/ml。现患者为求进一步诊治入住笔者所在医院，患者腹部 CT 提示肝占位，且 AFP 明显升高，肝癌诊断明确。患者入院后相继完善血常规、肝功能、B 超等相关检查，下一步拟请介入科会诊，若符合介入指征，拟行介入术治疗。患者入院后给予的初始药物治疗如下：

1. 护肝治疗　患者入院后肝功能检查 ALT：72U/L，AST：93U/L，其他指标基本正常，提示患者肝功能受损。当患肝脏疾病时，肝脏的代谢活力受到严重损害，多烯磷脂酰胆碱注射液可提供高剂量容易吸收利用的高能多烯磷脂酰胆碱，这些多烯磷脂酰胆碱在化学结构上与重要的内源性磷脂一致，而且在功能上优于后者，它们主要进入肝细胞，并以完整的分子与肝细胞膜及细胞器膜相结合，另外，这些磷脂分子尚可分泌入胆汁。多烯磷脂酰胆碱注射液具有以下生理功能：通过直接影响膜结构使受损的肝功能和酶活力恢复正常；调节肝脏的能量平衡；促进肝组织再生；将中性脂肪和胆固醇转化为容易代谢的形式；稳定胆汁。该患者诊断为肝癌，已出现肝功能受损，给予多烯磷脂酰胆碱可以保护患者的肝功能。

多烯磷脂酰胆碱注射液的主要成分为亚油酸、亚麻酸和油酸，会与强电解质溶液（如氯化钠注射液、林格液）产生沉淀，破坏乳化剂，使脂肪凝聚进入血液，导致微血管栓塞，因此多烯磷脂酰胆碱的说明书中只能用不含电解质的注射液如 5%或 10%的葡萄糖注射液、5%的木糖醇来稀释，若用其他溶液配制，其混合液的 pH 应低于 7.5，严禁用氯化钠注射液、林格液作为溶媒，配制好的溶液在输液过程中应保持澄清。临床医生以 0.9%NS 作为多烯磷脂酰胆碱的溶媒，临床药师发现后予以提醒，此后医生接受临床药师的建议，把多烯磷脂酰胆碱的溶媒替换为 5%GS。

2. 辅助治疗　艾迪注射液中含有人参、刺五加、黄芩，主要含有人参皂苷、刺五加多糖等成分，可增加人体巨噬细胞、LAK 细胞、NK 细胞活性，诱导干扰素、白细胞介素、肿瘤坏死因子产生，从而提高免疫功能，患者治疗过程中予以艾迪注射液治疗，起到一定的辅助作用。香菇多糖是从香菇子实体中分离纯化出来的一种多聚葡糖，作为生物反应调节剂应用于临床，其可激活机体细胞免疫功能，激活 NK 细胞的活性和淋巴因子的产生，从而产生抗癌作用。许多临床研究显示香菇多糖联合肿瘤化疗方案比单独使用肿瘤化疗药物方案治疗肺癌近期疗效更明显，并提高了生活质量改善率。此外，还可提高 CD_3^+T、CD_4^+T、NK 三种免疫细胞的数量，而香菇多糖联合肿瘤化疗药物方案治疗在白细胞减少、血红蛋白减少、血小板减少与单纯使用肿瘤化疗药物方案治疗之间没有差别。

初始药物治疗监护计划：

1. 每日监护患者生命体征　体温、呼吸、脉搏、血压、心率。

2. 复查患者血常规　患者拟请介入科会诊，若符合介入手术指征，拟行肝动脉化疗栓塞术（TACE）治疗。因此复查血常规以排除介入化疗禁忌尤为重要，确保 WBC$\geq 3.0\times 10^9$/L，NEU$\geq 1.5\times 10^9$/L，PLT$\geq 6\times 10^{10}$/L，HGB≥ 80 g/L，方可执行 TACE 治疗。

其他主要治疗药物：

用药目的	药物名称	用法用量	起止日期
营养	氨基酸注射液 250ml	ivgtt qd	25/9～5/10
化疗	奥沙利铂 100mg 吡柔比星 20mg 丝裂霉素 10mg 碘油 15ml 造影剂 15ml	制成碘油化疗乳剂约 30ml 注入肝右动脉肿瘤供血分支（TACE 术）	25/9
退热	氨酚伪麻美分/氨麻美敏片　1 片	p.o. tid	27/9～29/9
止痛	吗啡注射液 10mg	im 1 次	28/9
抗病毒	恩替卡韦片 0.5mg	p.o. qn	29/9～

药物治疗日志

该患者为 57 岁女性，于 2017-09-01 开始无明显诱因出现上腹隐痛，偶发、无恶心呕吐、胸闷气促、头晕头痛、腹胀等不适，2017-09-09 就诊于笔者所在医院，查上腹 CT：（1）肝 S5 占位性病变，考虑原发性肝癌伴门静脉主干癌栓形成；（2）肝硬化，门静脉高压，慢性胆囊炎；（3）右肾小囊肿；（4）右肺中叶内侧段及左肺上叶下舌段少许慢性炎症。AFP：36 080 ng/ml。现患者为求进一步诊治入住笔者所在医院，患者腹部 CT 提示肝占位，且 AFP 明显升高，肝癌诊断明确。患者入院后相继完善血常规、肝功能、B 超等相关检查，下一步拟请介入科会诊，若符合介入指征，拟行介入治疗。

记录人：×××
2017 年 09 月 22 日

2017-09-22

主诉：

患者入院时诉偶发上腹隐痛，无恶心呕吐，无寒战发热，无胸闷胸痛等不适，一般情况可，精神可，睡眠可，饮食可，大小便无异常。

查体：

体温：36.0℃，脉搏：80 次/分，呼吸：18 次/分，血压：130/77mmHg。腹平坦，无腹壁静脉曲张，腹部柔软，无压痛、反跳痛，腹部无包块。肝脾肋下未触及，Murphy 征阴性，肝区、肾区无叩击痛，无移动性浊音。肠鸣音未见异常，4 次/分。

诊疗经过：

患者入院后予以完善血常规、B 超等相关检查，给予多烯磷脂酰胆碱改善患者肝功能，并请介入科医生会诊，此外，给予艾迪、香菇多糖辅助化疗。

分析与监护：

嘱患者加强营养，为后续治疗做准备。余用药分析及监护参照"初始治疗方案分析"及"初始药物治疗监护计划"。

记录人：×××
2017 年 09 月 22 日

2017-09-24

主诉：

患者仍诉偶发上腹隐痛，无恶心呕吐，无寒战发热，无胸闷胸痛等不适，一般情况可，精神可，睡眠可，饮食可，大小便无异常。

查体：

体温：36.3℃，脉搏：80 次/分，呼吸：18 次/分，血压：130/77mmHg。腹平坦，无腹壁静脉曲张，腹部柔软，无压痛、反跳痛，腹部无包块。肝脾肋下未触及，Murphy 征阴性，肾区无叩击痛，无移动性浊音，肠鸣音未见异常，4 次/分。

检查：血常规：WBC 6.81×10^9/L，NEU 5.23×10^9/L，HGB 138g/L，PLT 180×10^9/L。HBsAb 4840COL；ALT 72U/L，AST 93U/L。

诊疗经过：

患者入院后排除化疗禁忌,介入科会诊后建议择期至 DSA 手术室行肝动脉化疗栓塞术。

分析及监护计划：

继续给予多烯磷脂酰胆碱改善肝功能，嘱患者加强营养，放松心情，为 TACE 作准备。

记录人：×××

2017 年 09 月 24 日

2017-09-25

主诉：

患者仍诉偶发上腹隐痛，无恶心呕吐，无寒战发热，无胸闷胸痛等不适，一般情况可，精神可，睡眠可，饮食可，大小便无异常。

查体：

体温：36.3℃，脉搏：80 次/分，呼吸：18 次/分，血压：129/78mmHg。腹平坦，无腹壁静脉曲张，腹部柔软，无压痛、反跳痛，腹部无包块。肝脾肋下未触及，Murphy 征阴性，肝区、肾区未及叩击痛，无移动性浊音，肠鸣音未见异常，4 次/分。

诊疗经过：

今日转到 DSA 手术室，由介入科医师行 TACE。

用药分析：

原发性肝癌是全世界最常见的恶性肿瘤之一，发病率高且预后较差，我国原发性肝癌例数占全球总数的 50%，严重危害人类健康，目前仍然认为手术切除是治疗肝癌的理想方法。但由于肝癌起病隐匿，80%～90%的患者就诊时已失去手术机会。同时受多种因素的影响，手术治疗的远期疗效差，术后复发率高。而系统性全身静脉化疗的应达率低于 20%，对患者生存期的延长无明显临床价值。

而 TACE 是一种通过介入手段治疗中晚期原发性肝癌的非外科手术方法，是目前公认的治疗中晚期原发性肝癌的首选方法。可以有效地控制肿瘤和癌栓，能明显延长患者的生存期。然而，临床应用 TACE 作为一线非根治性治疗的患者，应当符合以下适应证：(1)不能手术切除的中晚期原发性肝癌，包括：①巨块型，肿瘤占整个肝脏的比例＜70%；②多发结节型；③门静脉主干未被癌栓完全阻塞，或虽完全阻塞但肝动脉与门静脉间代偿性侧支血管形成；④外科手术失败或术后复发者；⑤肝肿瘤破裂出血及肝动脉-门静脉分流造成门静脉高压出血。(2)肝肿瘤切除术前应用，可使肿瘤缩小，有利于二期切除，同时能明确病灶数目；(3)小肝癌，但不适合或不愿意进行手术、局部消融者；(4)控制局部疼痛、出血及栓堵动静脉瘘；(5)肝癌切除术后，预防复发。研究表明，在原发性肝癌的治疗中，肝动脉化疗栓塞术较单纯行肝动脉栓塞术可获得更好的疗效。在栓塞肿瘤血管的同时，应用化疗药物或其他抗肿瘤药物，可以起到抑制肿瘤生长的作用。然而，目前

TACE 并没有标准优化的化疗方案，在临床研究中，化疗药物的种类、剂量、使用方法各不相同。目前临床上应用在 TACE 中的化疗药物主要有以下几类：氟尿嘧啶类，铂类（如顺铂、耐达铂、奥沙利铂等），蒽环类（如多柔比星、表柔比星、吡柔比星等），生物碱类（羟喜树碱、伊利替康）及中药（如榄香烯、华蟾素等）。

该患者入院前查上腹部 CT 提示：肝占位，此外患者 AFP 升高，肝癌诊断明确，为原发性肝癌伴门静脉主干癌栓形成，经介入科医生会诊及血常规复查，排除 TACE 禁忌证，于今日行 TACE，具体为奥沙利铂 100mg、吡柔比星 20mg、丝裂霉素 10mg、碘油 15ml 和造影剂 15ml 相互混合，制成碘油乳化剂约 30ml 入肝右动脉肿瘤供血支。

药学监护计划：

行 TACE 术药学监护：

1. 针对发热的监护　发热是行 TACE 后一种最常见的并发症，通过临床观察，导致其发热的原因为栓塞完成后，肿瘤组织发生坏死，并且被吸收。发热一般在术后 1～3 天发生，由于发热可促进化疗药物发挥效果，加速癌细胞的死亡，因此，针对低于 38℃的患者可以不采取降温措施，嘱患者多饮水，如果有不良反应需要采取降温措施。如果患者体温≥38℃，首选物理降温方法，效果不理想再用药物治疗。临床药师嘱护理人员要对患者体温的变化进行密切观察，还要观察患者的胃肠道、生命体征等变化。

2. 针对恶心呕吐的监护　产生恶心呕吐的主要原因为化疗药物的浓度较高，对胃肠道有刺激作用。在行 TACE 前后嘱患者禁食 6h。术后 8h 后可以让患者食用蛋白高、维生素高、热量高的食物；此外，保证患者晚间有充足的休息，必要时给予镇静剂，以调整其精神状态，临床药师告知患者，如果发生恶心呕吐，应把头偏向一侧，避免误吸，并要对患者的呕吐物进行观察，必要时给予止吐药物对症处理，此外，还应关注患者的水、电解质平衡。

3. 针对腹痛的监护　腹痛发生的主要原因是肝脏局部缺血水肿增加了肝包膜紧张度，同时也与药物刺激有关，导致 TACE 术后肝区出现疼痛感、微烧灼感、胀痛。因此临床药师应嘱患者在术后 24h 内多休息，可通过听音乐、聊天等方式转移注意力，并密切观察患者的腹痛情况，必要时可给予止痛药对症处理。

4. 针对患者消化道出血的监护　TACE 术后出现的消化道出血一般是由于化疗药物反流入胃十二指肠动脉，引起弥漫性黏膜损伤，急性应激性溃疡，从而导致胃出血，表现为呕血。TACE 术后消化道出血可能与碘油反流入门静脉引起血流阻塞从而导致的继发性门静脉高压有关。有研究报道，消化道出血可诱发肝性脑病等严重并发症，故一经发现，必须高度重视，应立即给予扩容、止血、抑酸治疗，必要时进行输血、降低门静脉压力治疗，严密监测生命体征，及时处理，防止病情恶化。

5. 针对肝功能损害的监护　TACE 导致肝功能受损的主要原因：化疗药物在肝脏局部浓度较高，对肝细胞直接损伤；栓塞导致局部肝组织供血、供养不足，使细胞发生损伤；部分患者肝脏合并肝硬化，肝脏本身储备能力差。化疗栓塞后肝损伤一般为可逆性，经静脉输注异甘草酸镁或其他保肝药或口服保肝药物对症治疗后，多于 7 天左右肝功能恢复正常。另外在术后会出现谷丙转氨酶一定程度升高，一般恢复时间较短，可能产生腹水、黄疸，严重者会发生肝衰竭。因此在 TACE 术前及术后均应密切监测患者的肝功能，并给予护肝措施保护患者的肝功能。

记录人：×××

2017 年 09 月 25 日

2017-09-26

主诉：

    患者诉上腹隐痛，发热，伴寒战，最高达 39.2℃，无胸闷胸痛等不适。

查体：

    体温：38.8℃，脉搏：80 次/分，呼吸：18 次/分，血压：129/78mmHg。腹平坦，无腹壁静脉曲张，腹部柔软，无压痛、反跳痛，腹部无包块。肝脾肋下未触及，Murphy 征阴性，肾区无叩击痛，无移动性浊音，肠鸣音未见异常，4 次/分。

化验检查：

    复查血常规：WBC 8.99×10^9/L，NEU 59.5×10^9/L，HGB 132g/L，PLT 164×10^9/L。

    感染二项：Pro CT 0.264ng/ml，CRP 56.1mg/L。

诊疗经过：

    患者昨日已完成 TACE 介入术，今日诉上腹隐痛，发热，伴畏寒，最高达 39.2℃，其血常规正常，感染二项略高，考虑为 TACE 术后肿瘤发生坏死，并且被吸收导致，嘱患者多饮水。此外，今日继续予以多烯磷脂酰胆碱护肝治疗，继续给予艾迪、香菇多糖、氨基酸辅助治疗。

分析及监护计划：

    用药分析及药学监护，同前。

记录人：×××

2017 年 09 月 26 日

2017-09-27

主诉：

    患者仍诉上腹隐痛，发热，伴畏寒，最高达 39.3℃，无胸闷胸痛等不适。

查体：

    体温：39.2℃，脉搏：80 次/分，呼吸：18 次/分，血压：130/79mmHg。腹平坦，无腹壁静脉曲张，腹部柔软，无压痛、反跳痛，腹部无包块。肝脾肋下未触及，Murphy 征阴性，肾区无叩击痛，无移动性浊音。肠鸣音未见异常，4 次/分。

诊疗经过：

    患者仍诉上腹隐痛，发热，伴畏寒，最高达 39.3℃，今日予以联合冰贴降温及口服氨酚伪麻美芬/氨麻美敏片控制体温。此外，做"真菌药敏试验"、"细菌药敏试验"及"厌氧菌培养及鉴定",并请感染科会诊。

分析及监护计划:

　　使用氨酚伪麻美芬/氨麻美敏片退热治疗主要是因为其中的对乙酰氨基酚可抑制前列腺素合成而具有解热镇痛作用,但肝肾功能不全的患者应慎用此药,因此,患者在使用该药过程中应密切监测其肝肾功能。其他用药分析及药学监护计划同前。

记录人:×××
2017 年 09 月 27 日

2017-09-28

主诉:

　　患者诉上腹隐痛,发热未缓解,且上腹部隐痛加剧,体温最高达 39.2℃,无胸闷气促、头痛头晕等不适。

查体:

　　体温:39.1℃,脉搏:80 次/分,呼吸:18 次/分,血压:131/81mmHg。腹平坦,无腹壁静脉曲张,腹部柔软,无压痛、反跳痛,腹部无包块。肝脾肋下未触及,Murphy 征阴性,肝、肾区无叩击痛,无移动性浊音。肠鸣音未见异常,4 次/分。

诊疗经过:

　　患者仍诉上腹隐痛,发热未缓解,且上腹部隐痛加剧,体温最高达 39.2℃,今日继续予以联合冰贴降温及口服氨酚伪麻美芬/氨麻美敏片控制体温,并给予皮下注射吗啡 10mg 止痛治疗。

分析及监护计划:

　　嘱患者清淡饮食,多饮水,其他用药分析及药学监护计划同前。

记录人:×××
2017 年 09 月 28 日

2017-09-29

主诉:

　　患者诉上腹隐痛缓解,体温略降,体温最高达 38.9℃,无胸闷气促、头痛头晕等不适。

查体:

　　体温:38.8℃,脉搏:80 次/分,呼吸:18 次/分,血压:129/82mmHg。腹平坦,无腹壁静脉曲张,腹部柔软,无压痛、反跳痛,腹部无包块。肝脾肋下未触及,Murphy 征阴性,肾区无叩击痛,无移动性浊音。肠鸣音未见异常,4 次/分。

诊疗经过:

　　患者今日诉上腹隐痛较昨日好转,发热稍有改善,继续予以联合冰贴降温及口服氨酚伪麻美芬/氨麻美敏片控制体温，患者入院时诊断肝硬化，入院后给予多烯磷脂酰胆碱护肝处理，首选恩替卡韦（0.5mg，qn，空腹口服），需长期服用，不可随意停药，随意停药可能引起肝炎活动，甚至可能导致肝衰竭。肿瘤内科医生采纳感染内科医生的建议，于今日开始给予口服恩替卡韦，晚睡前服用，并嘱患者不可随意停药。

分析及监护计划：

根据当前指南推荐，对于乙型肝炎肝硬化患者，不论其 ALT 水平、乙型肝炎病毒 DNA 载量或 HBeAg 状态如何，均建议给予口服核苷（酸）类似物抗病毒治疗，通过抗病毒治疗可以挽救残存肝细胞，改善生化指标及病毒学指标，延缓甚至逆转肝纤维化，从而改善患者生活质量，延长生存时间，延缓甚至避免肝衰竭及肝细胞癌的发生。临床实践已证实，拉米夫定治疗失代偿期乙型肝炎肝硬化患者可有效抑制 HBV DNA 复制，改善Child-Pugh 积分，减少肝癌发生率，提高患者生活质量。然而，失代偿期乙型肝炎肝硬化患者拉米夫定治疗起效较慢，在初始抗病毒治疗的 3～6 个月可能观察不到明显的临床效益，且长期治疗耐药风险较大，部分患者可因耐药导致肝炎复发，甚至死亡。而恩替卡韦治疗慢性乙型肝炎取得良好效果，且耐药率很低，是当前治疗失代偿期乙型肝炎肝硬化的较好选择。

恩替卡韦为鸟嘌呤核苷类似物，对乙肝病毒（HBV）多聚酶具有抑制作用。它能够通过磷酸化成为具有活性的三磷酸盐，三磷酸盐在细胞内的半衰期为 15h。通过与 HBV 多聚酶的天然底物三磷酸脱氧鸟嘌呤核苷竞争，恩替卡韦三磷酸盐能抑制病毒多聚酶（反转录酶）的三种活性：（1）HBV 多聚酶的启动；（2）前基因组 mRNA 反转录负链的形成；（3）HBV DNA 正链的合成。

恩替卡韦主要是通过抑制乙肝病毒多聚酶的三种活性而发挥作用，而这一抑制过程需要恩替卡韦的长期参与，因此在化疗期间临床药师应嘱患者切莫自行停药，否则容易出现病情反复，病毒含量短期内急剧升高，导致机体免疫应答快速出现，最终清除病毒过程中造成肝细胞大片坏死。对于此类抗病毒治疗的疗程界定，临床上尚无明确规定，如果患者在服药过程中出现不适或不宜继续服用该类药物，应及时与医生或临床药师联系，在医生或临床药师的指导下换药或者停药。此外，嘱患者清淡饮食，多饮水，其他用药分析及药学监护计划同前。

记录人：×××

2017 年 09 月 29 日

2017-09-30～2017-10-03

主诉：

患者今日体温正常，精神、睡眠、食欲可，大小便正常。

查体：

体温：37.0℃，脉搏：80 次/分，呼吸：18 次/分，血压：129/81mmHg。腹平坦，无腹壁静脉曲张，腹部柔软，无压痛、反跳痛，腹部无包块。肝脾肋下未触及，Murphy 征阴性，肾区无叩击痛，无移动性浊音。肠鸣音未见异常，4 次/分。

检查：

血培养：培养 5 天无厌氧菌生长。

诊疗经过：

患者已开始口服恩替卡韦抗病毒治疗，目前患者一般情况可，体温基本正常，可近期安排出院。

分析及监护计划：

嘱患者清淡饮食，多饮水，其他用药分析及药学监护计划同前。

记录人：×××

2017 年 10 月 03 日

2017-10-05

主诉：

患者今日未诉明显不适，一般情况可。

查体：

体温：36.8℃，脉搏：80 次/分，呼吸：18 次/分，血压：128/82mmHg。腹平坦，无腹壁静脉曲张，腹部柔软，无压痛、反跳痛，腹部无包块。肝脾肋下未触及，Murphy 征阴性，肾区无叩击痛，无移动性浊音。肠鸣音未见异常，4 次/分。

诊疗经过：

患者未诉明显不适，一般情况可，今日安排出院，出院后继续口服恩替卡韦抗病毒治疗，如有不适，及时返院就诊。

记录人：×××

2017 年 10 月 05 日

出院医嘱：

1. 注意休息，避免劳累，加强营养。

2. 每 3 天复查一次血常规，若 WBC$<3\times10^9$/L，NEU$<1.5\times10^9$/L，PLT$<75\times10^9$/L，立即与当地医院行升白细胞、升血小板治疗。

3. 不适随诊。

4. 出院带药：恩替卡韦（21 片），1 片/次，每天晚睡前服用。

记录人：×××

2017 年 10 月 05 日

药物治疗总结

完整治疗过程的总结性分析意见：

该患者为 57 岁女性，于 2017-09-01 开始无明显诱因出现上腹隐痛，偶发无恶心呕吐、胸闷气促、头痛头晕、腹胀等不适，2017-09-09 就诊于笔者所在医院，行上腹 CT：
（1）肝 S5 占位性病变，考虑原发性肝癌伴门静脉主干癌栓形成；（2）肝硬化，门静脉高
压，慢性胆囊炎；（3）右肾小囊肿；（4）右肺中叶内侧段及左肺上叶下舌段少许慢性炎症。
AFP: 36 080 ng/ ml。现患者为求进一步诊治于 2017-09-22 入院，共住院 14 天，于 2015-10-05
出院。该患者住院期间的药物治疗要点包括以下几个方面：

1. 治疗原则分析　原发性肝癌是全世界最常见的恶性肿瘤之一，发病率高且预后较
差，我国原发性肝癌例数占全球总数的 50%，严重危害人类健康，目前仍然认为手术切除
是治疗肝癌的理想方法。但由于肝癌起病隐匿，80%～90%的患者就诊时已失去手术机会。
同时受多种因素的影响，手术治疗的远期疗效差，术后复发率高。而系统性全身静脉化疗
的应达率低于 20%，对患者生存期的延长无明显临床价值。而 TACE 是一种通过介入手段
治疗中晚期原发性肝癌的非外科手术方法，是目前公认的治疗中晚期原发性肝癌的首选方
法。可以有效地控制肿瘤和癌栓，能明显延长患者的生存期。

研究表明，在原发性肝癌的治疗中，TACE 较单纯行肝动脉栓塞术可获得更好的
疗效。在栓塞肿瘤血管的同时，应用化疗药物或其他抗肿瘤药物，可以起到抑制肿瘤
生长的作用。然而，目前 TACE 并没有标准优化的化疗方案，在临床研究中，化疗药
物的种类、剂量、使用方法各不相同。目前临床上应用于 TACE 中的化疗药物主要有
以下几类：氟尿嘧啶类，铂类（如顺铂、耐达铂、奥沙利铂等），蒽环类（如多柔比
星、表柔比星、吡柔比星等），生物碱类（羟喜树碱、伊立替康）及中药（如榄香烯、
华蟾素等）。

该患者入院前查上腹部 CT 提示：肝占位，此外患者 AFP 升高，肝癌诊断明确，为原
发性肝癌伴门静脉主干癌栓形成，经介入科医生会诊及血常规复查，排除 TACE 禁忌证，
于 2017-09-25 行经导管肝动脉化疗栓塞术，栓塞剂具体由奥沙利铂 100mg+吡柔比星
20mg+丝裂霉素 10mg+碘油 15ml+造影剂 15ml 制成，碘油乳化剂约 30ml 注入肝右动脉肿
瘤供血支。

2. 针对 TACE 方案的药学监护　栓塞治疗后常出现的并发症，主要表现为发热、腹痛、
恶心、呕吐和肠胀气，1 周内可逐渐恢复正常，必要时可行物理降温。右上腹部胀痛在注
射栓塞药物即可发生，严重时不得不中止栓塞。期间临床药师嘱护理人员要对患者体温的
变化进行密切观察，还要观察患者的胃肠道、生命体征等变化。告知患者，如果发生恶
心呕吐，应把头向一侧偏，避免误吸，并要对患者的呕吐物进行观察，必要时给予止吐
药物对症处理，此外，还应关注患者的水、电解质平衡。嘱患者在术后 24h 内多休息，
可通过听音乐、聊天等方式转移注意力，并密切观察患者的腹痛情况，必要时可给予止
痛药对症处理。有研究报道消化道出血可诱发肝性脑病等严重并发症，故一经发现，必
须高度重视，应立即给予扩容、止血、抑酸治疗，必要时行输血、降低门静脉压力治疗，
严密监测生命体征，及时处理，防止病情恶化。针对 TACE 肝功能损害的监护，临床药
师提醒主管医生与护士术前及术后均应密切监测患者的肝功能情况，并给予护肝药保护
患者的肝功能。

临床药师在本次治疗中参与药物治疗工作的总结：

1. 患者为肝癌患者，此次入院完善血常规、B超检查，详细评估病情后请介入科医生会诊，介入科医生建议排除相关禁忌后行TACE术，术前临床药师对患者予以用药教育，嘱患者禁食6h，之后可以给予小量容易消化、清淡的食物。

2. 患者TACE术后出现发热，临床药师建议联合物理降温及口服百服宁对症处理，并嘱患者多饮水，密切关注体温变化情况。

3. 鉴于TACE术中含有奥沙利铂、吡柔比星、丝裂霉素等不同致吐风险的化疗药。临床药师术前已嘱患者禁食6h，并且术后可以给予小量容易消化、清淡的食物，而术后8h后可以让患者食用蛋白高、维生素含量高、热量高的食物，此外，临床药师告知患者，如果发生恶心呕吐，应把头向一侧偏，避免误吸。TACE前后，患者积极配合未出现消化道不良反应。

4. 患者住院期间开始口服恩替卡韦抗病毒治疗，为了防止病情出现反复，临床药师嘱患者出院后长期服用该药，其间不可擅自停药，若在服药过程中出现不适或不宜继续服用该类药物，应及时与医生或临床药师联系，在医生或临床药师的指导下换药或停药。

治疗需要的随访计划和应自行检的指标：

1. 患者出院后应加强营养，并遵照医嘱约定时间回医院复查，为下一阶段的治疗做准备。

2. 每3天复查一次血常规，若WBC$<3\times10^9$/L，NEU$<1.5\times10^9$/L，PLT$<75\times10^9$/L，立即于当地医院行升白细胞、升血小板治疗。

记录人：×××
2017年10月05日

临床带教老师评语

该药历能及时全面地记录肝癌患者的基本病史、病程及患者的用药情况，并基本能依据肝癌临床诊疗指南及相关文献分析该患者的化疗方案、TACE方案的药学监护等。在书写药历时应更加详细地关注化疗方案可能引起的不良反应及具体的监护计划。

签字：×××

药学带教老师评语

药历记录全面，学员已经掌握肝癌患者的一线治疗原则。在书写时注意不用罗列药物的药理学特点，针对患者的用药和可能出现的不良反应进行监护，书写重点放在发生率高的不良反应上。

签字：×××

（叶陈丽　洪国岱）

教学药历 8：

教学药历

建立日期：2017 年 08 月 13 日   建立人：×××

姓名	严××	性别	女	出生日期	1967 年 10 月 24 日	住院号	××××

住院时间：2017 年 08 月 12 日   出院时间：2017 年 08 月 17 日

籍贯：广东××   民族：汉族   工作单位：无

手机号码：135×××××××   联系地址：广东省××市×××××××

身高（cm）	156	体重（kg）	37	体重指数	15.2
血型	O 型	血压（mmHg）	100/63	体表面积	1.35m^2

不良嗜好（烟、酒、药物依赖）	无

主诉：

宫颈癌术后 7 年余，右侧腰骶部伴右下肢疼痛 1 月余。

现病史：

患者于 2010 年因体检发现宫颈占位，于某市级医院行宫颈癌切除术，术后患者自诉曾行 2 周期 5-Fu 单药化疗及局部放疗，患者具体诊疗后病理、药物、剂量等资料均不详。此后患者自诉曾规律复查，均未见肿瘤复发征象。2017-07 患者无明显诱因出现右侧腰骶部疼痛，伴右下肢放射性疼痛，疼痛呈针刺样，与活动、体位无关，夜间加重。患者遂于××市中心医院就诊，查 MRI 提示右侧闭孔内肌信号异常、肿胀，恶性或者转移、复发诊断不肯定，患者遂转诊至笔者所在医院，于门诊查 PET-CT 提示右侧腰大肌下缘见低密度影，代谢轻度增高，考虑为良性病变（神经源性肿瘤可能）。今患者为求进一步治疗入住笔者所在医院，门诊以"宫颈癌术后复发"收入笔者所在科，近 1 个月来，患者精神、睡眠、食欲差，大小便正常，体重无明显变化。

查体：

体温：36.5℃，脉搏：78 次/分，呼吸：18 次/分，血压：90/58mmHg。PS：1 分。NRS：4 分，部位：右侧腰骶部。营养一般，全身皮肤黏膜无黄染，全身浅表淋巴结无肿大。颈软无抵抗，气管居中，右侧乳房缺如，右侧胸壁可见一长约 8.0cm 手术瘢痕，瘢痕愈合良好，无红肿、渗出。左侧乳房外形正常。双肺、心脏查体未及异常。腹平坦，中腹部及下腹部可见一长约 5.0cm 及 10.0cm 手术瘢痕，瘢痕愈合良好，无红肿、渗出。腹部柔软，无压痛，腹部无包块。肝脾肋下未触及。脊柱正常生理弯曲，四肢活动自如，右侧腰骶部压痛明显，呈间歇性针刺样疼痛，向右下肢放射，疼痛与休息及活动无关。病理反射未引出。

辅助检查：

2017-08-01，××市中心医院，盆腔+腰椎 MRI：（1）腰椎退行性改变；腰椎间盘变性，腰 4/5 及腰 5/骶 1 椎间盘突出（中央型）。（2）考虑腰 5 及骶椎黄髓化。（3）子宫未见明确显影，考虑术后改变。（4）膀胱右旁低信号影，考虑伪影（金属伪影）可能性较大。（5）盆腔少量积液，右侧闭孔内肌信号异常、肿胀。

2017-08-11，本院，PET-CT：（1）宫颈癌术后，子宫术后缺如，阴道残端未见恶性肿瘤征象；（2）右侧髂内外血管间多发结节状高代谢病灶，考虑为多发淋巴结转移灶相融合，肿瘤侵及右侧输尿管下段；（3）右侧乳腺癌术后，右侧乳腺缺如，右侧胸壁未见恶性肿瘤征象；（4）右下肺背段磨玻璃影，代谢未见增高，考虑为良性病变；（5）右侧腰大肌下缘（平腰5）见低密度结节影，代谢轻度增高，考虑为良性病变（神经源性肿瘤）；（6）右侧上颌窦轻度慢性炎症，双侧下鼻甲肥厚，双肺门及纵隔内多发淋巴结炎性增生，胆总管及主胰管稍扩张，左肾轻度萎缩，左肾结石，左肾皮质明显肿胀，右肾盂及右侧输尿管扩张、积液，双侧输尿管及膀胱内见 D-J 管留置，盆腔内少量积液；（7）腰5及骶骨呈放疗后改变，双侧膝关节未见明显异常；（8）全身其他部位未见明显异常。

既往病史：

2016-01 曾于××市中心医院行乳腺癌根治术；2017-5 曾因肾积水行 D-J 置管术；2017-6 曾因大肠多发息肉行息肉摘除术。否认肝炎、结核、传染病史，否认高血压、糖尿病史，否认输血史，否认食物、药物过敏史，预防接种史不详。入院前未自行服药。

既往用药史：

入院前未自行服药。

个人史：

广东省××市，久居本地，无疫区、疫情、疫水接触史，无吸烟、饮酒史。月经史：初潮 19 岁，5～7/28～30，2010-08。既往月经周期规则，月经量中等，颜色正常。无血块、无痛经。

家族史：

否认家族性遗传病史，其姐因乳腺癌去世。

伴发疾病与用药情况：

无伴发疾病及相关用药史。

过敏史：

否认食物、药物过敏史。

药物不良反应及处置史：

无。

入院诊断：

1. 宫颈癌术后　　　右侧腰大肌下缘转移　　　多发淋巴结转移

2. 乳腺癌术后

3. 腰 4/5 及腰 5/骶 1 椎间盘突出

4. 双侧输尿管 D-J 置管术后

出院诊断：

1. 宫颈癌术后　　右侧腰大肌下缘转移　　多发淋巴结转移
2. 乳腺癌术后
3. 腰 4/5 及腰 5/骶 1 椎间盘突出
4. 双侧输尿管 D-J 置管术后

初始治疗方案：

药物治疗方案（8 月 13 日）：

用药目的	药物名称	用法用量	起止日期
预处理	地塞米松片 10mg	p.o.　qd	13/8
护胃	兰索拉唑肠溶胶囊 30mg	p.o.　qd	13/8
止痛	氨酚双氢可待因片 2 片	p.o.　bid	13/8～17/8

初始治疗方案分析：

该患者为 49 岁女性，于 2010 年因体检发现宫颈占位于某市级医院行宫颈切除术，术后患者自诉曾行 2 周期 5-Fu 单药化疗及局部放疗，术后具体病理、治疗药物、剂量不详。此后患者自诉规律复查，均未见肿瘤复发征象。2017-07 患者无明显诱因出现右侧腰骶部疼痛，伴右下肢放射性疼痛，疼痛呈针刺样，与活动、体位无关，夜间加重。患者遂于××市中心医院就诊，查 MRI 提示右侧闭孔内肌信号异常、肿胀，对疾病良恶性，以及是否复发、转移无法判断，患者遂转诊于笔者所在医院，于门诊查 PET-CT 提示右侧腰大肌下缘见低密度影，代谢轻度增高，考虑为良性病变（神经源性肿瘤可能）。门诊以宫颈癌术后复发收入院，经过诊断，为宫颈癌术后伴右侧腰大肌下缘转移、多发淋巴结转移，拟行第 1 周期 DP 方案姑息化疗（多西他赛、奈达铂），为顺利完成本周期化疗，患者入院后予以预处理，所给予的初始药物治疗如下：

1. 预防过敏及体液潴留　患者入院将进行第 1 周期的 DP 方案化疗，DP 方案中的多西他赛注射液因含有增溶剂吐温 80 而常出现过敏反应，过敏反应是其常见毒副作用，发生率约为 39%，其中严重者占 2%，甚至有死亡的报道。通常发生在开始静脉滴注几分钟内。轻反应为皮疹，多发于手、足，严重者可出现胸闷、背痛、呼吸困难、低血压、支气管痉挛、全身红斑等。此外，依据多西他赛的药品说明书及相关文献报道，部分患者使用多西他赛后，可因毛细血管通透性增加而发生体液潴留综合征，有研究表明，使用多西他赛治疗前 1 天口服地塞米松可预防过敏及体液潴留的发生。虽然该患者无药物过敏史，但在给予多西他赛之前口服地塞米松预处理是很有必要的。

2. 护胃治疗　该患者在预处理中使用了兰索拉唑抑酸治疗，兰索拉唑是继奥美拉唑之后一种新的质子泵抑制剂。其与奥美拉唑的不同之处是亲脂性较强，可迅速透过细胞膜转变为次磺酸和次磺酰胺衍生物而发挥对胃肠道黏膜的保护和修复作用，奥美拉唑生物利用率提高了 30%，患者口服地塞米松预处理的同时口服兰索拉唑肠溶胶囊，能更好地保护胃黏膜。

3. 止痛治疗　患者入院时诉右侧腰骶部伴右下肢疼痛 1 月余，疼痛评分为 4 分，属中度疼痛，故予以氨酚双氢可待因片控制疼痛。氨酚双氢可待因含有对乙酰氨基酚，可选择性地抑制中枢神经系统前列腺素的生物合成，起到解热镇痛作用；双氢可待因为阿片受体弱激动剂，有较强的镇痛作用。

初始药物治疗监护计划：

1. 每日监护患者生命体征　体温、呼吸、脉搏、血压、心率。

2. 复查患者血常规　患者拟行第一周期 DP 方案化疗，故在化疗前复查血常规以排除化疗禁忌尤为重要，确保 WBC$\geqslant$3.0$\times$10^9/L，NEU$\geqslant$1.5$\times$10^9/L，PLT$\geqslant$60$\times$10^9/L，RBC$\geqslant$2$\times$10^{12}/L，HGB$\geqslant$80g/L，方可执行化疗方案。

3. 使用地塞米松的药学监护　应用 DP 方案前一天予以地塞米松预处理，虽然地塞米松的剂量较小，但激素类药物易引起消化性溃疡，因此给予兰索拉唑胶囊保护胃黏膜。

4. 使用兰索拉唑的药学监护　在使用兰索拉唑过程中可能出现间质性肺炎（<0.1%），表现为发热、咳嗽、呼吸困难、肺部呼吸音异常等，应迅速终止用药，实施胸部 X 线检查，并给予肾上腺皮质激素等适当处理。

5. 双氢可待因使用过量可引起肝损害，严重时可出现脑部症状、昏迷、肝肾衰竭，且在过量服药的 4 天内，肝损害可无明显临床表现，因此，临床药师在对患者进行用药教育时务必嘱患者严格遵照医嘱服药，并且确保每次不得超过 2 片，每天服用该药不能超过 8 片。

其他主要治疗药物：

用药目的	药物名称	用法用量	起止日期
化疗	多西他赛 120mg+ NS 500ml	ivgtt　qd	14/8
	奈达铂 120mg+ NS 500ml	ivgtt　qd	14/8
止吐	注射用托烷司琼 5mg+ NS 100ml	ivgtt　qd	14/8～17/8
	地塞米松 10mg+5% GS 100ml	ivgtt　qd	14/8～15/8
	苯海拉明注射液 20mg	im　qd	14/8～15/8
护胃	奥美拉唑 40mg+ NS 100ml	ivgtt　qd	14/8～15/8
保护心脏	磷酸肌酸钠 1g+ NS 250ml	ivgtt　qd	14/8～17/8
通便	开塞露 40ml	肛塞	16/8～16/8
抗肿瘤辅助治疗	香菇多糖注射液 1mg+ NS 100ml	ivgtt　qd	14/8～17/8
	艾迪注射液 60ml+ NS 250ml	ivgtt　qd	14/8～17/8

药物治疗日志

2017-08-12

该患者为 49 岁女性，于 2010 年时因体检发现宫颈占位于某市级医院行宫颈癌切除术，术后患者自诉曾行 2 周期 5-Fu 单药化疗及局部放疗，具体剂量不详。此后患者规律复查均未见肿瘤复发征象。2015-07 患者无明显诱因出现右侧腰骶部疼痛伴右下肢放射性疼痛，疼痛呈针刺样，与活动、体位无关，夜间加重。患者遂于××市中心医院就诊，查 MRI 提示右侧闭孔内肌信号异常、肿胀，患者遂转诊至笔者所在医院，于门诊查 PET-CT 提示右侧腰大肌下缘见低密度影，代谢轻度增高，考虑为良性病变（神经源性肿瘤可能）。门诊以宫颈癌术后复发收入院，经过诊断，为宫颈癌术后伴右侧腰大肌下缘转移、多发淋巴结转移，拟行第 1 周期 DP 方案姑息化疗，为顺利完成本周期化疗，患者入院后完善血常规、B 超、心电图等相关检查，以排除化疗禁忌并予以地塞米松片、兰索拉唑肠溶胶囊预处理。

记录人：×××

2017 年 08 月 12 日

2017-08-13

主诉：

患者一般情况可，诉仍有腰骶部及右下肢疼痛，余未诉明显不适。

查体：

体温：36.5℃，脉搏：78 次/分，呼吸：18 次/分，血压：90/58mmHg。全身浅表淋巴结未触及，右侧乳房缺如，右侧胸壁可见一长约 8.0cm 手术瘢痕，瘢痕愈合良好，无红肿、渗出。腹平坦，中腹部及下腹部可见一长约 5.0cm 及 10.0cm 手术瘢痕，瘢痕愈合良好，无红肿、渗出。无腹壁静脉曲张，腹部柔软，无压痛、反跳痛，腹部无包块。

辅助检查：

血常规：WBC $3.22×10^9$/L；NEU $2.06×10^9$/L；HGB 99g/L；PLT $254×10^9$/L。

血生化：ALB 36.0g/L；UA 410μmol/L。

肝肾功能、电解质未见明显异常。

超声检查示：（1）双肾积水并 D-J 管置入术后、左肾结石；（2）子宫及双侧卵巢未显示；（3）少量腹水。

诊疗经过：

患者入院后予以明确诊断，复查血常规及肝肾功能，经过诊断，为宫颈癌术后伴右侧腰大肌下缘转移、多发淋巴结转移，明日拟行第 1 周期 DP 方案姑息化，为顺利完成本周期化疗，今日予以口服地塞米松片、兰索拉唑肠溶预处理。患者的腰骶部及右下肢疼痛，疼痛评分为 4 分，属中度疼痛，给予氨酚双氢可待因片止痛治疗。

分析与监护：

用药分析及药学监护计划参见"初始治疗方案分析"及"初始药物治疗监护计划"。

记录人：×××

2017 年 08 月 13 日

2017-08-14

主诉：

患者一般情况可，腰骶部及右下肢疼痛稍有缓解，余未诉明显不适。

查体：

体温：36.5℃，脉搏：78 次/分，呼吸：18 次/分，血压：90/58mmHg。全身浅表淋巴结未触及，右侧乳房缺如，右侧胸壁可见一长约 8.0cm 手术瘢痕，瘢痕愈合良好，无红肿、渗出。腹平坦，中腹部及下腹部可见一长约 5.0cm 及 10.0cm 手术瘢痕，瘢痕愈合良好，无红肿、渗出。无腹壁静脉曲张，腹部柔软，无压痛、反跳痛，腹部无包块。

诊疗经过：

经患者知情同意并排除相关化疗禁忌证，今日予以第 1 周期 DP 方案化疗，具体为：多西他赛 120mg d1，奈达铂 120mg d1，化疗前予以托烷司琼联合地塞米松预防呕吐发生，予以苯海拉明预防过敏，予以奥美拉唑保护胃黏膜，此外，予以艾迪及香菇多糖辅助治疗。

用药分析：

化疗方案评估：

目前我国每年宫颈癌患者新发病例约 13.15 万，在女性恶性肿瘤中仅次于乳腺癌，并且年轻患者发病率呈上升趋势。手术与放疗是治疗宫颈癌的主要手段。但因局部晚期宫颈癌具有肿瘤体积大、宫旁浸润范围广，有较多乏氧细胞存在等特点，对单纯放疗的敏感性不佳。而单纯放疗也存在不能杀灭放射野外的亚临床转移病灶的弊病。且大多数晚期宫颈癌患者长期消耗，放疗反应较重，常因放射治疗不能在短期内达到止血和杀死大量肿瘤细胞而放弃治疗。因此单纯放疗的疗效并不令人满意。化疗不仅能够杀灭肿瘤细胞，对放疗有增敏作用，而且还可抑制放射损伤细胞的修复，与放疗联合应用有协同作用，并且不延长放疗时间和增加并发症的发生率。因此同步放化疗已成为治疗局部晚期宫颈癌的标准一线方案。化疗方案中尤以顺铂联合第三代化疗药物（紫杉醇、吉西他滨、拓扑替康、长春瑞滨）为首选，其中顺铂联合紫杉醇更是一类推荐。多西他赛联合铂类治疗复发性宫颈癌属二线治疗。大量临床研究表明，两药联合使用可发挥协同作用，提高治疗效果，有助于改善患者的生活质量。多西他赛为紫杉醇类抗肿瘤药，其在细胞内的浓度高于紫杉醇 3 倍，主要通过增强微管蛋白的聚合作用，并抑制微管解聚，从而形成较稳定的非功能性的微管束，起到破坏肿瘤细胞有丝分裂的效果。相比原始紫杉醇，多西他赛半衰期要长得多，从而在肿瘤细胞内停留更长时间。换言之，肿瘤细胞就可以更多地吸收多西他赛的药性，因此临床上已广泛用于复发性宫颈癌的二线治疗。奈达铂是新型的第二代铂类化合物，其抗癌机制与顺铂相同，其溶出度约是顺铂的 10 倍。在临床前研究中，奈达铂比顺铂有更好的抗肿瘤活性，对于鳞癌效果更为显著，对宫颈癌的有效率高达 70.7%。临床随机对照研究证实了奈达铂的联合化疗与顺铂的联合化疗有相近的疗效，且奈达铂有更低的胃肠道毒性及肾毒性。

该患者为宫颈癌术后复发患者，临床上选择多西他赛联合奈达铂治疗，方案选择基本合理，方案中各药剂量适当。然而依据 NCCN 指南，针对该患者的病情，宜首选顺铂联合紫杉醇予以一线治疗，足疗程治疗后预后不理想方考虑选择二线治疗方案。

针对胃肠道反应的治疗：

该方案中的多西他赛和奈达铂均能引起不同程度的胃肠道反应，从而导致化疗难以顺利完成，严重影响患者治疗进程及预后，尤其是奈达铂，约 74.9%的患者使用奈达铂后出现不同程度的恶心呕吐，因此，有效地控制化疗后出现的恶心呕吐症状是化疗得以顺利进行的关键。该患者在执行该方案化疗之前使用托烷司琼联合地塞米松及苯海拉明预防恶心呕吐及过敏的发生。因托烷司琼可通过选择性地阻断外周神经元的突触前 5-HT_3 受体抑制呕吐反射，同时也可通过直接阻断中枢 5-HT_3 受体而抑制最后区的迷走神经的刺激达到止吐作用，而地塞米松通过抑制前列腺素的合成来抑制活性物质的释放，从而达到止吐目的。有研究表明，将 5-HT_3 受体拮抗剂盐酸托烷司琼与传统抗呕吐药物地塞米松联合应用，可使止吐效果得到明显增强，且药物副作用并没有增加。

护胃处理：

患者在化疗过程中使用了奥美拉唑，由于奥美拉唑的膜穿透力极小，致使药物不断聚集，并在酸的催化下转化为具有生物活性的次磺酸和次磺酰胺形式，再与 V-ATPase 或 H^+/K^+-ATP 酶上的巯基脱水偶联形成一个不可逆的共价二硫键，从而抑制该酶 H^+ 转运机制，发挥抑制酸分泌的作用。有研究表明，次磺酰胺与 H^+/K^+-ATP 酶上的巯基作用，形成二硫键的共价结合，使 H^+/K^+-ATP 酶失活，从而阻止铂与胃肠道黏膜上的 H^+/K^+-ATP 酶上的巯基结合，减少了铂对胃肠道黏膜的损害；同时也抑制胃酸分泌，减轻 H^+ 对嗜铬细胞的刺激，减少 5-HT_3 释放，减轻 5-HT_3 对中枢神经系统内呕吐中枢和催吐化学感受区刺激，改善患者胃部不适症状和进食状况，提高生活质量，进一步加强患者的化疗依从性。此外，奥美拉唑还起到保护胃黏膜的作用，防止因使用地塞米松而导致的胃黏膜损伤。因此，使用奥美拉唑能更有效地控制化疗所致的胃肠道反应，提高肿瘤患者的生活质量。

辅助治疗：

艾迪注射液为中药复方制剂，是由人参、黄芪、刺五加、斑蝥等多种中药成分组成，主要含有人参皂苷、黄芪皂苷、黄芪多糖、刺五加多糖等活性成分，可增加人体巨噬细胞、LAK 细胞、NK 细胞活性，诱导干扰素、白细胞介素、肿瘤坏死因子产生，从而提高免疫功能。患者化疗过程中予以艾迪治疗，起到一定的辅助作用。磷酸肌酸钠是一种心肌保护剂，通过改善能量代谢、增强心肌收缩力、稳定细胞膜参与心肌的保护。静脉用外源性磷酸肌酸直接通过细胞膜内，作为细胞能量代谢的底物，为心肌细胞提供能量，减少氧自由基产生，抑制心肌组织脂质过氧化，防止钙超载，充分保护心肌细胞，虽然该方案所致的心功能异常的情况较少发生，但使用多西他赛会引起低血压、窦性心动过速、心悸等心血管方面的不良反应，因此使用磷酸肌酸钠保护心肌。香菇多糖是从香菇的子实体中分离纯化出来的一种多聚葡糖，作为生物反应调节剂用于临床，其可激活机体细胞免疫功能，增强 NK 细胞的活性和淋巴因子的产生，从而产生抗癌作用。大量临床研究显示，香菇多糖联合肿瘤化疗药物比单纯使用肿瘤药物方案治疗肺癌近期疗效更好，并提高了生活质量改善率，此外，香菇多糖联合肿瘤化疗药物方案还可提高 CD_3^+T、CD_4^+T、NK 三种免疫细胞的数量，而香菇多糖联合肿瘤化疗药物方案治疗在白细胞减少、血红蛋白减少、血小板减少与单纯使用肿瘤化疗药物方案治疗之间没有差别。该患者应用香菇多糖的目的是增强患者机体细胞的免疫功能。

药学监护计划：

1. 血象监测　多西他赛联合奈达铂方案最常见的不良反应为骨髓抑制。多西他赛常引起中性粒细胞减少，至最低点的中位时间为 7 天，但此间隔在多次化疗的患者中可缩短。而奈达铂引起的骨髓抑制主要以白细胞和血小板减少为主，其中严重白细胞和血小板减少的发生率分别为 21.1%、28.5%。因此在化疗期间应严密监测患者的血常规，建议每周复查血常规 2 次，一旦发生 II 度或以上骨髓抑制，可给予粒细胞集落刺激因子对症治疗。

2. 过敏反应　多西他赛开始输注的最初几分钟内可能发生过敏反应，因此，在开始给药的前 10min 滴速宜慢。如果发生过敏反应，症状轻微时，如红斑或局部皮肤反应则不需要终止治疗，当发生重度过敏反应时，如重度低血压、支气管痉挛或全身皮疹/红斑，则需立即停止输注并进行对症治疗。该患者化疗前已肌内注射苯海拉明预防过敏的发生，但化疗过程中仍需关注患者的变化。

3. 使用多西他赛的过程中可能出现体液潴留，因此除非有禁忌证，在接受多西他赛治疗前需预防使用地塞米松以减轻体液潴留的发生和严重程度。该患者化疗前一天已口服地塞米松，而化疗当天及化疗后静脉给予地塞米松，依据多西他赛说明书，临床药师建议其依旧使用口服地塞米松预防体液潴留，从化疗前一天开始服用。共服用 3 天而不应改为静脉给予。

4. 肾脏是奈达铂排泄的主要器官，所以肾毒性是大剂量奈达铂化疗的主要不良反应之一，用后可致血清尿素氮及肌酐升高，多为可逆性，个别严重者可致不可逆肾衰竭。因此，奈达铂的溶媒量应该足够大，并且充分水化，每次 $80\sim100\text{mg/m}^2$ 溶于溶媒中，溶媒量至少 300ml，静滴后再补液 $1000\sim1500\text{ml}$，而且需要嘱患者大量饮水促进毒性药物排出，以防止尿酸结晶形成造成肾功能损害。化疗期间每日水摄入量维持在 $3000\sim3500\text{ml}$，使尿量维持在 2500ml 以上，水化过程中注意观察液体超负荷症状并及时处理，定期监测血清电解质、肾功能，同时观察 24h 尿量及尿颜色。必要时给予碳酸氢钠碱化尿液和别嘌醇，抑制尿酸的形成，监测尿液的酸碱度，pH 保持在 $6.5\sim7.0$。

5. 艾迪注射液中含有微量斑蝥素，外周静脉给药时，对注射部位有一定的刺激或引起静脉炎，因此在输注过程中应控制好滴注速度，刚开始滴速宜控制为 15 滴/分，30min 如无不良反应，给药速度可控制为 50 滴/分，以减轻对血管的局部刺激。

记录人：×××

2017 年 08 月 14 日

2017-08-15

主诉：

患者未诉明显化疗不适，腰骶部及右下肢疼痛已缓解，余一般情况可。

查体：

体温：36.5℃，脉搏：78 次/分，呼吸：18 次/分，血压：90/59mmHg。全身浅表淋巴结未触及，右侧乳房缺如，右侧胸壁可见一长约 8.0cm 手术瘢痕，瘢痕愈合良好，无红肿、渗出。腹平坦，中腹部及下腹部可见长约 5.0cm 及 10.0cm 手术瘢痕，瘢痕愈合良好，无红肿、渗出。无腹壁静脉曲张，腹部柔软，无压痛、反跳痛，腹部无包块。

诊疗经过：

患者昨日已完成本周期 DP 方案化疗，未诉明显化疗不适，今日停用多西地赛、奈达铂及苯海拉明。继续予以托烷司琼、地塞米松止吐治疗，奥美拉唑护胃治疗，其他辅助治疗同前一天。

分析及监护计划：

托烷司琼、奥美拉唑、艾迪、磷酸肌酸、香菇多糖的用药分析及监护同前一天。

记录人：×××

2017 年 08 月 15 日

2017-08-16

主诉：

患者诉两日未解大便，患者未诉明显化疗不适，腰骶部及右下肢疼痛已缓解。

查体：

体温：36.4℃，脉搏：80 次/分，呼吸：18 次/分，血压：89/59mmHg。全身浅表淋巴结未触及，右侧乳房缺如，右侧胸壁可见一长约 8.0cm 手术瘢痕，瘢痕愈合良好，无红肿、渗出。腹平坦，中腹部及下腹部可见长约 5.0cm 及 10.0cm 手术瘢痕，瘢痕愈合良好，无红肿、渗出。无腹壁静脉曲张，腹部柔软，无压痛、反跳痛，腹部无包块。

诊疗经过：

针对患者的便秘，给予开塞露对症处理。今日为化疗后第 2 日，患者未诉明显化疗不适，停用地塞米松及奥美拉唑，托烷司琼及其他辅助药物继续使用。

分析与监护计划：

托烷司琼、奥美拉唑、艾迪、磷酸肌酸、香菇多糖的用药分析及监护同前一天。

记录人：×××

2017 年 08 月 16 日

2017-08-17

主诉：

未诉明显化疗不适，便秘得到缓解，腰骶部及右下肢疼痛已缓解。

查体：

体温：36.4℃，脉搏：78 次/分，呼吸：18 次/分，血压：89/59mmHg。全身浅表淋巴结未触及，右侧乳房缺如，右侧胸壁可见一长约 8.0cm 手术瘢痕，瘢痕愈合良好，无红肿、渗出。腹平坦，中腹部及下腹部可见长约 5.0cm 及 10.0cm 手术瘢痕，瘢痕愈合良好，无红肿、渗出。无腹壁静脉曲张，腹部柔软，无压痛、反跳痛，腹部无包块。

诊疗经过：

经过几天的观察，患者未诉明显化疗不适，一般情况可，今日可安排出院。

记录人：×××

2017 年 08 月 17 日

出院医嘱：

1. 注意休息，避免劳累，加强营养。

2. 每 3 天复查一次血常规，若 WBC$<3\times10^9$/L，NEU$<1.5\times10^9$/L，PLT$<75\times10^9$/L 立即于当地医院行升白细胞、升血小板治疗。

3. 不适随诊。

记录人：×××

2017 年 08 月 17 日

药物治疗总结

完整治疗过程的总结性分析意见：

该患者为 49 岁女性，于 2010 年因体检发现宫颈占位于××市级医院行宫颈癌切除术，术后患者曾行 2 周期 5-Fu 单药化疗及局部放疗，术后具体病理、治疗药物、剂量不详。此后患者规律复查均未见肿瘤复发征象。2017-07 患者无明显诱因出现右侧腰骶部疼痛，伴右下肢放射性疼痛，疼痛呈针刺样，与活动、体位无关，夜间加重。患者遂于××市中心医院就诊，查 MRI 提示右侧闭孔内肌信号异常、肿胀，具体良恶性疾病，是否转移、复发等诊断困难，患者遂转诊至笔者所在医院，于门诊查 PET-CT 提示右侧腰大肌下缘见低密度影，代谢轻度增高，考虑为良性病变（神经源性肿瘤可能）。门诊以宫颈癌术后复发收入院，共住院 6 天，于 2017-08-17 出院。

该患者住院期间的药物治疗要点包括以下几个方面：

1. 治疗原则分析　患者入院后确诊为宫颈癌术后，针对这一诊断，依据临床指南可知手术与放疗为其主要治疗手段。但因局部晚期宫颈癌具有肿瘤体积大、宫旁浸润范围广，有较多乏氧细胞存在等特点，对单纯放疗的敏感性不佳。而单纯放疗也存在不能杀灭放射以外的亚临床转移病灶的弊病。且大多数晚期宫颈癌患者长期消耗，放疗反应较重，常因放射治疗不能在短期内达到止血和杀死大量肿瘤细胞而放弃治疗。因此单纯放疗的疗效不令人满意。化疗不仅能够杀灭肿瘤细胞，对放疗有增敏作用，而且还可抑制放射损伤细胞的修复，与放疗联合应用有协同作用，并且不延长放疗时间和增加并发症的发生率，因此同步放化疗已成为治疗局部晚期宫颈癌的标准一线方案。化疗方案中尤以顺铂联合第三代化疗药物（紫杉醇、吉西他滨、拓扑替康、长春瑞滨）为首选，其中顺铂联合紫杉醇更是一类推荐。

该患者选用的是多西他赛联合铂类这一治疗复发性宫颈癌的二线治疗方案，许多临床研究表明，两药联合使用可发挥协同作用，可提高患者的治疗效果，有助于改善患者的生活质量。多西他赛为紫杉醇类抗肿瘤药，其在细胞内的浓度高于紫杉醇 3 倍，而奈达铂是新型的第二代铂类化合物，其抗癌机制与顺铂相同，其溶出度大约是顺铂的 10 倍，且奈达铂有更低的胃肠道毒性及肾毒性。虽然这一方案的疗效能得到临床上的一致认可，然而该方案为二线治疗方案，依据临床指南及规范临床路径，患者入院明确诊断后应予以一线方案，经一线方案规范治疗后疗效欠佳再考虑二线治疗方案。

2. 针对 DP 方案的预防用药及药学监护　使用 DP 方案的过程中通常因恶心、呕吐等胃肠道反应而导致化疗难以顺利完成，严重影响患者治疗进程及预后，该患者在执行 DP 方案化疗的过程中使用托烷司琼联合地塞米松预防恶心呕吐的发生。在整个化疗过程中，患者未诉恶心呕吐。化疗前一天开始口服地塞米松预防多西他赛导致的皮疹、体液潴留等不良反应。

肾脏是奈达铂排泄的主要器官，所以肾毒性是大剂量奈达铂的主要不良反应之一，用后可致血清尿素氮及肌酐升高，多为可逆性，个别严重者可致不可逆肾衰竭。因此，奈达铂的溶媒量应该足够大，并且充分水化，每次 $80\sim100mg/m^2$ 溶于溶媒中，溶媒量至少 300ml，静脉滴注后再补液 $1000\sim1500ml$，而且需要嘱患者大量饮水促进毒性药物排出，以防止尿酸结晶形成造成肾功能损害。化疗期间每日水摄入量维持在 $3000\sim3500ml$，使尿量维持在 2500ml 以上，水化过程中注意观察液体超负荷症状并及时处理，定期监测血清电解质、肾功能，同时观察 24h 尿量及尿颜色。必要时给予碳酸氢钠碱化尿液和别嘌醇，抑制尿酸的形成，监测尿液的酸碱度，pH 保持在 $6.5\sim7.0$。

此外，患者在化疗过程中使用了奥美拉唑，能抑制酸分泌，起到保护胃黏膜的作用，防止因使用地塞米松而导致的胃黏膜损伤，从而提高肿瘤患者的生活质量。

临床药师在本次治疗中参与药物治疗工作的总结：

1. 患者为宫颈癌术后患者，此次入院明确诊断后予以第 1 周期 DP 方案化疗，化疗前临床药师对患者予以用药教育，嘱患者化疗过程中大量饮水，监测每天尿量以保证每天出入量，化疗过程顺利，患者未诉明显不适。

2. 该患者化疗前一天已口服地塞米松，而化疗当天及化疗后静脉给予地塞米松，依据多西他赛说明书，临床药师建议其依旧口服地塞米松预防体液潴留，从化疗前一天开始服用，共服用 3 天，而不应改为静脉给予。

3. 艾迪注射液联合化疗协同抗肿瘤，能提高患者的生存质量、减轻化疗的毒副作用这一结论并没有大型临床研究数据予以支持，因此临床药师建议对该中药注射剂的使用应该谨慎对待。

4. 患者明确诊断后选用了二线治疗方案，依据临床指南及规范临床路径，临床药师建议患者予以一线方案治疗，经一线方案规范治疗后疗效欠佳再考虑二线治疗方案。

治疗需要的随访计划和自行检测的指标：

1. 1 周后回医院复查 CT，并评估前一阶段 DP 方案治疗的疗效，为下一阶段的治疗做准备。

2. 出院后每 3 天复查一次血常规，若 $WBC<3\times10^9/L$，$NEU<1.5\times10^9/L$，$PLT<75\times10^9/L$，立即于当地医院行升白细胞，升血小板治疗。

记录人：×××

2017 年 08 月 17 日

临床带教老师评语

该药历能及时全面地记录宫颈癌术后患者的基本病史、病程及患者的用药情况，并基本能依据宫颈癌临床诊疗指南及相关文献分析该患者的化疗方案、DP 方案的药学监护等。

在书写药历时应更加详细地关注化疗方案可能引起的不良反应及具体的监护计划。

签字：×××

药学带教老师评语

药历记录全面，学员已经掌握了宫颈癌术后患者的一线治疗原则。在书写时注意不用罗列药物的药理学特点，针对患者的用药和可能出现的不良反应进行监护，监护重点放在发生率高的不良反应上。

签字：×××

（王立军　王　欢）

教学药历 9：

教学药历

建立日期：2017 年 06 月 11 日　　　　　　　　　　　　　建立人：×××

姓名	牛××	性别	女	出生日期	1959 年 09 月 25 日	住院号	××××××

住院时间：2017 年 06 月 10 日	出院时间：2017 年 06 月 15 日

籍贯：河南	民族：汉族	工作单位：无

手机号码:138××××××××	联系地址：河南省××市××××××××××

身高（cm）	159	体重（kg）	52	体重指数	20.57
血型	O 型	血压（mmHg）	100/63	体表面积	$1.54m^2$

不良嗜好（烟、酒、药物依赖）	无

主诉：

反复腹痛 1 月余，加重 1 天。

现病史：

患者于 1 个月前无明显诱因感腹部不适，疼痛部位位于剑突下，呈持续性隐痛，无反酸、呃逆，无黄疸、发热，疼痛可放射至右侧肩背部，患者未行特殊诊治。入院前 1 天，患者无明显诱因出现上述症状明显加重，疼痛呈持续性，今为进一步治疗来笔者所在医院就诊，门诊以腹痛查因急诊收入消化内科，明确诊断后转到肿瘤内科化疗。自发病以来，患者精神状态一般，体力情况一般，食欲食量一般，睡眠情况一般，体重下降 2kg，大小便正常。

查体：

体温：36.4℃，脉搏：85 次分，呼吸：18 次分，血压：148/101mmHg。营养良好，全身皮肤黏膜无黄染，前胸和后背部可见蜘蛛痣数枚，无肝掌。全身浅表淋巴结无肿大。颈软无抵抗，气管居中，双肺、心脏及腹部查体未见异常。肛门指检：距肛缘 4～6cm 处可触及两枚质软可推动小肿块，指套无染血。脊柱、四肢活动自如，无畸形，双下肢无水肿。病理性反射未引出。

辅助检查：

2017-06，本院，肿瘤标志物：CA724 35.97U/ml，CA125 121.4U/ml，CA199＞700.00U/ml，CA153 10.3U/ml，CA242＞200IU/ml。

2017-06，本院，胃、肠镜：提示慢性浅表性胃炎，十二指肠球炎，肠镜提示直肠多发息肉，升结肠见环形溃疡性肿物，病理提示黏液腺癌。

2017-06，本院，血常规：WBC $5.82×10^9/L$，NEU $3.78×10^9/L$，RBC $4.2×10^{12}/L$，HGB 130g/L，PLT $368×10^9/L$。

2017-06，本院，PET-CT：胃窦、升结肠、腹膜后、横膈、肝包膜、盆腹腔、肠系膜、子宫直肠陷凹、卵巢、双肺均见多处高代谢病灶。

既往病史：

10 余年高血压病史，未规范治疗，自行服用硝苯地平，自诉血压控制可。否认肝炎、结核、传染病史，否认糖尿病史，否认外伤史，否认输血史，否认食物、用药过敏史，预防接种史不详。

既往用药史：

入院前未自行服药。

个人史：

生于河南省安阳市北关区，久居本地，无疫区、疫情、疫水接触史，无吸烟、饮酒史；配偶健在，子女健在，15 岁月经初潮，3～5/28～30，52 岁停经。

家族史：

否认家族性遗传病史，否认家族性肿瘤病史。

伴发疾病与用药情况：

无伴发疾病及相关用药史。

过敏史：

否认食物、药物过敏史。

药物不良反应及处置史：

无。

入院诊断：

1. 升结直肠癌Ⅳ期伴广泛转移

2. 直肠多发息肉

3. 慢性浅表性胃炎

4. 高血压病

出院诊断：

1. 升结直肠癌Ⅳ期伴广泛转移

2. 直肠多发息肉

3. 慢性浅表性胃炎

4. 高血压

初始治疗方案：

药物治疗方案（6 月 10 日）：

用药目的	药物名称	用法用量	起止日期
止痛	氨酚双氢可待因片 1 片	p.o.　bid	10/6～15/6
通便	麻仁软胶囊 1.2g	p.o.　tid	10/6～15/6
降压	氨氯地平 5mg	p.o.　qd	10/6～15/6

初始治疗方案分析：

该患者为 57 岁女性患者，2017-06-04 因反复腹痛 1 月余，加重 1 天就诊本院，消化内科以腹痛查因收治入院，入院后相继完成肿瘤标志物及生化指标检测、胃镜肠镜检查，明确诊断为升结肠癌Ⅳ期伴广泛转移，此外患者有 10 余年的高血压史。明确诊断后请肿瘤内科会诊，肿瘤内科医生建议转入肿瘤内科规范化疗。患者转入后仍诉右侧肩胛及腰背痛，偶有右侧腹部疼痛，夜间可痛醒；上腹饱胀不适；近两天大便量少，针对该患者转入的情况给予的初始药物治疗如下：

1. 止痛治疗　患者转入时诉右侧肩胛及腰背痛，偶有右侧腹部疼痛，夜间可痛醒，依据 NRS 评分标准对该患者进行疼痛评估，其疼痛评分约为 5 分，属中度疼痛。氨酚双氢可待因含有对乙酰氨基酚成分，可选择性地抑制中枢神经前列腺素的生物合成，起到解热镇痛作用；双氢可待因为阿片受体弱激动剂，在结构上类似于可待因与吗啡，较可待因有更强的镇痛作用，约为可待因的 2 倍，不易成瘾，其镇痛作用主要是由于口服后 10%的双氢可待因转化为双氢吗啡。针对该患者的中度疼痛，选用氨酚双氢可待因片合适，且剂量适当。

2. 通便治疗　便秘可增加结肠癌患者便血的风险，因此当结肠癌患者出现便秘倾向时应积极予以通便处理。该患者转入时诉近两天大便量少，为预防其便秘，予以麻仁软胶囊对症治疗。麻仁软胶囊的主要成分为火麻仁、苦杏仁、大黄、厚朴、枳实、白芍等，大黄可刺激大肠增加推进性蠕动，促进其排便，保护肠黏膜，并通过排出细菌，抑制细菌的 DNA 合成，减除肠道细菌。枳实能显著增强胃肠道平滑肌收缩强度和收缩持续时间，从而对消化产生一定的促进作用。因此选用麻仁软胶囊可起到预防便秘发生的作用，且剂量适当。

3. 降压治疗　患者有高血压 10 余年，诊治不规律，自服硝苯地平，自诉控制血压可。入院后监测血压：120～155/80～101mmHg，根据《2010 年中国高血压防治指南》，该患者属Ⅰ级高血压，予以规律服用氨氯地平控制血压，氨氯地平为钙通道阻滞剂，主要通过阻断血管平滑肌细胞上的钙离子通道发挥扩张血管、降低血压的作用。选用该药很符合指南中"小剂量开始，优先选择长效制剂及个体化"的原则，且剂量适当。

初始药物治疗监护计划：

1. 每日监护患者生命体征　体温、呼吸、脉搏、血压、心率。监护患者大便情况及疼痛评分，以评估药物疗效和不良反应，以便及时更改药物及药物剂量。

2. 复查患者血常规　患者拟行第 1 周期 XELOX 方案化疗，故在化疗前复查血常规以排除化疗禁忌尤为重要，确保 WBC$\geq$3.0$\times$10^9/L，NEU$\geq$1.5$\times$10^9/L，PLT$\geq$60$\times$10^9/L，RBC$\geq$2$\times$10^{12}/L，HGB$\geq$80g/L，方可执行化疗方案。

3. 使用氨酚双氢可待因的药学监护　氨酚双氢可待因使用过量可引起肝损害，严重时可出现脑部症状、昏迷、肝肾衰竭，且在过量服药的 4 天内，肝损害可无明显临床表现，因此临床药师在对患者进行用药教育时务必嘱患者严格遵照医嘱服药，并且保证每次不得超过 2 片，每天服用该药不能超过 8 片。

4. 使用麻仁软胶囊的药学监护　嘱患者规律服用麻仁软胶囊，且服药期间忌食生冷、油腻、辛辣食品，密切关注大便情况，以保证大便通畅。

其他主要治疗药物：

用药目的	药物名称	用法用量	起止日期
化疗	卡培他滨 1.5g	p.o.　Bid	12/6～25/6
	奥沙利铂 200mg+5% GS 500ml	ivgtt　qd	12/6
	贝伐单抗 0.4g+ NS 250ml	ivgtt　qd	12/6
止吐	注射用托烷司琼 5mg+地塞米松磷酸钠注射液 5mg+ NS 100ml	ivgtt　qd	12/6
	注射用托烷司琼 5mg+ NS 100ml	ivgtt　qd	13/6～14/6
护胃	奥美拉唑 40mg+ NS 100ml	ivgtt　qd	12/6～14/6
抗肿瘤辅助治疗	复合维生素 2 片	p.o.　tid	12/6～15/6
	康艾注射液 40ml+ NS 250ml	ivgtt　qd	12/6～15/6

药物治疗日志

2017-06-10

该患者为 57 岁女性，2017-06-04 因反复腹痛 1 月余，加重 1 天就诊于本院，消化内科以腹痛查因收治入院，入院后相继完成肿瘤标志物及生化指标检测、胃镜肠镜检查，明确诊断为升结肠癌IV期伴广泛转移，此外患者有 10 余年高血压史。明确诊断后请肿瘤内科会诊，肿瘤内科医生建议转入肿瘤内科规范化疗。患者于今日转入肿瘤内科继续治疗。

主诉：

患者诉右侧肩胛及腰背痛，偶有右侧腹部疼痛，夜间可痛醒；上腹饱胀不适；近 2 天大便量少，小便正常。

查体：

体温：36.4℃，脉搏：85 次/分，呼吸：18 次/分，血压：148/101mmHg。腹平坦，无腹壁静脉曲张，腹部柔软，轻压痛、反跳痛，腹部无包块。肝脾肋下未触及，Murphy 征阴性，肾区无叩击痛，无移动性浊音。肠鸣音正常。其他查体项目未检出阳性体征。

检查：

血常规：WBC 5.82$\times$10^9/L，NEU 3.78$\times$10^9/L，RBC 4.21$\times$10^{12}/L，HGB 130g/L，PLT 368$\times$10^9/L，血生化未见明显异常。

诊疗经过：

针对患者转入情况，分别予以氨酚双氢可待因片止痛治疗，予以麻仁软胶囊预防便秘，予以氨氯地平控制血压。

分析与监护计划：

见"初始药物治疗分析"及"初始药物治疗监护计划"。

记录人：×××

2017 年 06 月 10 日

2017-06-11

主诉：

右侧肩胛及腰背痛，右侧腹部疼痛控制可，夜间可入睡；而上腹饱胀不适及近两天大便量少的情况尚未改善。

查体：

体温：36.5℃，脉搏：85 次/分，呼吸：18 次/分，血压：122/78mmHg；腹平坦，无腹壁静脉曲张，腹部柔软，轻压痛、无反跳痛，腹部未触及包块。肝脾肋下未触及，Murphy 征阴性，肾区无叩击痛，无移动性浊音。肠鸣音正常。其他查体项目未见阳性体征。

检查：

昨日实验室检查结果提示无明显化疗禁忌，明日可予以化疗。

诊疗经过：

今日继续予以氨酚双氢可待因片止痛治疗，予以麻仁软胶囊预防便秘，予以氨氯地平控制血压，并密切关注患者的情况，如无明显化疗禁忌，明日予以化疗。

分析与监护计划：

见"初始药物治疗分析"及"初始药物治疗监护计划"。

记录人：×××

2017 年 06 月 11 日

2017-06-12

主诉：

右侧肩胛及腰背痛，右侧腹部疼痛控制可；大便正常。

查体：

体温：36.7℃，脉搏：76 次/分，呼吸：18 次/分，血压：137/88mmHg；腹平坦，无腹壁静脉曲张，腹部柔软，轻压痛、无反跳痛，腹部未触及包块。肝脾肋下未触及，Murphy 征阴性，肾区无叩击痛，无移动性浊音。肠鸣音正常。其他查体项目未见阳性体征。

诊疗经过：

鉴于患者的血常规未见异常，患者一般情况可，经患者及其家属知情同意，今日予以 XELOX 方案联合贝伐单抗治疗。

用药分析：

1. 化疗方案评估　患者入院查胃镜提示慢性浅表性胃炎，十二指肠球炎，肠镜提示直肠多发息肉，升结肠见环形溃疡性肿物，病理提示黏液腺癌，诊断明确。PET-CT 提示已发生广泛转移。结肠癌是消化系统常见的恶性肿瘤，好发部位为直肠及直肠与乙状结肠交界处，发病年龄多在 40 岁以上，临床上多采用以手术为主、化疗和放疗为辅的综合治疗，但效果并不理想。研究表明，约 40%的结肠癌患者根治术后会出现各种形式的复发，治疗方案均有不同，结肠癌术后 5 年总生存率长期为 50%左右，而影响结肠癌预后的重要因素之一则是复发和转移。根据 2014《NCCN 肿瘤学临床实践指南：结肠癌》对于出现远端转移的结肠癌患者，XELOX 方案为推荐首选的化疗方案之一，证据级别为ⅡA 级。

贝伐单抗是目前公认的最有效的血管生成抑制剂，它通过特异性地作用于新生血管的内皮细胞并抑制其迁移、诱导其凋亡，从而发挥抗血管生成作用，还可通过调节肿瘤细胞表面血管内皮生长因子的表达及蛋白水解酶的活性，多靶点发挥抗血管生成作用，间接导致肿瘤休眠或萎缩。2004 年，FDA 基于大型Ⅲ期临床研究 AVF21067 批准贝伐单抗用于一线治疗转移性结直肠癌，而我国 SFDA 基于Ⅲ期临床研究 ARTIST 于 2010 年批准贝伐单抗联合 5-Fu 为基础的方案治疗转移性结肠癌。因此，结合患者情况，选择贝伐单抗联合 XELOX 方案治疗合理，方案中各药物使用的剂量恰当。

2. 针对高血压的治疗　患者患高血压 10 余年，诊治不规律，自服硝苯地平，自诉血压控制可。入院后予以监测血压：120～155/80～101mmHg，根据《2010 年中国高血压防治指南》，该患者属Ⅰ级高血压，予以规律服用氨氯地平控制血压，氨氯地平为钙通道阻滞剂，主要通过阻断血管平滑肌细胞上的钙离子通道发挥扩张血管降低血压的作用。选用该药很符合指南中"小剂量开始，优先选择长效有效制剂及个体化"的原则。

3. 针对胃肠道反应的治疗　XELOX 方案中奥沙利铂和卡培他滨均能引起不同程度的胃肠道反应，从而导致化疗难以顺利完成，严重影响患者治疗进度及预后，尤其是奥沙利铂引起的恶心、呕吐等不良反应较为明显。因此，有效地控制化疗后出现的恶心呕吐症状是化疗得以顺利进行的关键，该患者在执行 XELOX 方案化疗之前使用托烷司琼联合地塞米松及苯海拉明预防恶心呕吐及过敏的发生。因托烷司琼可通过选择性地阻断外周神经元的突触前 5-HT$_3$ 受体抑制呕吐反射，同时也可通过直接阻断中枢 5-HT$_3$ 受体而抑制最后区的迷走神经的刺激达到止吐作用，而地塞米松通过抑制前列腺素的合成来抑制活性物质的释放，从而达到止吐目的。有研究表明，将 5-HT$_3$ 受体拮抗剂盐酸托烷司琼与传统抗呕吐药物地塞米松联合应用，可使止吐效果得到明显增强，且药物副作用并没有增加。该治疗方案中，托烷司琼与地塞米松配伍使用，通过查阅两者的说明书及相关文献发现，托烷司琼及地塞米松的说明书中均未提到两者存在配伍禁忌，但有个别文献报道两药配伍使用存在配伍禁忌，故临床药师建议托烷司琼与地塞米松联合应用，应尽可能不将两种药物配在同一注射器内，同时用药前观察液体有无浑浊、沉淀、变色现象以确保患者安全，减少护患纠纷。

4. 护胃处理　患者在化疗过程中使用了奥美拉唑，由于奥美拉唑的膜穿透力极小，致使药物不断聚集，并在酸的催化下转化为具有生物活性的次磺酸和次磺酰胺形式，再与

V-ATPase 或 H^+/K^+-ATP 酶上的巯基脱水偶联形成一个不可逆的共价二硫键，从而抑制该酶 H^+转运机制，发挥抑制酸分泌的作用。有研究表明，次磺酰胺 H^+/K^+-ATP 酶上的巯基作用，形成二硫键的共价结合减少了铂对胃肠道黏膜的损害；同时也抑制胃酸分泌，减轻 H^+对嗜铬细胞的刺激，减少 5-HT_3 对中枢神经系统内呕吐中枢和催吐化学感受区的刺激，改善患者胃部不适症状和进食状况，提高生活质量，进一步加强患者的化疗依从性。此外，奥美拉唑还起到保护胃黏膜的作用，防止因使用地塞米松而导致胃黏膜损伤。因此，使用奥美拉唑能更有效地控制化疗所致胃肠道反应，提高肿瘤患者的生活质量。

5. 辅助治疗　康艾注射液的主要成分为黄芪、人参、苦参，具有补气、增强免疫功能、提高抗肿瘤免疫效应的作用。研究表明，康艾注射液治疗晚期肺癌与单纯化疗相比，可减轻化疗所致白细胞减少，改善疲劳乏力等不适，提高患者的生存质量，优于单纯化疗。患者化疗后予以康艾治疗，起到一定的辅助作用。

药学监护计划：

使用 XELOX 方案应从以下几方面进行药物治疗监护：

1. 奥沙利铂可引起严重的胃肠道反应，也是最常见的早期不良反应，因此在用药期间告知患者化疗前不宜过饱，减轻恶心呕吐症状，补充纤维素高的饮食，少食多餐，避免辛辣、刺激性食物，可用中枢止吐药物及维生素类药物，短期内可恢复。应严格监测患者电解质变化，发现异常及时处理，必要时静脉补充液体。

2. 外周感觉神经的毒性反应是奥沙利铂神经毒性的主要表现，其神经毒性分为两类：一类是在给药 24h 内发生的急性神经毒性，主要表现为四肢外周神经感觉障碍和麻木（85%～95%），急性咽喉感觉障碍导致呼吸吞咽困难（1%～2%）；遇冷后症状加重是其特征性表现，这些症状多于数日内消失。另一类是慢性的积累神经性毒性，其临床症状和顺铂所致的神经毒性相似，初始感觉障碍持续不退，震荡感受降低，本体感受迟钝，精神分辨力减退，书写及扣纽扣等精细动作有困难。累积用药剂量越多，感觉障碍持续时间越长。蓄积性迟发感觉神经障碍一般在停药后逐渐恢复，通常中位恢复期为 15 周。当累积剂量大于 $800mg/m^2$（6 个周期）时，有可能导致永久性感觉异常及功能障碍，反应较严重者给予营养神经的药物如维生素 B_1、维生素 B_{12} 等。因此使用奥沙利铂的患者要禁止饮用冷水，禁止接触冷的物品，防止遇冷引发急性神经毒性。因低温刺激可诱发咽喉痉挛，故指导患者用温开水刷牙、漱口，洗头、洗脸、洗手、沐浴均用热水；饮食温软，水果用热水浸泡加温后食用；加强保暖，防止受凉。

3. 使用奥沙利铂化疗期间如化疗药物外渗，必须立即终止给药，不得按常规冷敷，应采用利多卡因加地塞米松局部封闭后以喜疗妥外涂。

4. 奥沙利铂对骨髓的抑制作用主要表现为白细胞和血小板减少，使用奥沙利铂过程中应勤查血常规，白细胞降至Ⅱ度或以上时应用粒细胞-巨噬细胞集落刺激因子，升至正常后继续化疗。

5. 奥沙利铂应在 25℃以下密封保存，配制过程中禁用氯化钠溶液稀释，因奥沙利铂与任何浓度的氯化钠或碱性溶液之间存在配伍禁忌，其说明书上明确指出只能用 5%葡萄糖注射溶液溶解，要特别提醒护士冲管时也要用葡萄糖溶液，滴注时应使用避光输液器，降低过敏反应的发生率。

6. 奥沙利铂在输注过程中必须控制滴速，一般控制在 2～6h 滴完，如果在 2h 内滴注完，患者出现急性喉痉挛，下次滴注时，应将滴注时间延长至 6h。

7. 手足综合征是卡培他滨化疗最常见的不良反应之一，其发生与卡培他滨剂量积累有关，与年龄及既往是否用过 5-Fu 无关。患者在口服卡培他滨治疗时指导患者保持手足皮肤湿润，避免接触洗衣粉、洗洁精等刺激性大的洗涤剂，避免接触过冷、过热、尖锐的物品。嘱患者寒冷季节注意保暖，不要用冷水洗手，应穿戴柔软的棉袜、棉手套。如果出现手足红肿、干裂，可在温水中浸泡 10min 后再涂抹凡士林软膏或含绵羊油的润手霜，可有效地将水分吸附在皮肤上，使受损皮肤避免受到其他物质的刺激。告知患者尽量减少手足部位损伤的概率，外出时着长衣长裤，避免日光直接照射，可使用防晒霜。有文献报道，口服大剂量维生素 B_6 可有效预防手足综合征的发生或减轻症状。

8. 患者服用卡培他滨后可出现不同程度的食欲下降，恶心、呕吐、口腔黏膜溃疡、腹胀、腹痛、腹泻等。指导患者进食清淡易消化、富含维生素的食物，分少量多餐进食，避免进食油腻、辛辣刺激的食物，注意口腔清洁，每次进食后尤其在呕吐后用软毛牙刷刷牙，勤漱口，多饮水，每天 2000ml 以上，避免口干，出现口腔溃疡时可外喷喉风散或金因肽，每天 3 次，直至口腔溃疡愈合。腹泻时注意观察排便次数、性质、量，保持肛周皮肤清洁。

9. 口服卡培他滨期间每周监测血常规 1～2 次，密切观察血象变化，指导患者进食益血食物，如红枣、阿胶。注意保持皮肤、口腔清洁，勤换衣服，养成良好的生活习惯，饭前及便后应洗手。嘱患者避免到人多密集的公共场所，预防感冒，注意休息，适量活动，避免与患呼吸道疾病的人接触，必要时皮下注射粒细胞集落刺激因子。

使用贝伐单抗应从以下几方面进行药物治疗监护：

1. 高血压作为贝伐单抗最常见的相关不良反应之一，发生率为 5%～67%，以轻中度为主，降压治疗后大多数患者血压可以控制，无须调整贝伐单抗剂量或停用，在所有的临床研究中尚无因使用贝伐单抗引起高血压导致死亡的病例报道，然而该患者合并高血压病史，因此在使用贝伐单抗过程中需要密切关注患者的血压变化情况。患者入院即给予氨氯地平降压治疗，整个化疗过程患者的血压控制良好。

2. 蛋白尿也是贝伐单抗治疗中常见的不良反应，多为无症状性蛋白尿。其在贝伐单抗低剂量组（每次<10mg/kg）的发生率为 21%～41%，在高剂量组（每次>10mg/kg）的发生率为 18%～63%，重度蛋白尿（CTC3～4 级）的发生率<3%。但是在肾细胞癌中，3～4 度蛋白尿的发生率较高，为 6.5%～7%。有研究显示，在贝伐单抗治疗后，黑色人种高血压和蛋白尿的发生率为 50%，白色人种为 33%。在疗效上，黑色人种的临床获益率为 67%，而白色人种仅为 33%。蛋白尿的发生机制与肾脏对蛋白的滤过功能有关。治疗过程中密切关注患者尿常规，直到本周期治疗结束，未出现蛋白尿。

3. 贝伐单抗导致的出血反应可发生于治疗的任何时期，主要为轻度的皮肤黏膜出血和与肿瘤相关的出血。轻度皮肤黏膜出血大多为 CTC1 级的鼻出血、牙龈出血或阴道出血，发生率为 20%～40%；而与肿瘤相关的出血较少见，多发生于肺鳞癌及转移性结直肠癌，有时为重度，可致患者死亡。在相关的临床研究中，CTC3～5 级出血反应的总发生率为 0.4%～5.0%。转移性结直肠癌的出血反应常表现为胃肠道出血。在一项转移性结直肠癌的Ⅲ期临床研究中，CTC3～4 级出血反应发生率为 2.6%，其中原发灶位于直肠的出血反应发生率高于结肠。治疗过程中嘱患者关注鼻腔、牙龈等部位是否有出血现象，在本周期治疗过程中患者未出现出血现象。

4. 贝伐单抗治疗各种适应证肿瘤时，胃肠道穿孔的发生率为 0.3%～2.4%，其中转移性结直肠癌患者的胃肠道穿孔发生率可达 0.2%～1.0%。在中国进行的贝伐单抗治疗结直肠癌的临床试验中，有 1 例患者出现 3 级胃肠道穿孔，发生率为 0.7%。虽然贝伐单抗引起胃肠道穿孔的发生率低，但死亡率较高，应引起临床重视，FDA 对贝伐单抗引起的相关胃肠道穿孔的处理中明确提出，肿瘤患者一旦出现胃肠道穿孔，将永久停用贝伐单抗。患者治疗过程中未出现胃肠道穿孔这一不良反应。

记录人：×××

2017 年 08 月 12 日

2017-06-13～2017-06-14
主诉： 　　患者未诉明显化疗不适，疼痛控制可；大、小便正常。 **查体：** 　　体温：36.5℃，脉搏：74 次/分，呼吸：18 次/分，血压：131～141/84～97mmHg（06-13 测量）118～128/78～94mmHg（06-14 测量）；腹平坦，无腹壁静脉曲张，腹部柔软，轻压痛、无反跳痛，腹部未触及包块。肝脾肋下未触及，Murphy 征阴性，肾区无叩击痛，无移动性浊音。肠鸣音正常。其他查体项目未见阳性体征。 **诊疗经过：** 　　化疗后第 2、3 天，患者未诉明显化疗不适，患者已结束静脉化疗部分，继续口服卡培他滨完成本周期化疗。并继续分别以麻仁软胶囊、氨酚双氢可待因片、氨氯地平通便、止痛、降压。 **分析及监护计划：** 　　嘱患者避免冷刺激，注意四肢的保暖，避免接触碱性洗涤剂；继续保持口腔卫生及关注口腔、鼻腔是否有出血现象。嘱患者出现不适时及时报告医生及临床药师，其他药学监护同前。 记录人：××× 2017 年 06 月 14 日
2017-06-15
主诉： 　　今日患者病情稳定，一般情况可，未诉明显化疗不适，无畏寒发热，无胸闷气促，无胸痛，无腹痛、腹胀等不适。精神、睡眠、饮食可，大小便正常。

查体：

体温：36.4℃，脉搏：73 次/分，呼吸：18 次/分，血压：135/91mmHg；腹平坦，无腹壁静脉曲张，腹部柔软，轻压痛、无反跳痛，腹部未触及包块。肝脾肋下未触及，Murphy征阴性，肾区无叩击痛，无移动性浊音。肠鸣音正常。其他查体项目未见阳性体征。

诊疗经过：

化疗后第 4 天，患者未诉明显化疗不适，患者已结束静脉化疗部分，继续口服卡培他滨完成本周期化疗。并继续分别以氨酚双氢可待因片、氨氯地平止痛、降压。今天停用托烷司琼、麻仁软胶囊、奥美拉唑及康艾。鉴于患者一般情况可，可安排出院。

记录人：×××

2017 年 08 月 17 日

出院医嘱：

1. 注意休息，避免劳累，加强营养。

2. 每 3 天复查一次血常规，若 WBC<3×10^9g/L，NEU<1.5×10^9/L，PLT<75×10^9/L，立即于当地医院行升白细胞、升血小板治疗。

3. 不适随诊。

4. 出院带药 卡培他滨 1.5g，p.o.，bid。

记录人：×××

2017 年 08 月 17 日

药物治疗总结

完整治疗过程的总结性分析意见：

患者为 57 岁女性，2017-06-04 因反复腹痛 1 月余，加重 1 天就诊于本院，消化内科以腹痛查因收治入院，入院后相继完成肿瘤标志物及生化指标检测、胃镜肠镜检查，明确诊断为升结肠癌IV期伴广泛转移，此外患者有 10 余年的高血压史。明确诊断后请肿瘤内科会诊，肿瘤内科医生建议转入肿瘤内科规范化疗。患者转入仍诉右侧肩胛骨及腰背痛，偶有右侧腹部疼痛，夜间可痛醒；上腹饱胀不适；近两天大便量少，患者于 2017-06-10 转入肿瘤内科，在肿瘤内科共住院 6 天，于 2017-06-15 出院。该患者住院期间的药物治疗要点包括以下几个方面：

治疗原则分析：

患者入院查胃镜提示慢性浅表性胃炎，十二指肠球炎，肠镜提示直肠多发息肉，升结肠见环形溃疡性肿物，病理提示黏液腺癌，诊断明确。PET-CT 提示已发生广泛转移。依据 2014《NCCN 肿瘤学临床实践指南：结肠癌》，对于出现远端转移的晚期结肠癌患者，XELOX 方案为推荐首选的化疗方案之一，证据级别为IIA 级。

贝伐单抗是目前公认的最有效的血管生成抑制剂，它通过特异性地作用于新生血管的内皮细胞并抑制其迁移、诱导其凋亡，从而发挥抗血管生成作用，2004 年，FDA 基于大型III期临床研究 AVF2107 批准贝伐单抗用于一线治疗转移性结直肠癌，而我国 SFDA 基于Ⅲ期临床研究ARTIST于2010年批准贝伐单抗联合5-Fu为基础的方案治疗特移性结直肠癌。结合患者的情况，选择贝伐单抗联合XELOX方案治疗合理，方案中各药物使用的剂量恰当。

针对贝伐单抗联合XELOX方案的预防用药及药学监护：

使用XELOX方案的过程中通常因恶心、呕吐、手足综合征、神经性毒性等不良反应导致化疗难以顺利完成，严重影响患者治疗进程及预后，该患者在执行XELOX方案化疗的过程中使用托烷司琼联合地塞米松预防恶心呕吐的发生，在整个化疗过程中，患者未诉恶心呕吐。

外周感觉神经的毒性反应是奥沙利铂神经毒性的主要表现，其临床症状和顺铂所致的神经毒性相似，初始感觉障碍持续不退，震荡感受降低，本体感受退钝，精细分辨力减退，书写及扣纽扣等精细动作有困难。累积用药剂量越多，感觉障碍持续时间越长，蓄积性迟发感觉神经障碍一般在停药后逐渐恢复，通常中位恢复期15周。当累积剂量大于$800mg/m^2$（6个周期）时，有可能导致永久性感觉异常及功能障碍，反应较严重者给予营养神经的药物如维生素B_1、维生素B_{12}等。因此使用奥沙利铂的患者要禁饮冷水，禁止接触冷的物品，防止遇冷引发急性神经毒性。因低温刺激可诱发咽喉痉挛，故指导患者用温开水刷牙、漱口，洗头、洗脸、洗手、沐浴均用热水；饮食温软，水果用热水浸泡加温后食用，加强保暖，防止受凉。治疗过程中患者予以积极配合，因此未出现明显的神经性毒性表现。

患者口服卡培他滨期间每周监测血常规1～2次，密切观察血象变化，指导患者进食益气补血食物，如红枣、阿胶。注意保持皮肤、口腔清洁，勤换衣服，养成良好的生活习惯，饭前及便后应洗手，避免接触洗衣粉、洗洁精等刺激性大的洗涤剂，皮肤感觉异常时，避免接触过冷、过热、尖锐的物品，预防手足综合征的发生。在治疗过程中，患者予以积极配合，未出现手足综合征的表现。此外，嘱患者加强营养，以保证治疗过程中患者的营养及体力状况。

患者使用贝伐单抗过程中嘱患者关注鼻腔、牙龈等部位是否有出血现象，监测患者的尿常规及患者的病情变化情况，在整个治疗过程中患者未出现出血、消化道穿孔，蛋白尿等不良反应。此外，患者有高血压病史，而其使用的贝伐单抗也会引起高血压不良反应，因此在治疗过程中密切监测患者血压，并予以氨氯地平控制血压，整个化疗过程患者的血压控制良好。

临床药师在本次治疗中参与药物治疗工作的总结：

1. 患者为晚期结直肠癌伴广泛转移患者，此次入院予以第1周期XELOX方案联合贝伐单抗治疗，化疗前临床药师对患者予以用药教育，嘱患者化疗避免冷刺激、避免接触碱性大的洗涤剂等并注意加强营养。患者化疗过程顺利，未诉明显不适。

2. 该治疗方案中，托烷司琼与地塞米松配伍使用，通过查阅两者的说明书及相关文献发现，托烷司琼及地塞米松的说明书中均未提到两者存在配伍禁忌，但有个别文献报道两药配伍使用存在配伍禁忌，故临床药师建议托烷司琼与地塞米松联合应用时，应尽可能不要将两种药物配在同一注射器内，同时用药前观察液体有无浑浊、沉淀、变色现象，以确保患者安全，减少护患纠纷。

3. 患者出院带药卡培他滨，用药教育过程中告知患者卡培他滨是化疗方案中的主要药物，嘱患者按时服药，不可擅自停药，并提醒患者关注手足综合征的发生，服药过程中如出现不适，及时咨询医生或药师。

4.康艾注射液联合化疗可抗肿瘤、提高患者的生存质量，减轻化疗的毒副作用这一结论并没有大型临床研究数据予以支持，因此临床药师建议对该中药注射剂的使用应该谨慎对待。

治疗需要的随行计划，以及应自行检测的指标：

1.患者出院后应加强营养，并遵照医嘱约定时间回医院复查，为下一阶段的治疗做准备。

2.出院后每3天复查一次血常规，若 $WBC<3\times10^9/L$，$NEU<1.5\times10^9/L$，$PLT<75\times10^9/L$，立即于当地医院行升白细胞、升血小板治疗。

记录人：×××

2017 年 08 月 17 日

临床带教老师评语
该药历能及时全面地记录结肠癌Ⅳ期伴广泛转移患者的基本病史、病程及患者的用药情况，并基本能依据结肠癌临床诊疗指南及相关文献分析患者的化疗方案、CapeOX 方案联合贝伐单抗的药学监护等。在书写药历时应更加详细地关注化疗方案可能引起的不良反应及具体的监护计划。 签字：×××
药学带教老师评语
药历记录全面，学员已经掌握了结肠癌Ⅳ期广泛转移患者的一线治疗原则。在书写时注意不用罗列药物的药理学特点，针对患者的用药和可能出现的不良反应进行监护，监护重点放在发生率高的不良反应上。 签字：×××

（刘新宇　吴　倩）

教学药历 10：

教学药历

建立日期：2017 年 08 月 30 日　　　　　　　　　　　建立人：×××

姓名	伍××	性别	女	出生日期	1968 年 07 月 06 日	住院号	××××××
住院时间：2017 年 08 月 29 日				出院时间：2017 年 09 月 02 日			
籍贯：广东省××		民族：汉族		工作单位：无			
手机号码：139××××××××			联系地址：广东省珠海市××××××××				
身高（cm）	163	体重（kg）		60	体重指数		22.58
血型	未提供	血压（mmHg）		123/84	体表面积		1.67m^2
不良嗜好（烟、酒、药物依赖）			无				

主诉：

卵巢癌术后近 2 年。

现病史：

患者 2 年前因下腹部不适 4 月余于笔者所在医院行 CT 检查，提示右侧附件区占位性病变，考虑为卵巢癌并腹膜后及盆腔内多发淋巴结转移，于 2015-10-16 在全麻下行经腹广泛性子宫切除术+双侧附件切除+盆腔淋巴结切除+大网膜部分切除+盆腔引流术。术后组织病理：（1）（双侧）卵巢浆液性乳头状囊腺癌，侵犯双侧输卵管、大网膜及子宫浆膜层至肌层；（2）送检（左侧、右侧闭孔）淋巴结见癌转移（2/12、2/12）；（3）慢性宫颈炎伴潴留囊肿；（4）子宫内膜呈增殖期样改变。术后于 2015-10-17 行卡铂 0.6g，腹腔灌注化疗。2015-10-30，行紫杉醇 210mg，静脉化疗。此后分别于 2015-11-20、2015-12-12、2016-01-05、2016-01-23、2016-02-12 行卡铂 0.6g，腹腔灌注，紫杉醇 210mg，静脉化疗，过程顺利。于 2016-07-16 行全身 PET-CT 检查：右侧髂血管旁及腹膜后区、双侧盆腔、肝包膜、脾脏周围、腹腔大网膜、肠系膜和盆腔底部多发高代谢病灶，考虑为多发腹膜转移瘤。继续分别于 2016-07-29、2016-08-19、2016-09-10、2016-11-02、2016-12-07 予紫杉醇 180mg，卡铂 0.45g 静脉化疗，过程顺利。2017 年 6 月中旬，自觉腹胀逐渐加重，以餐后更加明显，偶有右上腹疼痛，尿量较前明显减少，考虑患者腹水增多，病情进展，更改化疗方案，于 2017-07-12、2017-08-02 分别给予多西他赛 120mg d1，卡铂 0.45g d1，贝伐单抗 0.4g d1 化疗，过程顺利。化疗后，患者自觉腹胀明显减轻，现为进一步治疗，门诊以卵巢癌术后收入院，自患病以来，患者精神可，食欲差，睡眠一般，大便正常。

查体：

体温：36.7℃，脉搏：80 次/分，呼吸：18 次/分，血压：128/72mmHg。PS 评分 2 分。营养一般，慢性病面容，表情忧虑，全身皮肤黏膜无黄染，全身浅表淋巴结无肿大。颈软无抵抗，气管居中，双肺、心脏查体未及异常。腹平坦，中下腹部可见长约 15.0cm 纵行手术瘢痕，切口愈合良好。腹部柔软，无压痛，腹部未触及包块，肝脾肋下未触及。脊柱、四肢活动自如，无畸形，双下肢无水肿。病理性反射未引出。

辅助检查：

2016-07-16，本院，全身 PET-CT：（1）双侧卵巢癌术后，子宫及双侧附件缺如，阴道残端未见恶性肿瘤征象；（2）右侧髂总血管旁及腹膜后区多发、小、高代谢病灶，考虑为淋巴结转移灶，与上次相比病灶明显缩小、数量减少、代谢降低；（3）上次显像所见的双侧髂内血管、左侧髂总血管旁及左侧横膈上多发腹膜转移灶，与上次显像相比病灶缩小、数量减少，代谢降低；（4）颅内大脑镰钙化灶，蝶窦及双侧筛窦慢性炎症，双侧颈部及双侧腋窝淋巴结炎性增生；（5）左上肺尖后段良性小结节，左下肺内前基底段少许陈旧性病变，肝右叶下段钙化灶；（6）全身其他部位未见明显异常。

2017-05-10，本院，MR：（1）卵巢癌术后改变；盆腔内多发囊实性异常信号影，考虑为肿瘤复发，盆腔内及腹腔内（肝脾周围、胆囊窝内）广泛种植性转移；腹腔、盆腔少量积液。（2）右侧心膈角区、双侧腹股沟区、腹膜后及腹、盆腔内多发肿大淋巴结影，考虑为多发性淋巴结转移；脾脏内异常信号影，考虑为转移瘤。(3) 重度脂肪肝。(4) 慢性胆囊炎。

2016-08-01，本院，彩超：(1) 少量腹水；(2) 左肾下方混合性肿物，以囊性为主；(3) 轻度脂肪肝；(4) 脾内低回声暗区，请结合临床；(5) 胆、胰未见明显异常。

既往病史：

否认肝炎、结核、疟疾病史，否认高血压、心脏病史，否认糖尿病、脑血管疾病、精神疾病史。2013 年因闭经就诊于××区妇幼保健医院，诊断为子宫内膜增厚，行刮宫处理，术后病理未见异常。2015-10-16 在全麻下行经腹广泛性子宫切除术+双侧附件切除+盆腔淋巴结切除+大网膜部分切除+盆腔引流术。预防接种史不详。

个人史：

出生并长期居住在本地，否认毒物、射线接触史，否认疫区旅游和居住史。无烟酒嗜好。

既往用药史：

无。

家族史：

否认家族性遗传病史，否认家族性肿瘤病史。

伴发疾病与用药情况：

无。

过敏史：

否认食物、药物过敏史。

药物不良反应及处置史：

无。

入院诊断：

1. 卵巢浆液性乳头状囊腺癌ⅢC 期术后　　腹腔广泛种植转移
2. 腹水

出院诊断：

1. 卵巢浆液性乳头状囊腺癌ⅢC 期术后　　腹腔广泛种植转移
2. 腹水
3. 脂肪肝
4. 慢性胆囊炎

初始治疗方案：

1. 进一步完善相关检查，包括血、尿、粪常规，肝肾功能及心电图、彩超。
2. 暂予抗肿瘤辅助治疗，化疗预处理，待结果回报后制订下一步治疗方案。
3. 请上级医师指导下一步诊治。

药物治疗方案（8-29）：

用药目的	药物名称	用法用量	起止日期
抗肿瘤辅助治疗	核糖核酸Ⅱ冻干粉针 0.3g+NS 250ml	ivgtt　qd	29/8～2/9
	参附注射液 60ml+转化糖注射液 250ml	ivgtt　qd	29/8～2/9
化疗预处理	地塞米松片 10mg	p.o.　qd	29/8
护胃	兰索拉唑肠溶胶囊 30mg	p.o.　qd	29/8

初始治疗方案分析：

患者状态评估：

患者确诊为卵巢浆液性乳头状囊腺癌ⅢC 期术后，腹腔广泛种植转移，术后已顺利完成多方案、多次化疗，现为行下一疗程化疗入院。初始治疗方案中，首先评定患者具有独立功能，能维持正常生活和工作的能力；测量患者非静息状态下维持正常机体功能的能力，采用的是 KPS（ECOG PS）评分。其次是检查患者是否存在化疗禁忌。该患者精神可，食欲差，睡眠一般，大、小便正常，体重无明显减轻，无疼痛情况，腹胀，症状轻，能耐受肿瘤的症状，生活自理，但白天卧床时间不超过 50%，故 ECOG PS 评分为 2 分；且患者无感染、发热及出血倾向等严重并发症。现已做相关检查待结果，如结果提示患者无明显骨髓抑制、肝肾功能基本正常（或实验室指标低于正常上限的 2 倍）即有指征进行化疗。

肿瘤辅助用药的评价与分析：

对于肿瘤辅助用药，目前尚缺乏这方面用药的标准和规范，又无严格的评价方法，且缺少这方面用药规范的培训和教育，目前更多的是处于"各自为政，经验优先"的状态，用药指征无法评价。

《新编药物学》（第 16 版）将抗肿瘤辅助药物分为生物反应调节剂及免疫功能增强剂、止吐药、促进白细胞增生药和中药制剂。该病例中，医生为患者选择了中药制剂参附注射液和免疫调节药核糖核酸Ⅱ冻干粉针。参附注射液的主要成分为红参及附片，红参具有补元气、补脾肺、生津安神的作用，而附片具有回阳救逆，补火助阳，散寒除湿的作用。该药可用于阳气暴脱的厥脱症（感染性、失血性、失液性休克等）；也可用于阳虚（气虚）所致的惊悸、怔忡、喘咳、胃疼、泄泻、痹症等。该药用于此患者无明显指征。而核糖核酸Ⅱ冻干粉针是一种免疫调节药，具有提高机体细胞免疫功能和抑瘤作用。适用于胰腺癌、肝癌、胃癌、肺癌、乳腺癌、软组织肉瘤及其他癌症的辅助治疗，乙型肝炎的辅助治疗及其他免疫功能低下引起的各种疾病。用于该患者适应证适宜。

两种肿瘤辅助用药的用法用量均符合说明书推荐，但该患者血糖处于正常范围，也非应激状态，不存在胰岛素抵抗，无须使用转化糖作为参附注射液的溶媒，建议选择 5%～10% 的葡萄糖注射液或生理盐水。

化疗预处理用药使用的评价与分析：

体液潴留是多西他赛单药或联合其他药物使用时最常见的不良反应之一，发生的概率大于 20%。多西他赛说明书示，为减轻体液潴留，除有禁忌外，所有患者在接受多西他赛治疗前均必须预服药物。此类药物只能包括口服糖皮质激素，如地塞米松，在多西他赛滴注前一天服用，每天 16mg（如每日 2 次，每次 8mg）持续 3 天。该患者无使用糖皮质激素的禁忌证，且明日行多西他赛、卡铂化疗，故有使用地塞米松片的指征，使用时机也合理，但用法用量不符合说明书推荐，日剂量偏小，建议改为 8mg，p.o.，bid。

护胃药的评价与分析：

《应激性溃疡防治专家建议（2015 版）》在药物预防应激性溃疡中提到：具有以下一项高危情况者应使用预防药物：（1）机械通气超过 48h；（2）凝血机制障碍（INR>1.5，血小板<50g/L 或部分凝血酶原时间>正常值 2 倍）；（3）原有消化道溃疡或出血病史；（4）严重颅脑、颈脊髓外伤；（5）严重烧伤；（6）严重创伤、多发伤；（7）各种困难复杂的手术；（8）急性肾衰竭或急性肝衰竭；（9）ARDS；（10）休克或持续低血压；（11）脓毒性；（12）心脑血管意外；（13）严重心理应激，如精神创伤、过度紧张等。若同时具有以下任意两项危险因素时也可考虑使用预防药物：（1）ICU 住院时间>1 周；（2）粪便隐血持续时间>3 天；（3）大剂量使用糖皮质激素（剂量>氢化可的松 250mg/d）；（4）合并使用非甾体抗炎药。该患者使用地塞米松 10mg/d，根据各种激素等效抗炎剂量换算比，相当于氢化可的松 267mg，存在一个发生应激性溃疡的危险因素，但并无其他危险因素或该建议中提到的高危因素。因此没有使用预防药物兰索拉唑肠溶片的指征。

可用于预防应激性溃疡的药物：（1）抑酸药，包括质子泵抑制剂和 H_2 受体拮抗剂。且前者比后者更能持续稳定地升高胃内 pH，降低应激性溃疡相关出血风险的效果亦更优。（2）抗酸药，包括氢氧化铝、铝碳酸镁、5%碳酸氢钠溶液等，可从胃管注入，使胃内 pH 升高。但其降低应激性溃疡相关出血风险的效果不及抑酸药。（3）黏膜保护剂，可增加胃黏膜的防御功能，但是不能中和胃酸和提高胃内 pH。其降低应激性溃疡相关出血风险的效果也不及质子泵抑制剂和 H_2 受体拮抗剂。综上所述，质子泵抑制剂是预防应激性溃疡的首选药物。因此，使用兰索拉唑肠溶片，品种选择合理，且其用法用量符合说明书推荐。

初始药物治疗监护计划：

疗效监测：

每天监测患者体力及精神状态变化情况。

不良反应监护：

1. 第一次给予参附注射液和核糖核酸Ⅱ冻干粉针时，密切监测患者是否出现皮疹、胸闷、体温升高等过敏反应。

2. 每天监护参附注射液的滴速，该患者为老年人，输注速度以 20～40 滴/分为宜。

记录人：×××

2017 年 08 月 29 日

其他主要治疗药物：

用药目的	药物名称	用法用量	起止日期
化疗	多西他赛注射液 120mg+NS 500ml	ivgtt qd	30/8
	贝伐单抗 0.4g+NS 250ml	ivgtt qd	30/8
	卡铂冻干粉针 0.45g+5% GS 500ml	ivgtt qd	30/8

止吐、化疗预处理	注射用托烷司琼 5mg+地塞米松磷酸钠注射液 10mg+NS 100ml	ivgtt　qd	30/8～31/8
	注射用托烷司琼 5mg+NS 100ml	ivgtt　qd	31/8～1/9
	苯海拉明注射液 20mg	im　qd	30/8
护胃	奥美拉唑肠溶片 20mg	p.o.　qd	30/8～1/9
抗肿瘤辅助治疗	艾迪注射液 60ml + NS 250ml	ivgtt　qd	30/8～2/9

药物治疗日志

患者伍××，49 岁中年女性，入院时间：2017-08-29，入院诊断：（1）卵巢浆液性乳头状囊腺癌ⅢC 期术后腹腔广泛种植转移；（2）腹水。

2017-08-30

症状体征：

患者精神可，较前无显著变化。食欲差，较前无明显改善。睡眠一般，大小便无异常。腹平坦，中下腹部可见长约 15.0cm 纵行手术瘢痕，无腹壁静脉曲张，腹部柔软，无压痛、反跳痛，腹部未触及明显包块。无移动性浊音。无阴道异常出血，无排尿困难、便秘、肛门坠胀感，无腹痛，轻微腹胀，无腹壁及下肢水肿，无腰痛、骨痛，无呼吸困难、不能平卧、心悸。

实验室检查结果：

血常规，大、小便常规，肝、肾功能检查未见明显异常。

辅助检查结果：

彩超：（1）轻度脂肪肝；（2）脾内低回声暗区，请结合临床；（3）胆、胰未见明显异常。

治疗方案调整：

患者诊断为卵巢浆液性乳头状囊腺癌术后，既往行多次紫杉醇、卡铂方案化疗。2017-05-10，本院，MR 提示：肿瘤复发并腹腔广泛种植转移，逐渐出现大量腹水，2017-07 予 DP 方案、贝伐单抗化疗后，腹水明显减少。此次入院完善相关检查，无明显化疗禁忌，今日可行第 3 周期多西他赛 120mg d1，卡铂 0.45g d1，贝伐单抗 0.4g d1 化疗，注意化疗反应。

用药目的	药物名称	用法用量	起止日期
化疗	多西他赛注射液 120mg+NS 500ml	ivgtt　qd	30/8
	贝伐单抗 0.4g+NS 250ml	ivgtt　qd	30/8
	卡铂冻干粉针 0.45g+5% GS 500ml	ivgtt　qd	30/8
止吐+化疗预处理	注射用托烷司琼 5mg+地塞米松磷酸钠注射液 10mg+NS 100ml	ivgtt　qd	30/8～31/8
	注射用托烷司琼 5mg+NS 100ml	ivgtt　qd	31/8～1/9
	苯海拉明注射液 20mg	im　qd	30/8
护胃	奥美拉唑肠溶片 20mg	p.o.　qd	30/8～1/9
抗肿瘤辅助治疗	艾迪注射液 60ml+NS 250ml	ivgtt　qd	30/8～2/9

药物治疗方案分析：

化疗方案的评价与分析：

该患者病理明确为卵巢浆液性乳头状囊腺癌，是上皮性卵巢癌的一种。实验室检查结果提示患者无骨髓抑制，肝肾功能正常，结合入院时患者的 KPS 评分状况及查体结果可知患者无明显化疗禁忌，有明确的化疗指征。根据《NCCN 肿瘤学临床实践指南：卵巢癌（2017.V1）》，该患者曾于 2014-10 在全麻下行经腹广泛性子宫切除术+双侧附件切除+盆腔淋巴结切除+大网膜部分切除+盆腔引流术，术后病理：（1）（双侧）卵巢浆液性乳头状囊腺癌，侵犯双侧输卵管、大网膜及子宫浆膜层至肌层；（2）送检（左侧、右侧闭孔）淋巴结见癌转移（2/12、2/12）；（3）慢性宫颈炎伴潴留囊肿；（4）子宫内膜呈增殖期样改变。临床分期属于ⅢC 期，明确了上皮性卵巢癌的病理诊断。术后行辅助化疗，具体为 2015-10 至 2016-02 行卡铂 0.6g，腹腔灌注，紫杉醇 210mg，静脉化疗，化疗 6 个疗程，过程顺利。2016-07 复查 PET-CT 发现，右侧髂血管旁及腹膜后区、双侧盆腔、肝包膜、脾脏周围、腹腔大网膜、肠系膜和盆腔底部多发高代谢病灶，考虑为多发腹膜转移瘤，患者肿瘤复发，遂于 2016-07 至 2016-12 行紫杉醇 180mg、卡铂 0.45g 联合化疗 5 周期，过程顺利。2017-06 患者自觉腹胀逐渐加重，餐后明显，偶有右上腹疼痛，尿量较前明显减少，考虑患者腹水增多，病情进展，更改化疗方案，于 2017-07-12、2017-08-02 给予多西他赛 120mg d1，卡铂 0.45g d1，贝伐单抗 0.4g d1 化疗，过程顺利。化疗后，患者自觉腹胀明显减轻。按指南推荐，该患者初始治疗后疾病进展或复发，可以采用手术或药物治疗。且其进展复发的时间为停止化疗 6 个月后，为化疗敏感型，手术治疗方面可行二次细胞减灭术，药物治疗方面可选用一线联合化疗方案，或换用另一种铂类药物（顺铂、卡铂、奥沙利铂和洛铂）进行术后辅助化疗或姑息性化疗。该患者经评估无法行肿瘤减灭术，按指南推荐此时应使用一线联合化疗方案，或换用另一种铂类药物（顺铂、卡铂、奥沙利铂和洛铂）进行姑息性化疗，此次入院选择多西他赛、卡铂联合化疗，符合指南推荐。

《NCCN 肿瘤学临床实践指南：卵巢癌（2017.V1）》指出，卵巢癌的化疗方式包括 IV 或 IP 化疗。不同分期的患者推荐给予的化疗周期数是不同的。晚期病例（Ⅱ～Ⅳ期）推荐给予 6～8 个周期化疗，而早期病例推荐给予 3～6 个周期化疗。专家组达成共识并推荐的 IV 化疗方案：（1）紫杉醇 $175mg/m^2$ ivgtt 3h，随后卡铂曲线下面积（AUC）5～7.5 ivgtt 1h d1，每 3 周重复，共 6 周期（Ⅰ类推荐）。（2）多西他赛 60～$75mg/m^2$ ivgtt 1h，随后卡铂 AUC 5～6 ivgtt 1h d1，每 3 周重复，共 6 周期（Ⅰ类推荐）。（3）剂量密集疗法：紫杉醇 $80mg/m^2$ ivgtt 1h d1、d8、d15，联合卡铂 AUC 6 ivgtt 1h d1，每 3 周重复，共 6 周期（Ⅰ类推荐）。推荐的 IP 化疗方案：紫杉醇 $135mg/m^2$ ivgtt 24h d1；顺铂 75～100 mg/m^2，在紫杉醇滴注化疗完成后的第 2 天经 IP 给药；紫杉醇 $60mg/m^2$ IP，d8［最大体表面积（BSA）$2.0m^2$］；每 3 周重复，共 6 周期（Ⅰ类推荐）。该患者选用静脉化疗方案，具体为多西他赛 120mg d1，卡铂 0.45g d1，贝伐单抗 0.4g d1，前两种药物的选择符合指南推荐，但贝伐单抗并非指南推荐用药，用于该患者是否适宜值得商榷。

该患者体表面积 $1.67m^2$，故其多西他赛的推荐给药剂量应为 100.2～125.25mg，其实际用量为指南推荐的 96%～120%，用量符合指南推荐。卡铂的用量按照 AUC 来计算，该患者为女性,体重60kg,年龄49岁,血肌酐62μmol/L,计算出其肌酐清除率为81.8ml/min,根据卡铂的计算公式:给药剂量=AUC×(肌酐清除率+25),该患者卡铂的推荐给药剂量应为534~640mg,其实际用量为推荐用量的70%~84%,剂量过小。剂量过小可能造成疗效下降,临床药师建议增加卡铂的剂量至600mg,d1。

止吐药物的评价与分析:

该患者使用的是卡铂、多西他赛的联合化疗方案,其中卡铂为中度致吐风险化疗药,多西他赛为低致吐风险化疗药,《肿瘤治疗相关呕吐防治指南（2014版）》明确提出,化疗所致恶心呕吐的治疗原则之一是最大限度地预防消化道反应的发生,对于多药方案,应基于致吐风险最高的药物来选择,即对于该患者,应基于中致吐风险的卡铂来选择预防性的止吐治疗方案。该指南中推荐预防中致吐风险化疗药（本例中的卡铂）的急性呕吐和延迟性呕吐处理上均需联合使用多种止吐药物,该患者使用止吐药是有指征的。

由于在急性呕吐中主要是5-HT和P物质起介导作用,而在延迟性呕吐中,P物质及化疗导致的细胞损伤及炎症因子的释放起主导作用,故对于预防急性呕吐和预防延迟性呕吐的推荐用药是不同的。《肿瘤治疗相关呕吐防治指南（2014版）》中推荐预防中致吐风险化疗药（本例中的卡铂）的急性呕吐处理上应该使用5-HT$_3$RA+地塞米松±NK-1RA±劳拉西泮±H$_2$受体拮抗剂或质子泵抑制剂联合止吐,而预防中致吐风险化疗药（本例中的奈达铂）的延迟性呕吐应使用5-HT$_3$RA+地塞米松±NK-1RA±劳拉西泮±H$_2$受体拮抗剂或质子泵抑制剂。且该指南指出,末剂化疗后,接受中度致吐风险药物进行化疗的患者,恶心、呕吐风险至少持续2天,因此在整个风险期,均需给予止吐剂予以防护。即在化疗日及完成化疗后两日应使用5-HT$_3$RA+地塞米松±NK-1RA±劳拉西泮±H$_2$受体拮抗剂或质子泵抑制剂预防急性呕吐及延迟性呕吐。综上所述,该患者使用托烷司琼+地塞米松+奥美拉唑来预防卡铂+多西他赛联合化疗可能产生的急性呕吐及延迟性呕吐,符合指南推荐,但于化疗日加用苯海拉明止吐视为无必要。止吐药于治疗当天化疗前开始使用,给药时机选择也是合理的。

该病例中,托烷司琼及奥美拉唑的用法用量符合指南推荐,但地塞米松10mg,qd用量过大,建议改为8mg,qd。化疗于30日结束,地塞米松仅使用至31日,疗程不足,难以预防迟发性呕吐,而用于预防急性呕吐的托烷司琼用至9月1日则疗程过长。

肿瘤辅助用药的评价与分析:

该患者在6月12日使用了参附注射液和核糖核酸Ⅱ的基础上加用了艾迪注射液。其中艾迪注射液的主要成分是斑蝥、人参和黄芪,而已使用的参附注射液的主要成分为红参及附片。两种中药制剂主要成分功效相同,均为健脾补气用,艾迪中的斑蝥所含斑蝥素有抗肿瘤作用,对该患者有益,故对于该患者这两种药物功效相似,建议选择其中一种使用即可。

药学监护计划:

疗效监测:

1. 每天监测患者是否出现可扪及的腹部包块,是否出现阴道异常出血,是否出现排尿困难、便秘、肛门坠胀感,是否出现腹痛,是否出现腹壁及下肢水肿。

2. 每天监测患者腹胀的缓解情况。

不良反应监护：

1. 每天监护患者消化系统情况，若出现食欲减退、恶心、呕吐，首先考虑是卡铂的不良反应，其次考虑是多西他赛的不良反应。

2. 每天监护患者听力情况，如出现耳鸣或听力减退，主要考虑为卡铂的不良反应。

3. 每日监测患者的全身反应，如出现发热、感染症状、虚弱、体液潴留，考虑是多西他赛的不良反应。

4. 每 3 天监护血常规，如出现白细胞、中性粒细胞、血小板、血红蛋白下降，首先考虑是卡铂的不良反应，其次考虑是多西他赛的不良反应。

5. 每 3 天监护综合生化，如出现转氨酶、胆红素升高，考虑是多西他赛的不良反应。如出现肌酐值升高，尿酸升高，考虑是卡铂的不良反应。

记录人：×××

2017 年 08 月 30 日

2017-09-02

症状体征：

患者精神可，食欲较差，轻度恶心、无呕吐，睡眠可，大小便无异常。下腹部未触及明显包块，无阴道异常出血，无排尿困难、便秘、肛门坠胀感，无腹痛，轻度腹胀，较前无明显缓解，无腹壁及下肢水肿，无腰痛、骨痛，无呼吸困难、不能平卧、心悸。无耳鸣、听力减退，无发热，无感染症状，无虚弱，无体液潴留。

实验室检查结果：

无相关实验室检查。

辅助检查结果：

无相关辅助检查。

治疗方案调整：

患者顺利完成本次化疗，未出现明显不良反应，今日办理出院。

出院带药：

无出院带药。

饮食及生活方式指导：

注意休息，饮食以清淡为主，加强营养，如出现恶心及食欲不佳，建议食用流质及半流质等易消化食物，少食多餐。

随访计划：

出院后复查血常规 2 次/周，如果白细胞低于 $3\times10^9/L$，中性粒细胞低于 $1.5\times10^9/L$，给予升白细胞治疗，血小板低于 $60\times10^9/L$，给予升血小板治疗，3 周后返院，继续肿瘤内科门诊、病房随诊。

记录人：×××

2017 年 09 月 02 日

药物治疗总结

治疗原则和治疗方案：

患者伍××，女性，49 岁。因卵巢癌术后近 2 年于 2017-08-29 步行入病房，入院诊断：（1）卵巢浆液性乳头状囊腺癌ⅢC 期术后，腹腔广泛种植转移；（2）腹水。结合患者病史及诊疗过程，查无化疗禁忌后行第 3 程化疗，具体方案：多西他赛 120mg d1，卡铂 0.45g d1，贝伐单抗 0.4g d1，过程顺利，出院。

具体体会如下：患者卵巢癌初始治疗完成 5 个月后复查提示肿瘤进展复发，随即使用紫杉醇 180mg，卡铂 0.45g 化疗 5 周期后病情稳定，半年后复查发现腹水增多，病情进展，诊断明确，有化疗指征。此次入院行第 3 程化疗，具体为多西他赛 120mg d1，卡铂 0.45g d1，贝伐单抗 0.4g d1，方案的选择符合相关指南推荐，但贝伐单抗的使用缺乏相关依据，而且奈达铂的用量过小。在化疗过程中予托烷司琼、苯海拉明止吐，奥美拉唑护胃，地塞米松预防体液潴留和止吐，指征明确，且药物品种、给药时机均合理，但具体的使用疗程方面存在一定的不合理。此外在自化疗开始至出院期间，患者还使用了 3 种肿瘤辅助用药，其中两种中药制剂艾迪注射液和参附注射液的治疗目的相同，无须同时使用。

药学监护、用药指导：

疗效监护的重点：

患者腹胀的缓解情况，患者是否出现可扪及的腹部包块，是否出现阴道异常出血，是否出现排尿困难、便秘、肛门坠胀感，是否出现腹痛腹胀，是否出现腹壁及下肢水肿。

不良反应监护的重点：

胃肠道反应包括食欲减退、恶心呕吐的情况，是否出现耳鸣或听力减退；是否出现发热、感染症状、虚弱、体液潴留，血常规中三系细胞数目是否有降低；肝肾功能检查中转氨酶、胆红素及肌酐值是否升高。

临床药师在本次治疗中的作用：

1. 结合患者病情及要求，根据相关治疗指南，对患者癌症多学科综合治疗方案的合理性进行分析。

2. 根据患者的个人具体情况，对化疗药物可能出现的不良反应进行积极预防并密切关注。

3. 对肿瘤辅助治疗中存在的药物选择不适宜、药物联用不适宜等方面进行药学监护。

记录人：×××

2017 年 09 月 02 日

临床带教老师评语

该药历能及时全面地记录卵巢浆液性乳头状囊腺癌ⅢC 期术后患者的基本病史、病程及患者的用药情况，并基本能依据卵巢癌临床诊疗指南及相关文献分析该患者的化疗方案、DP 方案+贝伐单抗方案的药学监护等。在书写药历时应更加详细地关注化疗方案可能引起的不良反应及具体的监护计划。

签字：×××

药学带教老师评语

药历记录全面,学员已经掌握了卵巢癌患者的一线治疗原则。在书写时注意不用罗列药物的药理学特点,针对患者的用药和可能出现的不良反应进行监护,监护重点放在发生率高的不良反应上。

签字:×××

(韩莹旻 万岩岩)

教学药历 11:

教学药历

建立日期:2017 年 09 月 07 日　　　　　　　　建立人:×××

姓名	汤××	性别	男	出生日期	1964 年 05 月 16 日	住院号	××××××

住院时间:2017 年 09 月 06 日	出院时间:2017 年 09 月 23 日

籍贯:广东××	民族:汉族	工作单位:未提供

手机号码:139×××××××	联系地址:广东省惠州市×××××××××

身高(cm)	166	体重(kg)	50	体重指数	18.14
血型	未提供	血压(mmHg)	125/80	体表面积	$1.62m^2$

不良嗜好(烟、酒、药物依赖)	未提供

主诉:

右臀部肉瘤治疗后复发、转移,化疗后 2 周,入院化疗。

现病史:

患者 2015-03 行右臀部肿物切除术,术后病理诊断"右臀部低恶性纤维黏液样肉瘤",2015-06 至 2016-07 多次复发,多次行手术切除,2015-07-28 转诊至北京某三甲医院,2015-08-11 在该院行"右侧半骨盆离断术",术后病理结果示恶性梭形细胞肿瘤(FNCLCC Ⅲ级)。术后给予 6 个疗程辅助化疗,2017-02-09 至 03-24 完成盆腔瘤床区术后辅助放疗(放疗剂量 CTV1:6000cGy/28f,CTV2:5000cGy/28f)。2017-07 出现双肺、胸膜、右侧脊柱旁沟多发软组织转移,右侧原坐骨所在区肿物复发。2017-08-09 至 08-22 予异环磷酰胺 $3.0g/m^2$ d1~5,重组人血管内皮抑制素 30mg/d d1~14,姑息性化疗一个疗程。

查体:

体温:36.6℃,脉搏:82 次/分,呼吸:18 次/分,血压:118/62mmHg。KPS 评分 80 分,营养一般,慢性面容,全身皮肤黏膜无黄染,全身浅表淋巴结无肿大。颈软无抵抗,气管居中,双肺、心脏、腹部查体未及异常。右侧臀部稍肿胀,半盆缺如,手术切口愈合可,无出血、渗液,皮瓣区面积约为 36.0cm×25.0cm,皮瓣色泽、皮温大致正常,皮瓣区针刺感欠佳,周围皮肤针刺感正常,左侧臀部未及明显肿块,左下肢肌肉营养不良,肌肉稍萎缩,活动自如,足背动脉搏动可。脊柱、四肢活动自如,无畸形,双下肢无水肿。病理性反射未引出。

辅助检查：

2015-07-28，北京某三甲医院，盆腔 CT：右侧臀部、盆腔内囊性软组织占位，请结合临床病史随诊。

2015-08-18，北京某三甲医院，术后病理检查结果提示恶性梭形细胞肿瘤（FNCLCC Ⅲ级）。

2017-01-21，本院，盆腔 MR 结果示，右骨盆滑膜肉瘤骨盆离断术后化疗后复查，现片示，右侧骨盆骨质缺如，余所见骨部分骨质压脂信号增高，考虑骨髓水肿可能；骨盆软组织广泛水肿可能；右侧骶部区域见片状异常信号影，考虑术后改变可能，请结合临床。

2017-07-30，本院，腹部超声提示胆囊息肉。左肾囊肿。肝、脾胰、右肾未见占位；腹腔未见明显肿块；左侧腹股沟多发低回声团（考虑淋巴结增大）。

2017-07-30，本院，胸部 CT 提示：（1）右臀部滑膜肉瘤术后放疗后，双肺、胸膜及右侧脊柱旁沟多发软组织团块影，多考虑转移瘤。（2）纵隔及右侧腋窝多发稍大淋巴结影。

2017-07-31，本院，盆腔 MR 提示：（1）右臀部滑膜肉瘤半骨盆离断术后放疗后复查，现右侧髋骨及部分骶骨结构缺如，右侧臀部肌组织结构缺如，拟术后改变；右侧原坐骨所在区见团片状异常信号影、内见结节状明显强化灶，与 2015-03-23 MR 片比较为新出现结节，考虑肿瘤复发可能。（2）骶骨左侧及左侧髂骨多发斑片状异常信号影，考虑放疗后改变可能。

既往病史：

右臀部肉瘤，术后给予 6 个疗程辅助化疗，具体方案不详，2017-08-09～2017-08-22 予异环磷酰胺 $3.0g/m^2$ d1～5，重组人血管内皮抑制素 30mg/d d1～14，姑息性化疗一疗程。

既往用药史：

异环磷酰胺、重组人血管内皮抑制素。

个人史：

出生并长期居住在本地，否认毒物、射线接触史，否认疫区旅游和居住史。

家族史：

未提供。

伴发疾病与用药情况：

无。

过敏史：

否认食物过敏史，否认药物过敏史。

药物不良反应及处置史：

使用异环磷酰胺后出现Ⅳ度骨髓抑制，给予粒细胞集落刺激因子及重组人白细胞介素-11 后恢复。

入院诊断：

1. 右臀部滑膜肉瘤半骨盆离断术后放化疗后复发、转移化疗后

2. 术后脑脊液囊肿

出院诊断：

1. 右臀部滑膜肉瘤半骨盆离断术后放化疗后复发、转移化疗后

2. 术后脑脊液囊肿

3.化疗后骨髓抑制

初始治疗方案:

1.完善三大常规、肝肾功能、盆腔 MR、胸部 CT、肿瘤标志物、腹部超声、心电图等检查。

2.予辅助抗肿瘤等对症处理,待结果回报后制订下一步治疗方案。

3.病情及治疗计划告知患者及家属,患者及家属表示知情理解。

4.请上级医师指导下一步诊治。

药物治疗方案:

用药目的	药物名称	用法用量	起止日期
抗肿瘤辅助治疗	安替可胶囊 0.44g	p.o.　tid	6/9～25/9
	复方红豆杉胶囊 0.6g	p.o.　tid	6/9～10/9

治疗原则和药物治疗方案的分析:

患者 2015 年 3 月行右臀部肿物切除术,术后病理诊断"右臀部低恶性纤维黏液样肉瘤",2015-06～2016-07 出现多次复发,多次行手术切除,2016-07-28 转诊至北京某三甲医院,2016-08-11 在该院行右侧半骨盆离断术,术后病理结果示恶性梭形细胞肿瘤(FNCLCC Ⅲ级)。术后给予 6 个疗程辅助化疗,2017-02-09～2017-03-24 完成盆腔瘤床区术后辅助放疗(放疗剂量 CTV1:6000cGy/28f,CTV2:5000cGy/28f)。2017-07 出现双肺、胸膜、右侧脊柱旁沟多发软组织转移,右侧原坐骨所在区肿物复发。2017-08-09～2017-08-22 予异环磷酰胺 $3.0g/m^2$ d1～5,重组人血管内皮抑制素 30mg/d d1～14,方案姑息性化疗一程,现为行下一次化疗入院。

入院诊断:

1.右臀部滑膜肉瘤半骨盆离断术后放化疗后复发、转移化疗后

2.术后脑脊液囊肿

营养支持、辅助抗肿瘤等对症处理:

患者中年男性,53 岁,慢性病程。无吞咽困难、胸闷、气促等不适。各项体征正常,神志清楚,查体合作,对答切题,查体无异常。KPS 评分 90 分,全身浅表淋巴结未扪及肿大,右侧臀部稍肿胀,半盆缺如,手术切口愈合可,无出血、渗液,左侧臀部未及明显肿块,左下肢肌肉营养不良,肌肉稍萎缩,活动自如,足背动脉搏动可,病理征未引出。三大常规、肿瘤指标、凝血及生化均未见明显异常。依据患者上述状态,医嘱予普食,未行肠内肠外营养,选择合理。

肿瘤内科治疗已成为肿瘤综合治疗中最重要的方法之一,但是,肿瘤治疗过程中不可避免地会产生一些近远期的毒副作用,如何通过合理的辅助用药将毒副作用减少到最低程度,这是衡量或考验临床肿瘤医师的又一标准。肿瘤治疗中辅助用药包括减少近期毒性反应与并发症的用药,如止吐药、促进白细胞增生药、抗感染药及营养支持等,以及包括减少远期毒副作用,调节免疫力、减少复发转移的各种生物反应调节剂及免疫功能增强剂。在辅助用药方面要做到合理使用更为困难,因为目前缺乏这方面用药的标准和规范,又无严格的评价方法,缺少这方面用药规范的培训和教育。目前更多的是处于"各自为政,经验优先"的状态。

　　根据《新编药物学》（第 16 版）将抗肿瘤辅助药物分为生物反应调节剂及免疫功能增强剂、止吐药、促进白细胞增生药和中药制剂。该病例中，医生为患者选择了中药制剂安替可胶囊和复方红豆杉胶囊，安替可胶囊可软坚散结，解毒定痛，养血活血，适用于食管癌瘀毒证，与放疗合用可增强对食管癌的疗效；晚期原发性肝癌瘀毒证，对不宜手术、放化疗者有一定抑制肿瘤增长作用，可改善生存质量；晚期胃癌瘀毒证的化疗辅助治疗，配合 5-Fu、顺铂方案（5-Fu、丝裂霉素、顺铂），可改善临床症状、生存质量。该患者诊断为滑膜肉瘤，并无上述适应证，选择该药不适宜；而复方红豆杉胶囊可祛邪散结，用于气虚痰瘀所致的中晚期肺癌化疗的辅助治疗，该患者诊断为滑膜肉瘤，并无上述适应证，选择该药不适宜。

初始药物治疗监护计划：

　　药学监护计划：

　　1. 疗效监测　每天监测是否出现疼痛，患者体力及精神状态情况。

　　2. 不良反应监护　（1）服用安替可胶囊的过程中应注意是否有恶心呕吐、白细胞降低及心悸的症状出现。（2）服用复方红豆杉胶囊的过程中应注意是否有恶心呕吐、白细胞降低及肌肉酸痛的症状出现。

用药指导：

　　1. 饮食方面应加强营养，清淡为主。

　　2. 安替可胶囊应于饭后服用，如有心慌症状出现应立即报告给医务人员。

其他主要治疗药物：

用药目的	药物名称	用法用量	起止日期
抗肿瘤辅助治疗	灵芝孢子粉胶囊 1.2g	p.o. tid	7/9～10/9
	艾迪注射液 60ml+NS 250ml	ivgtt qd	7/9～25/9
	注射用核糖核酸Ⅱ 0.2g+NS 250ml	ivgtt qd	7/9～25/9
化疗	盐酸多柔比星脂质体注射液 40mg+5% GS 250ml	ivgtt qd	10/9～11/9
	盐酸多柔比星脂质体注射液 20mg+5% GS 250ml	ivgtt qd	12/9～12/9
	重组人血管内皮抑制素注射液 30mg+NS 500ml	ivgtt qd	10/9～23/9
护胃	雷贝拉唑钠肠溶胶囊 20mg	p.o. qd	10/9～25/9
护肝	异甘草酸镁注射液 150mg+10% GS 250ml	ivgtt qd	10/9～21/9
肠外营养	钠钾镁钙葡萄糖注射液 500ml	ivgtt qd	10/9～15/9
	注射用脂溶性维生素（Ⅱ）2 支+5% GS 250ml	ivgtt qd	10/9～21/9
止吐	盐酸昂丹司琼注射液 8mg+NS 100ml	ivgtt qd	10/9～17/9
保护心脏	曲美他嗪片 20mg	p.o. tid	11/9～25/9
	注射用磷酸肌酸钠 1g+NS 250ml	ivgtt qd	11/9～15/9
	稳心颗粒 5g	p.o. tid	11/9～25/9
升白细胞	重组人粒细胞集落刺激因子（特尔津）300μg	i.h. qd	13/9～14/9
	重组人粒细胞集落刺激因子（惠尔血）75μg	i.h. qd	13/9～14/9
升血小板	注射用重组人白细胞介素-11 3mg	i.h. qd	13/9～19/9

药物治疗日志

患者中年男性，入院诊断：（1）右臀部滑膜肉瘤半骨盆离断术后放化疗后复发、转移化疗后；（2）术后脑脊液囊肿。

2017-09-07

症状体征：

患者精神尚可，食欲、睡眠一般，无畏寒、发热，无胸闷、气急，无咳嗽、咳痰，无恶心、呕吐，无头晕、头痛，无腹胀、腹痛，无鼻塞、鼻出血，大小便正常。查体大致同前。

实验室检查结果：

心电图、大小便常规、糖类抗原、肝肾功能等结果未见明显异常。

2017-09-07，血常规五分类：HBG 90g/L↓，WBC 2.75×10⁹/L↓，NEU 1.49×10⁹/L↓，血小板计数 382×10⁹/L↓，余正常。

2017-09-07，凝血5项：D-二聚体试验 1330ng/ml↑，纤维蛋白原 4.6g/L↑，活化部分凝血活酶时间 42.2s↑，余正常。

2017-09-07，肿瘤4项：铁蛋白 889.70μg/L↑，余正常。

药学监护结果分析：

患者及家属要求行生物治疗。患者诊断"右臀部滑膜肉瘤半骨盆离断术后放化疗后复发、转移化疗后"明确，目前未见明显生物治疗禁忌，今日采血送体外培育，拟2周后行生物治疗，另予完善相关检查，排除化疗禁忌，择期行下一周期化疗，另予辅助抗肿瘤等对症处理，观察病情变化。

治疗方案调整：

用药目的	药物名称	用法用量	起止日期
抗肿瘤辅助治疗	灵芝孢子粉胶囊 1.2g	p.o. tid	7/9～10/9
	艾迪注射液 60ml+NS 250ml	ivgtt qd	7/9～25/9
	注射用核糖核酸Ⅱ 0.2g+NS 250ml	ivgtt qd	7/9～25/9

药物治疗方案分析：

灵芝孢子粉可健脾益气，养心安神，用于心脾两虚，病后体弱，肿瘤患者的辅助治疗；而注射用核糖核酸Ⅱ为免疫调节药，适用于胰腺癌、肝癌、胃癌、乳腺癌、软组织肉瘤及其他癌症的辅助治疗，患者中年男性，诊断为右臀部滑膜肉瘤半骨盆离断术后放化疗后，选用灵芝孢子粉胶囊和注射用核糖核酸Ⅱ作为肿瘤辅助治疗合理。

艾迪注射液用于清热解毒，消肿散结，用于原发性肝癌、肺癌、直肠癌、恶性淋巴瘤、妇科肿瘤等，与上述安替可胶囊及复方红豆杉胶囊药理作用相似，药师认为无须同时联用三种药理作用相似的中成药物，另艾迪中含有斑蝥，有较强的肾毒性，且该药为注射剂型，会增加患者不良反应及相应风险，建议停用。

药学监护计划：

疗效监测：

每天监测：是否出现疼痛，患者体力及精神状态情况。

不良反应监护：

5～7 天监护：患者肾功能是否受损。

记录人：×××
2017 年 09 月 07 日

2017-09-10

症状体征：

患者精神好，食欲正常，睡眠一般，无头晕、头痛，无四肢乏力、抽搐，无腹胀、腹痛，无胸闷、气急，大小便正常。查体：KPS 评分 80 分，全身浅表淋巴结未扪及肿大，心肺听诊未闻及异常，肝脾肋下未及，右侧臀部稍肿胀，半盆缺如，手术切口愈合可，无出血、渗液，皮瓣区面积约为 36.0cm×25.0cm，皮瓣色泽、皮温大致正常，皮瓣区针刺感欠佳，周围皮肤针刺感正常，左侧臀部未及明显肿块，左下肢肌肉营养不良，肌肉稍萎缩，活动自如，足背动脉搏动可，病理征未引出。

实验室检查结果：

2017-09-10，心脏彩超检查提示：EF55%，左心室舒张功能减退；心内结构未见明显异常。

药学监护结果分析：

患者目前未见明显化疗禁忌，今日开始化疗，脂质体阿霉素 40mg d1～2、20mg d3，恩度 30mg d1～14，另予止吐、护胃、护肝等对症处理，注意复查血常规及生化，观察病情变化。

治疗方案调整：

用药目的	药物名称	用法用量	起止日期
化疗	盐酸多柔比星脂质体注射液 40mg+5% GS 250ml	ivgtt　qd	10/9～11/9
	盐酸多柔比星脂质体注射液 20mg+5% GS 250ml	ivgtt　qd	12/9～12/9
	重组人血管内皮抑制素注射液 30mg+NS 500ml	ivgtt　qd	10/9～23/9
护胃	雷贝拉唑钠肠溶胶囊 20mg	p.o.　qd	10/9～25/9
护肝	异甘草酸镁注射液 150mg+10% GS 250ml	ivgtt　qd	10/9～21/9
肠外营养	钠钾镁钙葡萄糖注射液 500ml	ivgtt　qd	10/9～15/9
	注射用脂溶性维生素（Ⅱ）2 支+5% GS 250ml	ivgtt　qd	10/9～21/9
止吐	盐酸昂丹司琼注射液 8mg+NS 100ml	ivgtt　qd	10/9～17/9

药物治疗方案分析

患者为 53 岁男性，于 2015 年 3 月诊断"右臀部滑膜肉瘤"，肿物局部切除术后出现反复复发，复发间隔时间短；并于 2016-08-11 行"右侧半骨盆离断术"，术后病理结果示：恶性梭形细胞肿瘤（FNCLCC Ⅲ级）。此次入院诊断右臀部滑膜肉瘤半骨盆离断术后放化疗后，根据《肢体软组织肉瘤临床诊疗专家共识》（2015 版）中对软组织肉瘤患者术后化疗适应证的描述，该患者是化疗相对敏感的滑膜肉瘤，且分化程度差，出现局部复发，有术后化疗指征。另外，该专家共识中推荐术后化疗药物为阿霉素和（或）异环磷酰胺；给药方式为序贯用药或联合用药；推荐剂量：异环磷酰胺 12～15g/（m^2·3w）[2.4～3g/（m^2·d），连续 5 天，q3w]，阿霉素 75～90mg/（m^2·3w）[25～30mg/（m^2·d）连续 5 天，q2w]。现患者采用的化疗方案正是共识中推荐的标准化疗方案，选择合理。另关于软组织肉瘤的靶向治疗，《NCCN 肿瘤学临床实践指南：软组织肉瘤（2015.V1）》虽仅推荐舒尼替尼单药，并未推荐重组人血管内皮抑制素，但国内已有临床研究发现重组人血管内皮抑制素联合化疗对软组织肉瘤有较好的抗肿瘤活性，安全性好。鉴于患者自己意愿，选择重组人血管内皮抑制素可行。

肿瘤辅助用药方面，阿霉素＞60mg/m^2 为中度致吐风险的化疗药，可能引起迟发型呕吐，处理上应该采取 5-HT_3+地塞米松联合止吐，且用药时间应贯穿整个化疗周期并持续至化疗周期完成后 3 天。该患者 12 日结束化疗，而止吐药的使用持续至 17 日，使用止吐药时间过长。13 日化疗结束未复查肝功能，直接使用护肝药异甘草酸镁至 21 日，使用护肝药时间过长。

营养支持方面，患者自化疗后饮食一直欠佳，进食后恶心感明显，进食少，给予钠钾镁钙葡萄糖注射液及注射用脂溶性维生素和雷贝拉唑钠护胃合理，另外，建议给予部分肠内肠外营养制剂作为补充。

药学监护：

疗效监测：

每天监测是否出现疼痛，患者体力及精神状态情况。

不良反应监护：

1. 每天监护胃肠道反应包括食欲减退、恶心呕吐的情况；是否出现胸闷、心慌的症状；给药后是否有皮疹、瘙痒。

2. 2～3 天监护是否出现骨髓抑制；肝肾功能是否有损伤；心电图是否有异常。

记录人：×××

2017 年 09 月 10 日

2017-09-11

症状体征：

患者精神一般，睡眠正常，食欲欠佳，进食后易恶心，无胸闷、气急，无咳嗽、咳痰，无恶心、呕吐，无腹胀、腹痛，大小便正常。查体大致同前。

实验室检查结果：

2017-09-11，BNP、肌钙蛋白等结果未见明显异常。

2017-09-11，心肌酶 5 项：AST 13U/L↓、α-羟丁酸脱氢酶 258U/L↑；血常规五分类：HGB 84g/L↓，WBC 2.6×10^9/L↓，NEU 1.6×10^9/L↓。

药学监护结果分析：

患者使用的化疗药物多柔比星具有心脏毒性，故使用该药时应加用减轻其心脏毒性的药物。另患者血常规提示白细胞计数及中性粒细胞计数低，考虑化疗后骨髓抑制反应，予

G-CSF 升白等对症处理，既往出现Ⅳ度骨髓抑制反应，予预防性升血小板处理，注意复查血常规及生化，观察病情变化。

治疗方案调整：

用药目的	药物名称	用法用量	起止日期
保护心脏	曲美他嗪片 20mg	p.o.　tid	11/9～25/9
	注射用磷酸肌酸钠 1g+NS 250ml	ivgtt　qd	11/9～15/9
	稳心颗粒 5g	p.o.　tid	11/9～25/9
升白细胞	重组人粒细胞集落刺激因子 300μg	i.h.　qd	13/9～14/9
	重组人粒细胞集落刺激因子 75μg	i.h.　qd	13/9～14/9
升血小板	注射用重组人白细胞介素-11 3mg	i.h.　qd	13/9～19/9

药物治疗方案分析：

　　根据《蒽环类药物心脏毒性防治指南（2014 年版）》所示，心脏毒性是多柔比星最严重的毒副作用，初次使用就可能造成损伤，且其导致的心脏毒性往往呈进展性和不可逆性，因此早期监测和积极预防显得尤为重要。大量的高级别循证医学证据表明，右丙亚胺是唯一可以有效地预防蒽环类药物所致心脏毒性的药物。应在第一次使用多柔比星前就联合使用右丙亚胺（右丙亚胺与多柔比星的剂量比为 20：1）。由于本院无右丙亚胺，医生选择稳心颗粒、磷酸肌酸钠、曲美他嗪用作心脏保护剂，缺乏有力的依据，且使用时机不正确，应于每次使用多柔比星之前使用至完成化疗。

　　患者上次化疗时出现Ⅳ度骨髓抑制，且恢复缓慢，故于此次化疗 24h 后使用重组人白细胞介素-11 预防血小板降低，使用合理；另外患者白细胞和中心粒细胞已经开始出现下降，故使用重组人粒细胞集落刺激因子，选择合理，但无须同时使用两种重组人粒细胞集落刺激因子，选择其中一种即可。

药学监护计划：

　　疗效监测：

　　每天监测是否出现疼痛，患者体力及精神状态情况。

　　不良反应监护：

　　1. 每天监护胃肠道反应包括食欲减退、恶心呕吐的情况；是否出现胸闷、心慌的症状；给药后是否有皮疹，瘙痒。

　　2. 2～3 天监护骨髓抑制恢复情况；肝肾功能是否有损伤；心电图是否有异常。

记录人：×××

2017 年 09 月 11 日

2017-09-14

症状体征：

　　患者精神一般，食欲欠佳，近期进食少，睡眠正常，无咳嗽、咳痰，无全身骨痛，无四肢乏力、抽搐，无胸闷、气急，大小便正常。查体大致同前。

实验室检查结果:

2017-09-14,血常规五分类:血红蛋白 85g/L↓,白细胞计数 $12.8×10^9$/L↑,中性粒细胞绝对值 $9.984×10^9$/L。

药学监护结果分析:

患者经升白细胞治疗后,骨髓抑制反应缓解,继续重组人血管内皮抑制素靶向治疗,注意复查血常规及生化,观察病情变化。

治疗方案调整:

无相关治疗药物调整

药学监护:

疗效监测:

每天监测是否出现疼痛,患者体力及精神状态情况。

不良反应监护:

1. 每天监护胃肠道反应包括食欲减退、恶心呕吐的情况;是否出现胸闷、心慌的症状;给药后是否有皮疹、瘙痒。

2. 2~3 天监护是否出现骨髓抑制;肝肾功能是否有损伤;心电图是否有异常。

记录人:×××

2017 年 09 月 14 日

2017-09-17

症状体征:

患者精神尚可,食欲欠佳,近期进食少,睡眠一般,无恶心、呕吐,无四肢乏力、抽搐,无咳嗽、咳痰,无胸闷、气急,大小便正常。查体大致同前。

实验室检查结果:

2017-09-17,血常规五分类:血红蛋白 78g/L↓,白细胞计数 $2.2×10^9$/L↓。

药学监护结果分析:

患者血常规提示白细胞计数低,继续升白治疗,现 CIK 细胞体外培育完成,拟近日开始生物治疗,注意复查血常规及生化,观察病情变化。

治疗方案调整:

用药目的	药物名称	用法用量	起止日期
升白细胞	重组人粒细胞集落刺激因子注射液 300μg	i.h.　qd	18/9~19/9

药学监护:

疗效监测:

每天监测是否出现疼痛,患者体力及精神状态情况。

不良反应监护:

1. 每天监护胃肠道反应包括食欲减退、恶心呕吐的情况;是否出现胸闷、心慌的症状;给药后是否有皮疹、瘙痒。

2. 2～3 天监护骨髓抑制恢复情况，肝肾功能是否有损伤；心电图是否有异常。

记录人：×××

2017 年 09 月 17 日

2017-09-20

症状体征：

患者精神可，睡眠正常，食欲欠佳，无头晕、头痛，无全身骨痛，无胸闷、气急，无腹胀、腹痛，大小便正常。查体：KPS 评分 80 分，全身浅表淋巴结未扪及肿大，心肺听诊未闻及异常，肝脾肋下未及，右侧臀部稍肿胀，半盆缺如，手术切口愈合可，无出血、渗液，皮瓣区面积约为 36cm×25cm，皮瓣色泽、皮温大致正常，皮瓣区针刺感欠佳，周围皮肤针刺感正常，左侧臀部未及明显肿块，左下肢肌肉营养不良，肌肉稍萎缩，活动自如，足背动脉搏动可，病理征未引出。2017-09-21 行第一次 CIK 细胞悬液回输治疗，过程顺利。

实验室检查结果：

2017-09-20，血常规五分类：血红蛋白 79g/L↓，白细胞计数 $3.3×10^9$/L↓，中心粒细胞计数 $2.4×10^9$/L。

药学监护结果分析：

患者病情稳定，按计划完成生物治疗，继续姑息性治疗及对症处理，观察病情变化。

治疗方案调整：

用药目的	药物名称	用法用量	起止日期
升白细胞治疗	重组人粒细胞集落刺激因子注射液 300μg	i.h.　qd	21/9～22/9
			23/9～25/9

药学监护：

疗效监测：

每天监测是否出现疼痛，患者体力及精神状态情况。

不良反应监护：

1. 每天监护胃肠道反应包括食欲减退、恶心呕吐的情况；是否出现胸闷、心慌的症状；给药后是否有皮疹、瘙痒。

2. 5～7 天监护白细胞恢复情况；肝肾功能是否有损伤；心电图是否有异常。

记录人：×××

2017 年 9 月 20 日

2017-09-23

症状体征：

患者精神尚可，食欲欠佳，近期进食少，睡眠一般，无恶心、呕吐，无四肢乏力、抽搐，无咳嗽、咳痰，无胸闷、气急，大小便正常。查体大致同前。

实验室检查结果：

2017-09-23，血常规五分类：血红蛋白 81g/L↓，白细胞计数 $5.8×10^9$/L↓，中心粒

细胞计数 $3.8×10^9$/L。

治疗方案调整：

患者经升白细胞治疗后骨髓抑制反应缓解，可予办理出院，嘱定期复查，长期随诊。

出院带药：

益血生胶囊，1g，p.o.，tid。

地榆升白片，0.4g，p.o.，tid。

用药指导：

1. 益血生胶囊功效为健脾止血，补肾益精。服用方法：一次 4 粒，一日 3 次，饭前服用。服药期间忌食油腻食物。外感或实热内盛者不宜服用。

2. 地榆升白片主要用于升高白细胞，每日 3 次，每次 4 片。

记录人：×××

2017 年 09 月 23 日

药物治疗总结

治疗原则和治疗方案：

患者××，男，53 岁。因"右臀部肉瘤治疗后复发、转移化疗后 2 周，按期入院化疗"于 2017-09-06 步行入病房。结合患者病史及诊疗过程，考虑肿瘤复发、转移，建议行姑息性化疗。经笔者所在医院肿瘤内科会诊，患者及家属同意，2017-08-09～2017-08-22 予脂质体多柔比星 40mg d1～2、20mg d3，重组人血管内皮抑制素 30mg/d d1～14，方案姑息性化疗一疗程，过程顺利，期间出现化疗后反复出现 4 度/3 度骨髓抑制反应，予积极升白后，骨髓抑制反应缓解，恢复正常后出院。

具体体会如下：该患者为右臀部滑膜肉瘤半骨盆离断术后放化疗后复发、转移入院，诊断明确。入院后行姑息性化疗，方案为异环磷酰胺 $3.0/m^2$ d1～5，重组人血管内皮抑制素 30mg/d d1～14，间歇 14 天，阿霉素 $30mg/m^2$，连续 3 天，重组人血管内皮抑制素 30mg/d，连续 14 天，方案符合指南推荐。在化疗过程中予昂丹司琼止吐、异甘草酸镁护肝、雷贝拉唑钠护胃等对症支持治疗，指征明确，但止吐药及护肝药物的使用疗程过长。化疗结束后，根据患者的特殊情况，给予升白细胞治疗及预防性升血小板治疗，但同时使用两种 G-CSF 为重复用药。

药学监护、用药指导：

疗效监测的重点：

肿瘤病灶的是否缩小；是否出现疼痛；患者体力及精神状态情况。

不良反应监护的重点：

胃肠道反应包括食欲减退、恶心呕吐的情况；骨髓抑制的情况；是否出现中性粒细胞缺乏性发热及感染；是否出现胸闷、心慌的症状；给药后是否有皮疹、瘙痒；肝肾功能是否有损伤；心电图是否有异常。

临床药师在本次治疗中的作用：

1. 结合患者病情及要求，根据相关治疗指南，对患者癌症多学科综合治疗方案的合理性进行分析。

2. 根据患者的个人具体情况，对化疗药物可能出现的不良反应进行积极预防并密切关注。

3. 对肿瘤辅助治疗中存在的药物选择不适宜、药物联用不适宜及使用疗程不适宜等方面进行药学监护。

记录人：×××

2017 年 09 月 23 日

临床带教老师评语

本药历能够及时、全面地记录、分析滑膜肉瘤进展患者的基本诊疗过程，参与患者基本用药方案选定，能分析疗效和用药的关系，能预见药物可能出现的不良反应，并给出相应预防对策，能够详尽记录患者药学监护细节。

签字：×××

药学带教老师评语

药历记录全面，学员已掌握了肉瘤患者的一线治疗原则。在书写时注意不用罗列药物的药理学特点，针对患者的用药和可能出现的不良反应进行监护，监护重点放在发生率高的不良反应上。

签字：×××

（赵　靖　杨　伟）

教学药历 12：

教学药历

建立日期：2017 年 06 月 18 日　　　　　　　　　　　　　　建立人：×××

姓名	孙××	性别	女	出生日期	1977 年 07 月 09 日	住院号	××××××
住院时间：2017 年 06 月 17 日				出院时间：2017 年 06 月 21 日			
籍贯：广东××		民族：汉族		工作单位：无			
手机号码：139×××××××			联系地址：广东省湛江市吴川市××××××				
身高（cm）	149		体重（kg）		48	体重指数	21.62
血型	不详		血压（mmHg）		154/94	体表面积	$1.43m^2$
不良嗜好（烟、酒、药物依赖）			无				

主诉：

左乳腺癌术后 3.5 年，左髋部疼痛 1 月余。

现病史:

患者于 2013-10 无明确诱因触及乳房包块,质硬,无压痛,边界清,于当地某三甲医院行彩超检查:左侧乳腺实质性肿物(具体不详),恶性可能。2013-12-19 行左侧乳腺癌改良根治术,术程顺利。术后病理:乳腺浸润性小叶癌,腋窝淋巴结未见转移癌,ER、PR 阳性(具体比例数值未提供),Her-2 基因无扩增,术后未针对乳腺癌行特殊治疗。1 个月前患者无明显诱因出现左髋部疼痛,可忍受,口服他莫昔芬 1 月余。2017-05-24 骨扫描:左侧第 7、9 后肋,胸 11、腰 4 椎体,骶骨及右侧髂骨翼考虑转移瘤。B 超:右侧乳腺外上象限实性占位,双侧腋窝多发淋巴结肿大。今为进一步治疗来笔者所在医院就诊,门诊以"乳腺癌"收入院。自发病以来,患者精神状态良好,体力情况良好,食欲食量良好,睡眠情况良好,述左髋部疼痛。体重无明显变化,大便正常,小便正常。

查体:

体温:36.1℃,脉搏:82 次/分,呼吸:18 次/分,血压:126/78mmHg。KPS:80 分,营养良好,全身皮肤黏膜无黄染,双侧腋窝可触及多枚质硬光滑肿大淋巴结,最大约 1.2cm×1.0cm,固定,与周围组织粘连,无压痛。颈软无抵抗,气管居中。右乳无红肿及橘皮样外观,乳头无凹陷,外上象限可触及一大小约 1.5cm×1.0cm 质硬肿块,固定,表面光滑,与周围组织无粘连,无压痛,乳头无溢液。双肺、心脏、腹部查体未及异常。腰骶部、髋部疼痛,NRS 评分 2 分,间歇性,活动后加重,无放射。脊柱、四肢活动自如,无畸形,双下肢无水肿。病理性反射未引出。

辅助检查:

2017-05-24,当地某三甲医院,骨扫描:左侧第 7、9 后肋,胸 11、腰 4 椎体,骶骨及右侧髂骨翼考虑转移瘤。

本院,彩超:右侧乳腺外上象限实性占位,大小约 1.5cm × 1.0cm,双侧腋窝多发淋巴结肿大。

既往病史:

否认肝炎、结核、传染病史,否认高血压、糖尿病病史,否认外伤史,否认输血史,预防接种史不详。

既往用药史:

他莫昔芬 20mg,p.o.,qd。

个人史:

出生并长期居住在本地,否认毒物、射线接触史,否认疫区旅游和居住史。无烟酒嗜好。

家族史:

否认家族性遗传病史,否认家族性肿瘤病史。

伴发疾病与用药情况:

无。

过敏史:

否认食物过敏史,否认药物过敏史。

药物不良反应及处置史：

无。

入院诊断：

1. 左乳腺癌术后Ⅳ期　　淋巴结转移　　多发性骨转移

2. 右乳腺占位

出院诊断：

1. 左乳腺癌术后Ⅳ期　　淋巴结转移　　多发性骨转移

2. 右乳腺占位

初始治疗方案：

1. 完善三大常规、肝肾功能、腹部超声、心电图等检查。

2. 请示上级医师指导下一步诊治。

初始治疗方案分析：

初始治疗方案中，首先是评定患者具有独立功能，能维持正常生活和工作的能力；测量患者非静息状态下维持正常机体功能的能力，采用的是 KPS（ECOG PS）评分。其次是检查患者是否存在化疗禁忌。这符合《中国-2016-MIMS 恶性肿瘤用药指南-乳腺癌》中提出的化疗需符合一定的指征。根据该指南，该患者精神状态良好，体力情况良好，食欲食量良好，睡眠情况良好，体重无明显变化，大小便正常，述左髋部疼痛，NRS 评分 2 分，症状轻，生活可自理，可以从事轻体力活动，故 ECOG 评分为 1 分，<3 分；且患者无感染、发热及出血倾向等严重并发症。现已做相关检查待结果，如结果提示患者无明显的骨髓抑制；肝肾功能基本正常（或实验室指标低于正常上限的 2 倍），即具有进行化疗的指征。

初始药物治疗监护计划：

未用药。

　　　　　　　　　　　　　　　　　　　　记录人：×××

　　　　　　　　　　　　　　　　　　　　2017 年 06 月 17 日

其他主要治疗药物：

用药目的	药物名称	用法用量	起止日期
抗肿瘤辅助治疗	香菇多糖注射液 1mg+NS 100ml	ivgtt　qd	18/6～21/6
	康艾注射液 40ml+NS 250ml	ivgtt　qd	18/6～21/6
化疗预处理	地塞米松片 10mg	p.o.　qd	18/6
护胃	奥美拉唑肠溶片 20mg	p.o.　qd	18/6
助眠	艾司唑仑片 2mg	p.o.　qn	18/6～21/6
化疗	多西他赛注射液 100mg+NS 500ml	ivgtt　qd	19/6
	注射用吡柔比星 50mg+5% GS 500ml	ivgtt　qd	19/6
止吐、化疗预处理	注射用托烷司琼 5mg+地塞米松磷酸钠注射液 10mg+NS 100ml	ivgtt　qd	19/6～20/6
	苯海拉明注射液 20mg	im　qd	19/6
护胃	奥美拉唑肠溶片 20mg	ivgtt　qd	19/6～21/6
抗肿瘤辅助治疗	艾迪注射液 60ml+NS 250ml	ivgtt　qd	19/6～21/6

药物治疗日志

患者孙××，中年女性，入院时间：2017 年 6 月 17 日，入院诊断：（1）左乳腺癌术后Ⅳ期，淋巴结转移，多发性骨转移；（2）右乳腺占位。

2017-06-18

症状体征：

今日患者病情平稳，一般情况可，精神可，体力可，睡眠不佳，入睡困难，饮食可，大小便无异常。诉左髋部疼痛，NRS 评分 2 分。未触及乳房肿块，无乳头溢液，无乳房皮肤改变，无乳头、乳晕异常。未扪及锁骨和腋窝肿大淋巴结。

实验室检查结果：

大、小便常规，血常规，综合生化无明显异常。

辅助检查结果：

本院，彩超：（1）左侧乳腺切除术后、右侧乳腺实性结节；（2）肝实质回声密集；（3）餐后胆囊；（4）脾、胰未见明显异常。

治疗方案调整：

患者诊断明确，为左乳腺癌术后复发，多发淋巴结转移，骨转移。可行骨转移部位 X 线或 CT 检查以进一步明确病情，考虑到患者术后未行化疗及放疗，下一步治疗方案拟行全身化疗，方案选择：多西他赛 100mg、吡柔比星 50mg。同患者及家属交代病情及治疗方案后，患者及家属以经济困难为由拒绝进一步对骨转移灶的检查，要求尽快行化疗，遂行化疗前准备，拟明日化疗。

用药目的	药物名称	用法用量	起止日期
抗肿瘤辅助治疗	香菇多糖注射液 1mg+NS 100ml	ivgtt　qd	18/6～21/6
	康艾注射液 40ml+NS 250ml	ivgtt　qd	18/6～21/6
化疗预处理	地塞米松片 10mg	p.o.　qd	18/6
护胃	奥美拉唑肠溶片 20mg	p.o.　qd	18/6
助眠	艾司唑仑片 2mg	p.o.　qn	18/6～21/6

药物治疗方案分析：

肿瘤辅助用药的评价与分析：

对于肿瘤辅助用药，目前尚缺乏这方面用药的标准和规范，又无严格的评价方法，且缺少这方面用药规范的培训和教育。目前更多的是处于"各自为政，经验优先"的状态，用药指征无法评价。

根据《新编药物学》（第 16 版）将抗肿瘤辅助药物分为生物反应调节剂及免疫功能增强剂、止吐药、促进白细胞增生药和中药制剂。该病例中，医生为患者选择了中药制剂康艾注射液和香菇多糖注射液。

香菇多糖注射液的主要成分香菇多糖是一种具有免疫调节作用的抗肿瘤辅助药物，能促进 T、B 淋巴细胞增殖，提高 NK 细胞活性，且对动物肿瘤有一定抑制作用，主要用于恶性肿瘤的辅助治疗。此药用于该患者适应证适宜，用法用量符合说明书推荐。

康艾注射液的主要成分为黄芪、人参及苦参素，人参与黄芪均为健脾补气用，而苦参素有抗病毒及升高白细胞的作用，该药可用于原发性肝癌、肺癌、直肠癌、恶性淋巴瘤、妇科恶性肿瘤，各种原因引起的白细胞低下及减少症，慢性乙型肝炎的治疗。该药用于此患者适应证适宜，且用法用量符合说明书推荐。

化疗预处理用药使用的评价与分析：

体液潴留是多西他赛单药或联合其他药物使用时最常见的不良反应之一，发生的概率大于 20%，故多西他赛说明书示：为减轻体液潴留，除有禁忌外，所有患者在接受多西他赛治疗前均必须预服药物。此类药物只能包括口服糖皮质激素，如地塞米松，在多西他赛滴注前一天服用，每天 16mg（如每日 2 次，每次 8mg），持续 3 天。该患者无使用糖皮质激素的禁忌证，且明日行多西他赛+吡柔比星化疗，故有使用地塞米松片的指征，使用时机也合理，但用法用量不符合说明书推荐，日剂量偏小，建议改为 8mg，p.o.，bid。

护胃药的评价与分析：

《应激性溃疡防治专家建议（2015 版）》在药物预防应激性溃疡中提到，具有以下一项高危情况者应使用预防性药物：（1）机械通气超过 48h；（2）凝血机制障碍（INR＞1.5，血小板＜50g/L 或部分凝血酶原时间＞正常值 2 倍）；（3）原有消化道溃疡或出血病史；（4）严重颅脑、颈脊髓外伤；（5）严重烧伤；（6）严重创伤、多发伤；（7）各种困难复杂的手术；（8）急性肾衰竭或急性肝衰竭；（9）ARDS；（10）休克或持续低血压；（11）脓毒性；（12）心脑血管意外；（13）严重心理应激，如精神创伤、过度紧张等。若同时具有以下任意两项危险因素时也可考虑使用预防性药物：（1）ICU 住院时间＞1 周；（2）粪便隐血持续时间＞3 天；（3）大剂量使用糖皮质激素（剂量＞氢化可的松 250mg/d）；（4）合并使用非甾体抗炎药。该患者使用地塞米松 10mg/d，根据各种激素等效抗炎剂量换算比，相当于氢化可的松 267mg，存在一个发生应激性溃疡的危险因素，但并无其他危险因素或该建议中提到的高危因素。故没有使用预防性药物兰索拉唑肠溶片的指征。

可用于预防应激性溃疡的药物：（1）抑酸药，包括质子泵抑制剂和 H_2 受体拮抗剂。且前者比后者更能持续稳定地升高胃内 pH，降低应激性溃疡相关出血风险的效果亦更优。（2）抗酸药，包括氢氧化铝、铝碳酸镁、5%碳酸氢钠溶液等，可从胃管注入，使胃内 pH 升高。但其降低应激性溃疡相关出血风险的效果不及抑酸药。（3）黏膜保护剂，可增加胃黏膜的防御功能，但是不能中和胃酸和提高胃内 pH。其降低应激性溃疡相关出血风险的效果也不及质子泵抑制剂和 H_2 受体拮抗剂。综上所述，质子泵抑制剂是预防应激性溃疡的首选药物。因此，使用兰索拉唑肠溶片，品种选择合理。且其用法用量符合说明书推荐。

助眠药使用的评价与分析：

《中国成人失眠诊断与治疗指南》中提出，失眠的诊断必须符合以下条件：（1）存在以下症状之一：入睡困难、睡眠维持障碍、早醒、睡眠质量下降或日常睡眠晨醒后无恢复感。（2）在有条件睡眠且环境适合睡眠的情况下仍然出现上述症状。（3）患者主诉至少下述 1 种与睡眠相关的日间功能损害：疲劳或全身不适；注意力、注意维持能力或记忆力减退；学习、工作或社交能力下降；情绪波动或易激惹；日间思睡；兴趣、精力减退；工作或驾驶过程中错误倾向增加；紧张、头痛、头晕，或与睡眠缺乏有关的其他躯体症状；对睡眠过度关注。而失眠的干预措施主要包括药物治疗和非药物治疗。对于急性失眠患者宜早期应用药物治疗。对于亚急性或慢性失眠患者，无论是原发还是继发，在应用药物治疗的同时应当辅助以心理行为治疗。该患者入院后在有条件睡眠且环境适合睡眠的情况下仍然出现入睡困难，晨醒后无恢复感，疲劳，日间思睡的症状，符合失眠的诊断。另该患者上述失眠症状持续时间小于 1 个月，属于急性失眠，根据指南，该患者有使用药物治疗失眠的指征。

目前临床常规用于治疗失眠的药物主要是苯二氮䓬类受体激动剂，该类药物分为传统的苯二氮䓬类药物和新型非苯二氮䓬类药物。艾司唑仑为苯二氮䓬类抗焦虑药，可引起中枢神经系统不同部位的抑制，随着用量的加大，临床表现可自轻度的镇静到催眠甚至昏迷。其发挥抗焦虑、镇静催眠作用主要通过作用于苯二氮䓬受体，加强中枢神经内 GABA 受体作用，影响边缘系统功能而抗焦虑。可明显缩短或取消 NREM 睡眠第四期，阻滞对网状结构的激活，对人有镇静催眠作用。综上所述，选择艾司唑仑帮助改善该患者的睡眠，品种选择合理。

根据《中国成人失眠诊断与治疗指南》，艾司唑仑的推荐用法为 1～2mg/次，每日睡前服用。该患者使用艾司唑仑的用法用量符合推荐。

药学监护计划：

疗效监测：

1. 每天监测患者睡眠的改善情况。

2. 每天监测患者体力及精神状态变化情况。

不良反应监护：

1. 每天监护患者消化系统情况，若出现恶心、厌食、油腻感、便秘，考虑是香菇多糖注射液引起的不良反应。

2. 每天监护患者呼吸系统情况，若出现胸部压迫感、咽喉狭窄感，排除原发病的影响，应考虑为香菇多糖注射液引起的不良反应，减慢给药速度。

3. 每天监护患者神经系统情况，若出现头痛、头重、头晕、困倦，排除原发病的影响，考虑是香菇多糖注射液引起的不良反应。

4. 每天监护患者皮肤是否出现皮疹、发红，如出现应考虑为香菇多糖注射液引起，应停药。

5. 每天监护患者血压情况，若出现血压升高，排除降压药使用不恰当造成的血压控制不佳外，应考虑是否为地塞米松引起的不良反应。

6. 每天监护患者的精神状态，若出现兴奋、失眠、脸部潮红，考虑为地塞米松引起的不良反应。

7. 每天监护患者神经系统反应，如出现眩晕、头痛、困倦、乏力，考虑是艾司唑仑引起的不良反应。

记录人：×××

2017 年 06 月 18 日

2017-06-19

症状体征:

患者精神可,体力可,较昨日无显著改变。无头痛、头晕、头重、困倦、乏力,睡眠情况较昨日有所改善。饮食可,无恶心、厌食、油腻感,大小便无异常。诉左髋部疼痛,NRS 评分 2 分。未触及乳房肿块,无乳头溢液,无乳房皮肤改变,无乳头、乳晕异常。未扪及锁骨和腋窝肿大淋巴结。无胸部压迫感、咽喉狭窄感。皮肤无皮疹、发红。血压正常。

实验室检查结果:

无。

辅助检查结果:

无。

治疗方案调整:

患者诊断明确:左乳腺癌术后复发,多发淋巴结转移,骨转移。昨日已行化疗前准备,今日行全身化疗,方案选择:多西他赛 100mg、吡柔比星 50mg,注意监测化疗过程中的不良反应。

用药目的	药物名称	用法用量		起止日期
化疗	多西他赛注射液 100mg+NS 500ml	ivgtt	qd	19/6
	注射用吡柔比星 50mg+5% GS 500ml	ivgtt	qd	19/6
止吐、化疗预处理	注射用托烷司琼 5mg+地塞米松磷酸钠注射液 10mg+NS 100ml	ivgtt	qd	19/6～20/6
	苯海拉明注射液 20mg	im	qd	19/6
护胃	奥美拉唑肠溶片 20mg	ivgtt	qd	19/6～21/6
抗肿瘤辅助治疗	艾迪注射液 60ml+NS 250ml	ivgtt	qd	19/6～21/6

药物治疗方案分析:

化疗方案的评价与分析:

实验室检查结果提示该患者无骨髓抑制,肝肾功能正常,另查体及 KPS 评分可知该患者身体状态良好,无明显化疗禁忌。

根据患者的病史、临床症状及辅助检查结果,诊断其为左乳腺癌术后复发,多发淋巴结转移,骨转移,诊断明确,属于晚期(Ⅳ期)乳腺癌。《中国抗癌协会乳腺癌诊治指南与规范(2015 版)》中明确指出,晚期乳腺癌是不可治愈的疾病。治疗的主要目的是缓解症状、提高生活质量和延长患者生存期。晚期乳腺癌以全身药物治疗为主,局部治疗如手术和放疗在初治为Ⅳ期乳腺癌中的价值还不明确,只有当全身药物治疗取得很好的疗效时,才可考虑姑息性的局部治疗,以巩固全身治疗的效果。晚期乳腺癌可选择的全身药物治疗方案包括内分泌治疗、化疗及靶向治疗,三种治疗方式的适应证不同。该指南指出,内分泌治疗的适应证如下:(1)ER 和(或)PR 阳性的复发或转移性乳腺癌;(2)骨或软组织转移灶;(3)无症状的内脏转移;(4)复发距手术时间较长,一般大于 2 年;(5)原则上内分泌治疗适合于激素受体阳性的患者，但是如果是受体不明或受体为阴性的患者，如临床病程发展缓慢，也可以试用内分泌治疗。而化疗的适应证如下：（1）激素受体阴性；（2）有症状的内脏转移；（3）激素受体阳性但对内分泌治疗耐药。选择靶向治疗的适应证则只有 Her-2/neu 阳性的复发或转移性乳腺癌。该患者 ER、PR 阳性，Her-2 基因无扩增。即激素受体阳性，Her-2/neu 阴性。于 2013-12-19 行左侧乳腺癌改良根治术，术后未针对乳腺癌行特殊治疗。2017 年 5 月患者无明显诱因出现左髋部疼痛，骨扫描提示：左侧第 7、9 后肋，胸 11、腰 4 椎体，骶骨及右侧髂骨翼考虑转移瘤。乳腺 B 超提示：右侧乳腺外上象限实性占位，双侧腋窝多发淋巴结肿大。提示病情进展，乳腺癌复发，多发淋巴结转移，骨转移。上述病史提示患者复发距手术时间较长（＞2 年），存在骨转移，未发现内脏转移，5 月曾行 1 个月的他莫昔芬进行内分泌治疗，但尚未评估疗效，故内分泌治疗是否耐药尚未知。且该患者 40 岁，尚未绝经。综上所述，药师分析该患者暂无指征行靶向治疗及化疗，仅有选择内分泌治疗的指征，建议使用他莫昔芬 2～4 个月后复查，根据疗效选择下一步治疗方案。

根据《MIMS ONCOLOGY 恶性肿瘤用药指南：乳腺癌》（中国·2018），晚期乳腺癌首次化疗宜选择蒽环类药物为主的方案，或蒽环类药物联合紫杉类药物；蒽环类药物治疗失败的患者一般首选含紫杉类药物的治疗方案；蒽环类和紫杉类均失败时，可选择长春瑞滨、卡培他滨、吉西他滨、铂类药物等单药或联合化疗。该患者自发病起未曾使用过化疗，此次为首次化疗，故选择蒽环类药物吡柔比星联合紫杉类药物多西他赛进行化疗，药物品种选择合理。

由于指南中推荐的均为多柔比星或表柔比星联合多西他赛或紫杉醇的化疗方案，并未具体给出吡柔比星联合多西他赛方案中各药物的具体剂量，故参照两药说明书的用法用量。吡柔比星说明书用法、用量提示，静脉注射时一般按体表面积使用，一次使用量 25～40mg/m^2，乳腺癌联合用药推荐每次 25～40mg/m^2，每疗程的第 1 天给药，根据患者血常规可间隔 21 天重复使用。多西他赛说明书示其推荐剂量为每 3 周 75mg/m^2，滴注 1h。该患者体表面积 1.43m^2，按上述推荐，吡柔比星的使用剂量应为 57～71mg，多西他赛的使用剂量应为 107mg。使用化疗方案多西他赛 100mg、吡柔比星 50mg，用量分别为推荐剂量的 93%和 88%，用法用量适宜。

止吐药物的评价与分析：

该患者使用的是吡柔比星、多西他赛的联合化疗方案，其中吡柔比星为中致吐风险的化疗药，多西他赛为低致吐风险的化疗药，《肿瘤治疗相关呕吐防治指南（2014 版）》中明确提出，化疗所致恶心呕吐的治疗原则之一是对于多药方案，应基于致吐风险最高的药物来选择用药，即对于该患者，应基于中致吐风险的吡柔比星来选择预防性止吐治疗方案。该指南中推荐预防中致吐风险化疗药（本例中的吡柔比星）的急性呕吐和延迟性呕吐处理上均需联合使用多种止吐药物，该患者使用止吐药是有指征的。

由于在急性呕吐中主要是 5-HT 和 P 物质起介导作用，而在延迟性呕吐中，P 物质及化疗导致的细胞损伤及炎症因子的释放起主导作用，故对于预防急性呕吐和预防延迟性呕吐的推荐用药是不同的。《肿瘤治疗相关呕吐防治指南（2014 版）》中推荐预防中致吐风险化疗药（本例中的吡柔比星）的急性呕吐处理上应该使用 5-HT$_3$RA+地塞米松±NK-1RA±劳拉西泮±H_2受体拮抗剂或质子泵抑制剂联合止吐，而预防中致吐风险化疗药（本例中的吡柔比星）的延迟性呕吐应使用 5-HT_3 RA+地塞米松±NK-1RA±劳拉西泮±H_2 受体拮抗剂或质子泵抑制剂。且该指南指出，末剂化疗后，接受中度致吐风险药物进行化疗的患者，恶心、呕吐风险至少持续 2 天，因此在整个风险期，均需予以防护。即在化疗日及完成化疗后 2 日应使用 5-HT_3 RA+地塞米松±NK-1RA±劳拉西泮±H_2 受体拮抗剂或质子泵抑制剂预防急性呕吐及延迟性呕吐。

综上所述，该患者使用托烷司琼+地塞米松+奥美拉唑来预防吡柔比星+多西他赛联合化疗可能产生的急性呕吐及延迟性呕吐，符合指南推荐，但于化疗日加用苯海拉明止吐视为无必要。止吐药于治疗当天化疗前开始使用，给药时机选择也是合理的。

该病例中，托烷司琼及奥美拉唑的用法用量符合指南推荐，但地塞米松 10mg qd，用量过大，建议使用 8mg qd 即可。且止吐药使用时间过短，化疗于 19 日结束，止吐药应使用至 21 日。

肿瘤辅助用药的评价与分析：

该患者在 6 月 18 日使用了康艾注射液和香菇多糖注射液的基础上加用了艾迪注射液。艾迪注射液的主要成分是斑蝥、人参和黄芪，而已使用的康艾注射液的主要成分为黄芪、人参及苦参素。两种中药制剂主要成分人参及黄芪相同，均为健脾补气用，艾迪中的斑蝥所含斑蝥素有抗肿瘤作用，对该患者有益，而康艾中的苦参素有抗病毒及升高白细胞的作用，对该患者暂无可用之处，故对于该患者该两种药物功效相似，建议选择其中一种即可。

药学监护计划：

疗效监测：

1. 每天监测患者左髋部疼痛的变化情况。

2. 每天监测患者体力及精神状态变化情况。

3. 每天监测患者是否出现可扪及的乳房肿块，乳头是否出现溢液，乳房皮肤及乳头乳晕是否出现异常。

4. 每天监测患者锁骨及腋窝是否出现可扪及的肿大淋巴结。

不良反应监护：

1. 每天监护患者消化系统情况，若出现食欲减退、恶心、呕吐，首先考虑是多西他赛的不良反应，其次考虑是吡柔比星的不良反应。

2. 每天监护外周神经毒性，如出现运动失调、肌痛、感觉异常或癫痫，考虑是多西他赛的不良反应。

3. 每日监护患者的全身反应，如出现发热、感染症状、虚弱、体液潴留，考虑是多西他赛的不良反应。

4. 每天监护患者的皮肤反应，如出现脱发，首先考虑是吡柔比星的不良反应，其次考虑是多西他赛的不良反应。如指甲改变，则考虑是多西他赛的不良反应。

5. 每 3 天监护血常规，如出现白细胞、中性粒细胞、血红蛋白减少，首先考虑是多西他赛的不良反应，其次考虑是吡柔比星的不良反应。

6. 每周期化疗后监护心电图，如出现心律失常或非特异性 ST-T 异常，考虑是吡柔比星的不良反应。

记录人：×××

2017 年 06 月 19 日

2017-06-21

症状体征：

患者精神可，体力可，较前无显著改变。睡眠可。食欲减退，轻度恶心，无呕吐，大、小便无异常。无感觉异常，无虚弱、发热、体液潴留。诉左髋部疼痛较前显著好转。未触及乳房肿块，无乳头溢液，无乳房皮肤改变，无乳头、乳晕异常。未扪及锁骨和腋窝肿大淋巴结。轻度脱发。

实验室检查结果：

无相关实验室检查。

辅助检查结果：

无相关辅助检查。

治疗方案调整：

患者 19 日完成多西他赛、吡柔比星方案的化疗，过程顺利，无明显不良反应。且患者疼痛较前有所缓解，今日安排出院。

出院带药：

无。

饮食及生活方式指导：

注意休息，饮食以清淡为主，加强营养。如仍出现恶心及食欲不佳，建议食用流质及半流质等易消化食物，少食多餐。

随访计划：

出院后复查血常规 2 次/周，如果白细胞低于 3×10^9/L，中性粒细胞低于 1.5×10^9/L，给予升白细胞治疗，血小板低于 60×10^9/L，给予升血小板治疗，3 周后返院，笔者所在科随诊。

记录人：×××

2017 年 06 月 21 日

药物治疗总结

治疗原则和治疗方案：

患者孙××，女性，39 岁。因"左乳腺癌术后 3.5 年，左髋部疼痛 1 月余"于 2017-06-17 步行入病房，临床诊断：（1）左乳腺癌术后Ⅳ期，淋巴结转移，多发性骨转移；（2）右乳腺占位。结合患者病史及诊疗过程，查无化疗禁忌后行化疗，具体用药方案：多西他赛 100mg d1，吡柔比星 50mg d1，每 21 天为一疗程，过程顺利，出院。

具体体会如下：该患者于 2013-12-19 行左侧乳腺癌改良根治术，术后病理：乳腺浸润性小叶癌，ER、PR 阳性，Her-2 基因无扩增。术后未针对乳腺癌行特殊治疗。1个月前患者无明显诱因出现左髋部疼痛，骨扫描及 B 超结果提示患者乳腺癌复发，骨转移，遂口服他莫昔芬 1 月余。结合患者病史及临床表现、辅助检查结果，诊断其为右乳浸润性导管癌术后复发，骨转移。属于晚期转移性乳腺癌，依据相关指南可知该患者有内分泌治疗指征，但暂无化疗指征。选择方案为多西他赛 100mg d1，吡柔比星 50mg d1，品种选择符合相关指南推荐，用法用量亦符合相关指南推荐。在化疗过程中予托烷司琼、苯海拉明止吐，奥美拉唑护胃，地塞米松预防体液潴留和止吐，指征明确，但由于多西他赛及吡柔比星各为低致吐和中致吐药物，联合使用苯海拉明视为无必要，且地塞米松剂量过大。此外在自入院开始至出院整个期间，患者还使用了三种肿瘤辅助用药，其中艾迪注射液和康艾注射液主要成分相同，建议选择其中一种即可。

药学监护、用药指导：

疗效监测的重点：

疼痛缓解的程度。患者体力及精神状态变化情况。是否出现可扪及的乳房肿块，乳头是否出现溢液，乳房皮肤及乳头、乳晕是否出现异常。锁骨及腋窝是否出现可扪及的肿大淋巴结。

不良反应监护的重点：

胃肠道反应包括食欲减退、恶心呕吐；是否出现虚弱、发热、体液潴留的症状；是否出现感觉异常；血常规检查中是否出现中性粒细胞、血红蛋白的降低，如出现，程度如何；是否出现脱发，程度如何。是否出现心电图异常。

临床药师在本次治疗中的作用：

1. 结合患者病情及要求，根据相关治疗指南，对患者癌症多学科综合治疗方案的合理性进行分析。

2. 根据患者的个人具体情况，对药物可能出现的不良反应进行积极预防并密切关注。

3. 对肿瘤辅助治疗及对症治疗中存在的药物联用不适宜、用法用量不适宜等方面进行药学监护。

记录人：×××

2017 年 06 月 21 日

临床带教老师评语

本药历能够及时、全面地记录、分析乳腺癌术后Ⅳ期患者的基本诊疗过程，参与患者基本用药方案选定，能分析疗效和用药的关系，能预见药物可能出现的不良反应，并给出相应预防对策，能够详尽记录患者药学监护细节。

签字：×××

药学带教老师评语

药历记录全面，学员已经掌握了乳腺癌患者的一线治疗原则。在书写时注意不用罗列药物的药理学特点，针对患者的用药和可能出现的不良反应进行监护，监护重点放在发生率高的不良反应上。

签字：×××

（甘 斌 骆 岸）

教学药历 13：

教学药历

建立日期：2017 年 06 月 10 日　　　　　　　　　　　　建立人：×××

姓名	成××	性别	女	出生日期	1970 年 09 月 25 日	住院号	××××××

住院时间：2017 年 06 月 09 日　　　　　　　出院时间：2017 年 06 月 15 日

籍贯：广东××	民族：汉族	工作单位：广东省广州某局行政中心

手机号码：138××××××××　联系地址：广东省梅州市××××××××

身高（cm）	155	体重（kg）	59	体重指数	24.56
血型	O 型	血压（mmHg）	100/63	体表面积	1.54m^2

不良嗜好（烟、酒、药物依赖）	无

主诉：

乳腺癌术后 1 年余。

现病史：

患者于 2015-12-15 因"发现右乳腺肿物"就诊于梅州市某三甲医院，右乳腺肿物活检：右乳腺浸润性乳头状癌，大小约 3.0cm×2.0cm，2015-12-17 全麻下右乳腺癌改良根治术，术后病理提示右乳腺浸润性混合癌，乳头及皮肤未见癌，中央组淋巴结未见癌转移，外侧组、内侧组（3/6，8/11）淋巴结转移；ER（99%+），PR（99%+），Cerb（+3），Ki-67（20%），TOPⅡ（5%+），P53（2%+）。2017-05 上旬患者发现右侧胸壁包块，约 1.0cm 大小，无压痛，2017-05 乳腺 MR 提示右侧乳腺癌术后改变，2017-05-22 给予第 1 周期 AT 方案化疗，具体为：多西他赛 120mg d1，吡柔比星 50mg d1，过程顺利。现患者为进一步诊治入住笔者所在医院，门诊以乳腺癌收入笔者所在科。起病以来，患者精神睡眠良好，食欲食量良好，大便正常，小便正常，近 1 月体重无明显变化。

查体：

体温：36.4℃，脉搏：96 次/分，呼吸：18 次/分，血压：100/70mmHg。营养良好，全身皮肤黏膜无黄染，全身浅表淋巴结无肿大。颈软无抵抗，气管居中，胸廓未见异常，右侧乳房缺如，右侧胸壁可见约 10.0cm 手术瘢痕，切口愈合良好，右侧胸壁可触及包块，大小约 1.0cm 质硬包块，固定，无压痛，左侧乳房未触及肿块。双肺、心脏、腹部查体未及异常。脊柱、四肢活动自如，无畸形，双下肢无水肿。病理性反射未引出。

辅助检查：

2015-12-15，梅州市某三甲医院，右乳腺肿物活检：右乳腺浸润性乳头状癌，大小约

3.0cm×2.0cm。

2015-12-17，全麻下右乳腺癌改良根治术，术后病理提示右乳腺浸润性混合癌，乳头及皮肤未见癌，中央组淋巴结未见癌转移，外侧组、内侧组（3/6，8/11）淋巴结转移；ER（99%+）、PR（99%+）、Cerb（+3）、Ki-67（20%）、TOPⅡ（5%+）、P53（2%+）。

既往病史：

否认肝炎、结核、传染病史，否认高血压、糖尿病史，否认外伤史，否认输血史，否认食物、药物过敏史，预防接种史不详。

既往用药史：

入院前未自行服药。

个人史：

生于广东省梅州市××县，久居本地，无疫区、疫情、疫水接触史，无吸烟、饮酒史。配偶健在，子女健在。月经初潮 15 岁，月经不规律，末次月经 2017-05-09。月经周期规则，月经量中等，颜色正常。无血块、无痛经。已生育 2 子，母乳喂养。

家族史：

否认家族性遗传史病，否认家族性肿瘤病史。

伴发疾病与用药情况：

无伴发疾病及相关用药史。

过敏史：

否认食物、药物过敏史。

药物不良反应及处置史：

无。

入院诊断：

1. 右乳浸润性癌术后复发　　右侧胸壁转移
2. 左乳占位

出院诊断：

1. 右乳浸润性癌术后复发　　右侧胸壁转移
2. 左乳占位

初始治疗方案：

药物治疗方案（6 月 10 日）：

用药目的	药物名称	用法用量	起止日期
预处理	地塞米松片 10mg	p.o.　qd	10/6
护胃	兰索拉唑肠溶胶囊 30mg	p.o.　qd	10/6

初始治疗方案分析：

该患者为 46 岁女性患者，2015-12-15 因"发现右乳腺肿物"就诊于当地医院，右乳腺肿物活检：右乳腺浸润性乳头状癌，大小约 3.0cm×2.0cm，2015-12-17 全麻下行右乳腺癌根治改良术，术后病理提示右乳腺浸润性混合癌，2017-05 乳腺 MR 提示右侧乳腺癌术后改变，2017-05-22 给予第 1 周期 AT 方案化疗，具体为：多西他赛 120mg d1，吡柔比星 50mg d1，过程顺利。现患者为进一步诊治入住笔者所在医院，门诊以乳腺癌收入。为顺利完成本周期化疗，患者入院后给予的初始药物治疗如下：

1. 预防过敏及体液潴留 患者入院将进行第 2 周期的化疗，AT 方案中的多西他赛注射液因含有增溶剂吐温 80 而常出现过敏反应，过敏反应是其常见的毒副作用，发生率约为 39%，其中严重者占 2%，甚至有死亡的报道。通常发生在开始静脉滴注几分钟内，轻反应为皮疹，多发于手、足，严重者可出现胸闷、背痛、呼吸困难、低血压、支气管痉挛、全身红斑等。此外，依据多西他赛的药品说明书及相关文献报道，部分患者使用多西他赛后，可因毛细血管通透性增加而发生体液潴留综合征，有研究表明，使用多西他赛治疗前 1 天口服地塞米松可预防过敏及体液潴留的发生。虽然该患者无药物过敏史，但在给予 AT 方案之前口服地塞米松预处理是很有必要的。

2. 护胃治疗 该患者在预处理中使用了兰索拉唑抑酸治疗，兰索拉唑是继奥美拉唑之后一种新的质子泵抑制剂。其与奥美拉唑的不同之处是亲脂性较强，可迅速透过壁细胞膜转变为次磺酸和次磺酰胺衍生物而发挥对胃肠道黏膜的保护和修复作用，生物利用率较奥美拉唑提高了 30%，患者口服地塞米松预处理的同时口服兰索拉唑肠溶胶囊，能更好地起到保护胃黏膜的作用。

初始药物治疗监护计划：

1. 每日监护患者生命体征 体温、呼吸、脉搏、血压、心率。

2. 复查患者血常规 患者拟行第 2 周期 AT 方案化疗，故在化疗前复查血常规以排除化疗禁忌尤为重要，确保 $WBC \geqslant 3.0 \times 10^9/L$，$NEU \geqslant 6 \times 10^9/L$，$PLT \geqslant 60 \times 10^9/L$，$RBC \geqslant 2 \times 10^{12}/L$，$HGB \geqslant 80g/L$，方可执行化疗方案。

3. 使用地塞米松的药学监护 应用 AT 方案前一天予以地塞米松预处理，虽然地塞米松的剂量小，但激素类药物易引起消化性溃疡，因此给予兰索拉唑肠溶胶囊保护胃黏膜。

4. 使用兰索拉唑的药学监护 在使用兰索拉唑过程中可能出现间质性肺炎（<0.1%），表现为发热、咳嗽、呼吸困难、肺部呼吸音异常等，应迅速终止用药，实施胸部 X 线检查，并给予肾上腺皮质激素等适当处理。

其他主要治疗药物：

用药目的	药物名称	用法用量	起止日期
化疗	吡柔比星 50mg+5% GS 250ml	ivgtt qd	11/6
	多西他赛 120mg+ NS 500ml	ivgtt qd	11/6
止吐	注射用托烷司琼 5mg+地塞米松磷酸钠注射液 10mg+ NS 100ml	ivgtt qd	11/6
	地塞米松 10mg+5% GS 10ml	ivgtt qd	12/6
	苯海拉明 20mg	im qd	11/6
护胃	奥美拉唑 40mg+ NS 100ml	ivgtt qd	11/6~12/6
抗肿瘤辅助用药	艾迪注射液 60ml+ NS 250ml	ivgtt qd	11/6~15/6
	香菇多糖 1mg+ NS 100ml	ivgtt qd	11/6~12/6

药物治疗日志

2017-06-10

　　患者为 46 岁女性，2015-12-15 因"发现右乳腺肿物"就诊当地医院，右乳腺肿物活检：右乳腺浸润性乳头状癌，大小约 3.0cm×2.0cm，2015-12-17 全麻下右乳腺癌改良根治术，术后病理提示右乳腺浸润性混合癌，2017-05 乳腺 MR 提示右侧乳腺癌术后改变，2017-05-22 给予第 1 周期 AT 方案化疗，具体为：多西他赛 120mg d1，吡柔比星 50mg d1，过程顺利。现化疗间歇期满，为求进一步诊治入住笔者所在医院，入院后相继完善血常规、B 超、心电图等相关检查，以排除化疗禁忌。

主诉：

　　患者未诉明显不适，精神、食欲、睡眠可。

查体：

　　体温 36.5℃，脉搏 75 次/分，呼吸 18 次/分，血压 103/65mmHg；右侧胸壁可触及包块，约 1cm 大小，无压痛，局部皮肤未见明显异常，右侧胸壁可见约 10cm 手术瘢痕，心肺腹查体无特殊。

检查：

　　血常规：WBC $7.38×10^9$/L，NEU $4.06×10^9$/L，HGB 122g/L，PLT $317×10^9$/L，血生化未见明显异常。

　　超声：（1）右侧乳腺切除术后、左侧乳腺未见明显异常；（2）左腋窝小淋巴结；（3）肝实质回声密集、肝囊肿；（4）胆囊壁毛糙；（5）胰腺回声增强；（6）脾未见明显异常。

诊疗经过：

　　鉴于患者明日予以 AT 方案化疗，今日口服地塞米松、兰索拉唑肠溶胶囊预处理。

分析与监护计划：

　　见"初始治疗方案分析"及"初始药物治疗监护计划"。

记录人：×××
2017 年 06 月 10 日

2017-06-11

主诉：

　　患者未诉明显不适，精神、食欲、睡眠可。

查体：

　　体温 36.3℃，脉搏 74 次/分，呼吸 18 次/分，血压 100/63mmHg；右侧胸壁可触及包块，约 1.0cm 大小，无压痛，局部皮肤未见明显异常，右侧胸壁可见约 10.0cm 手术瘢痕，心肺腹查体无特殊。

检查：

　　昨日实验室检查结果提示无明显化疗禁忌，今日可予以化疗。

诊疗经过：

　　经患者知情同意并排除相关化疗禁忌证，今日予以第 2 周期 AT 方案化疗，具体为：

多西他赛 120mg d1，吡柔比星 50mg d1，化疗前予以托烷司琼联合地塞米松预防呕吐发生，予以苯海拉明预防过敏，予以奥美拉唑保护胃黏膜，此外，予以艾迪及香菇多糖辅助治疗。

用药分析：

患者于 2015-12-15 因"发现右乳腺肿物"就诊当地医院，右乳腺肿物活检：右乳腺浸润性乳头状癌，大小约 3.0cm×2.0cm，于 2015-12-17 全麻下右乳腺癌改良根治术，术后病理提示右乳腺浸润性混合癌，乳头及皮肤未见癌，中央组淋巴结未见癌转移，外侧组、内侧组（3/6，8/11）淋巴结转移；ER（99%+），PR（99%+），Cerb（+3），Ki-67（20%），TOPⅡ（5%+），P53（2%+）。手术治疗是乳腺癌的主要治疗手段之一，然而对于原发肿瘤直径大于 1cm、存在腋窝淋巴结转移、不伴有严重内脏器质性病变的患者，术后进行辅助化疗显得尤为重要，因为术后辅助化疗的目的在于消灭体内可能已存在的微小转移灶或微小残余病灶，而且辅助化疗宜在术后早期应用。该患者手术切除的肿瘤大小约为 3.0cm×2.0cm，且已有外侧组、内侧组淋巴结转移，理应术后早期予以辅助化疗，但当地医院未予以规范辅助化疗。2017-05 患者乳腺 MR 提示右侧乳腺癌术后改变，入院复查提示右乳浸润性癌术后复发伴右侧胸壁转移，诊断明确。

针对复发性乳腺癌，应以全身治疗为主，其中化疗、内分泌治疗、分子靶向治疗作为复发性乳腺癌的基本药物治疗。化疗方案中的选择：（1）辅助化疗仅用内分泌治疗而未用化疗的患者可选择 CMF［环磷酰胺（CTX）、甲氨蝶呤（MTX）、5-Fu］或 CAF［CTX、阿霉素（ADM）、5-Fu］或 AC（ADM、CTX）方案。（2）辅助治疗未用过蒽环类和紫杉醇类化疗的患者，如 CMF 辅助治疗失败的患者，首选 AT 方案（蒽环类联合紫杉醇类）；部分辅助治疗用过蒽环类和（或）紫杉醇类化疗，但临床未判定耐药和治疗失败的患者也可使用 AT 方案。（3）蒽环类辅助治疗失败的患者，推荐的联合化疗方案为 XT（卡培他滨联合多西他赛）和 GT（吉西他滨联合紫杉醇）方案。（4）紫杉类治疗失败的患者，目前尚无标准方案推荐，紫杉类和蒽环类治疗失败患者，单药治疗可以考虑卡培他滨、长春瑞滨、吉西他滨，联合化疗可以考虑 GP（吉西他滨联合铂类）、NP（长春瑞滨联合铂类）、NX（长春瑞滨联合卡培他滨）。与单药化疗相比，联合化疗通常有更好的客观缓解率和进展时间。

患者 2015-12-17 行全麻下右乳腺癌改良根治术，未进行内分泌治疗及术后辅助治疗，患者确诊"右乳浸润性癌术后复发伴右侧胸壁转移"后予以第 1 周期 AT 方案姑息化疗，具体为：多西他赛 120mg d1，吡柔比星 50mg d1，该方案选择合理，剂量恰当。此次入院排除化疗禁忌后予以第 2 周 AT 方案化疗，剂量同前。多西他赛是一种强效的紫杉类药物，具有独特的抗肿瘤作用，其抗肿瘤活性是紫杉醇的 1.3～12 倍，它可促使细胞中微管聚合和稳定，有效阻断细胞的有丝分裂，从而抑制肿瘤生长，因此对于肿瘤有很好的效果，除此之外，相比原始紫杉醇，多西他赛半衰期长得多，从而在肿瘤细胞中停留更长时间，换言之，肿瘤细胞就可以更多吸收多西他赛的药性，因此临床上已广泛用于转移性乳腺癌的治疗。而吡柔比星是一种新型蒽环类抗肿瘤药物，蒽环类药物是以往乳腺癌化疗中最常用的药物之一，其抗癌机制是破坏肿瘤的 DNA 链，即阻止核酸的合成，从而使得肿瘤细胞无法复制和转录，进而导致肿瘤细胞死亡，并且毒副作用相比其他药物少，也已广泛应用于乳腺癌的治疗中。

该患者在执行 AT 方案化疗之前使用托烷司琼联合地塞米松及苯海拉明予以预防恶心呕吐及过敏的发生。因托烷司琼可通过选择性阻断外周神经元的突触前 5-HT$_3$ 受体抑制呕吐反射，同时也可通过直接阻断中枢 5-HT$_3$ 受体而抑制最后区的迷走神经的刺激达到止吐作用，而地塞米松通过抑制前列腺素的合成来抑制活性物质的释放，从而达到止吐目的。有研究表明，将 5-HT$_3$ 受体拮抗剂盐酸托烷司琼与传统抗呕吐药物地塞米松联合应用，可明显增强止吐效果，且药物副作用并没有增加。

患者在化疗过程中使用了奥美拉唑保护胃黏膜，由于奥美拉唑的膜穿透力极小，致使药物不断聚集，并在酸的催化下转化为具有生物活性的次磺酸和次磺酰胺形式，再与 V-ATpase 或 H$^+$/K$^+$-ATP 酶上的巯基脱水偶联形成一个不可逆的共价二硫键，从而抑制该酶 H$^+$ 转运机制，发挥抑制酸分泌的作用。有研究表明，次磺酰胺与 H$^+$/K$^+$-ATP 酶上的巯基作用，形成二硫键的共价结合，使 H$^+$/K$^+$-ATP 酶失活，从而阻止铂与胃肠道黏膜上的 H$^+$/K$^+$-ATP 酶上的巯基结合，减少了铂对胃肠道黏膜的损害；同时也抑制胃酸分泌，减轻 H$^+$ 对嗜铬细胞的刺激，减少 5-HT$_3$ 释放，减轻 5-HT$_3$ 对中枢神经系统内呕吐中枢和催吐化学感受区的刺激，改善患者胃部不适症状和进食情况，提高生活质量，进一步加强患者的化疗依从性。此外，奥美拉唑还起到保护胃黏膜的作用，防止因使用地塞米松而导致的胃黏膜损伤。因此，使用奥美拉唑能更有效地控制化疗所致的胃肠道反应，提高肿瘤患者的生活质量。

艾迪注射液为中药复方制剂，由人参、黄芪、刺五加、斑蝥等多种中药成分组成，主要含有人参皂苷、黄芪皂苷、黄芪多糖、刺五加多糖等活性成分，可增加人体巨噬细胞、LAK 细胞、NK 细胞活性，诱导干扰素、白细胞介素、肿瘤坏死因子产生，从而提高免疫功能，达到抑制及杀死肿瘤细胞的作用。有研究表明，艾迪注射液配合化疗有协同抗肿瘤效应，能提高化疗患者的生存质量，减轻化疗的毒副作用，然而这一结论尚缺乏有力的循证证据支持，因此临床使用应谨慎。

香菇多糖是从香菇的子实体中分离纯化出来的一种多聚葡糖，作为生物反应调节剂应用于临床，其可激活机体细胞免疫功能，增强 NK 细胞的活性和淋巴因子的产生，从而产生抗癌作用。多项临床研究显示，香菇多糖联合肿瘤化疗药物方案比单纯使用肿瘤化疗药物方案治疗肺癌近期疗效更有效并提高了生活质量改善率，此外，香菇多糖联合肿瘤化疗药物方案治疗在白细胞减少、血红蛋白减少、血小板减少与单纯化疗肿瘤化疗药物方案治疗之间没有差别。

药学监护：

患者在应用 AT 方案化疗过程中需进行以下药学监护：

1. 血常规监测　多西他赛联合吡柔比星方案最常见的不良反应为骨髓抑制。多西他赛常见中性粒细胞减少，至最低点的中位时间为 7 天，但此间隔在多次化疗的患者中可缩短。对于吡柔比星，骨髓抑制为剂量限制性毒性，主要也是粒细胞减少，平均最低值在 14 天，第 21 天恢复，贫血及血小板减少少见。该患者第 2 次应用 AT 方案化疗，因此在化疗期间应严密监测患者的血常规，建议每周复查血常规两次，一旦发生Ⅱ度或以上骨髓抑制，可给予粒细胞集落刺激因子对症治疗，粒细胞集落刺激因子的使用时间至少与化疗药物使用时间间隔24h以上。

2. 过敏反应 多西他赛开始输注的最初几分钟内有可能发生过敏反应，因此，在开始给药的前10min滴速宜慢。如果发生过敏反应，症状轻微时，如红斑或局部皮肤反应则不需终止治疗；当发生重度过敏反应时，如重度低血压、支气管痉挛或全身皮疹/红斑，则需立即停止输注并进行对症治疗。该患者化疗前已肌内注射苯海拉明预防过敏的发生，但化疗过程中仍需关注患者的变化。

3. 使用多西他赛的过程中可能出现体液潴留，因此除非有禁忌证，在接受多西他赛治疗前需预防性使用地塞米松以减轻体液潴留的发生和严重程度。该患者化疗前一天已口服地塞米松，而化疗当天及化疗后静脉给予地塞米松，依据多西他赛说明书，临床药师建议其依旧使用口服地塞米松预防体液潴留，从化疗前一天开始服用，共服3天，而不应改为静脉给予。

4. 吡柔比星属蒽环类化疗药物，具有一定心脏毒性，其急性心脏毒性主要为可逆性心电图变化，如心律失常或非特异性ST-T改变，累积剂量超过$900mg/m^2$可出现原发性心肌病的危险性会大大增加，虽然吡柔比星的血浆半衰期及组织半衰期较多柔比星短，且清除更快，体内蓄积少，心脏毒性相对较低，但是予以吡柔比星治疗前后都应进行心电图检查。

5. 溶解吡柔比星只能用5%葡萄糖注射液或注射用水，以免pH影响效价或浑浊，临床药师应提醒静脉配制中心的审方药师或护士，注意溶媒的选择。溶解后的药液应即时使用，室温下放置不得超过6h。

6. 因艾迪注射液中含有微量斑蝥素，外周静脉给药时，对注射部位有一定的刺激或引起静脉炎，因此在输注过程中应控制好滴注速度，刚开始滴速为15滴/分，30min后如无不良反应，给药速度可控制在50滴/分，以减轻对血管的局部刺激。

7. 该治疗方案中，托烷司琼与地塞米松配伍使用，通过查阅两者的说明书及相关文献发现，托烷司琼及地塞米松的说明书中均未提到两者存在配伍禁忌，但有个别文献报道两药配伍使用存在配伍禁忌，故临床药师建议托烷司琼与地塞米松联合应用时，尽可能不要两种药物配在同一注射器内，同时用药前观察液体有无浑浊、沉淀、变色现象，以确保患者安全，减少护患纠纷。

记录人：×××

2017年06月11日

2017-06-12

主诉：

患者未诉明显化疗不适，精神、食欲、睡眠可。

查体：

体温：36.5℃，脉搏：76次/分，呼吸：18次/分，血压：105/67mmHg；右侧胸壁可触及包块，约1.0cm大小，无压痛，局部皮肤未见明显异常，右侧胸壁可见约10.0cm手术瘢痕，心肺腹查体无特殊。

诊疗经过：

患者昨日完成 AT 方案化疗，未诉明显化疗不适，今日继续予以地塞米松预防多西他赛引起的体液潴留；予以奥美拉唑保护胃黏膜，予以香菇多糖、艾迪辅助治疗。

分析及监护计划：

奥美拉唑抑制胃酸分泌的作用强，时间长，故在使用奥美拉唑的过程中嘱患者避免自行服用其他抗酸剂或抑酸剂。此外，嘱患者继续关注四肢是否出现水肿，尿量是否减少。

记录人：×××

2017 年 06 月 12 日

2017-06-13～2017-06-14

主诉：

患者未诉明显化疗不适，精神、食欲、睡眠可，大小便未见异常。

查体：

体温：36.3℃，脉搏：74 次/分，呼吸：18 次/分，血压：102/68mmHg；右侧胸壁可触及包块，约 1cm 大小，无压痛，局部皮肤未见明显异常，右侧胸壁可见约 10cm 手术瘢痕，心肺腹查体无特殊。

诊疗经过：

化疗后第 2、3 天，患者未诉明显不适，地塞米松预防多西他赛导致的体液潴留疗程已足，患者未见体液潴留的临床症状，因此停用地塞米松，相继停用奥美拉唑、香菇多糖，而继续保留艾迪辅助治疗。

分析及监护计划：

艾迪注射液联合化疗协同抗肿瘤、能提高患者的生存质量、减轻化疗的毒副作用这一结论并没有大型临床研究数据予以支持，因此临床对该中药注射剂的使用应谨慎对待。嘱患者继续关注四肢是否出现水肿，尿量是否减少，预防停用地塞米松后出现体液潴留现象。

记录人：×××

2017 年 06 月 14 日

2017-06-15

主诉：

今日患者病情稳定，一般情况可，未诉明显化疗不适，无畏寒、发热，无胸闷、气促，无胸痛，无腹痛、腹胀等不适。精神、睡眠、饮食可，大小便正常。

查体：

体温 36.5℃，脉搏 75 次/分，呼吸 18 次/分，血压 104/70mmHg；右侧胸壁可触及包块，约 1.0cm 大小，无压痛，局部皮肤未见明显异常，右侧胸壁可见约 10cm 手术瘢痕，心肺腹查体无特殊。

诊疗经过:

患者已完成本周期化疗并与化疗后密切观察了两天,今日未诉明显化疗不适,可安排出院。

药师签字:×××

出院医嘱:

1. 注意休息,避免劳累,加强营养。

2. 每 3 天复查一次血常规,若 WBC$<3\times10^9$/L,NEU$<1.5\times10^9$/L,PLT$<75\times10^9$/L,立即于当地医院行升白细胞、血小板治疗。

3. 不适随诊。

记录人:×××

2017 年 06 月 15 日

药物治疗总结

完整治疗过程的总结性分析意见:

患者为 46 岁女性患者,2015-12-15 因"发现右乳腺肿物"就诊于当地医院,右乳腺肿物活检:右乳腺浸润性乳头状癌,大小约 3.0cm×2.0cm,2015-12-17 全麻下行右乳腺癌改良根治术,术后病理提示右乳腺浸润性混合癌,2017-05 乳腺 MR 提示右侧乳腺癌术后改变,2017-05-22 给予第 1 周期 AT 方案化疗,具体为:多西他赛 120mg d1,吡柔比星 50mg d1,过程顺利。现化疗间歇期满,为求作进一步诊疗于 2017-06-10 入院,共住院 6 天,于 2017-06-15 出院。该患者住院期间的药物治疗要点包括以下几个方面。

治疗原则分析:

患者此次入院行第 2 周期 AT 方案化疗。针对复发性乳腺癌,应以全身治疗为主,其中化疗、内分泌治疗、分子靶向治疗作为复发性乳腺癌的基本药物治疗,与单药化疗相比,联合化疗通常有更好的客观缓解率和进展时间。

多西他赛是一种强效紫杉醇类药物,具有独特的抗肿瘤作用,其抗肿瘤活性是紫杉醇的 1.3～12 倍,它可促使细胞中微管聚合和稳定有效阻断细胞的有丝分裂,从而抑制肿瘤生长,因此对肿瘤有很好的效果,除此之外,相比原始紫杉醇,多西他赛半衰期长得多,从而在肿瘤细胞内停留更长时间,换言之,肿瘤细胞就可以更多吸收多西他赛的药性,因此临床上已广泛用于转移性乳腺癌的治疗。而吡柔比星是一种新型蒽环类抗肿瘤药物,蒽环类药物是以往乳腺癌化疗中最常用的药物之一,其抗癌机制是破坏肿瘤的 DNA 链,即阻止核酸的合成,从而使得肿瘤细胞无法复制和转录,进而导致肿瘤细胞死亡,并且毒副作用相比其他药物,也已广泛应用于乳腺癌的治疗中。

患者 2015-12-17 全麻下行右乳腺癌根治改良术后未进行内分泌治疗及术后辅助治疗,确诊"右乳腺浸润性癌术后复发伴右侧胸壁转移"后予以第 1 周期 AT 方案姑息化疗,具体为:多西他赛 120mg d1,吡柔比星 50mg d1,该方案选择合理,剂量恰当,患者完成第一次化疗后未诉明显化疗不适。此次入院排除化疗禁忌后予以第 2 周期 AT 方案化疗,剂量同前。

针对 AT 方案的预防用药及药学监护：

使用 AT 方案的过程中通常因恶心、呕吐、皮疹、严重体液潴留等不良反应导致化疗难以顺利完成，严重影响患者治疗进程及预后，该患者在执行 AT 方案化疗的过程中使用托烷司琼联合地塞米松预防恶心呕吐的发生。在整个化疗过程中，患者未诉恶心呕吐；化疗前一天开始予以地塞米松预防多西他赛导致的皮疹及体液潴留的发生，连续使用 3 天，并且嘱患者密切关注四肢是否出现水肿、皮疹，尿量是否减少，整个治疗周期中，患者未出现皮疹、体液潴留等不良反应。AT 方案中含有吡柔比星，该药具有一定心脏毒性，其急性心脏毒性主要为可逆性心电图变化，虽然吡柔比星的血浆半衰期及组织半衰期较多柔比星短，且清除更快，体内蓄积少，心脏毒性相对较低，但是予以吡柔比星治疗前后都应进行心电图检查。患者在治疗过程中未出现心脏毒性。此外，嘱患者加强营养，以保证治疗过程中患者的营养及体力状况。

临床药师在本次治疗中参与药物治疗工作的总结：

1. 患者为乳腺癌术后复发患者，此次入院予以第 2 周期 AT 方案化疗，化疗前临床药师对患者予以用药教育，嘱患者化疗前一天遵医嘱口服地塞米松并且注意加强营养。患者化疗过程顺利，患者未诉明显不适。

2. 该治疗方案中，托烷司琼与地塞米松配伍使用，通过查阅两者的说明书及相关文献发现，托烷司琼及地塞米松的说明书中均未提到两者存在配伍禁忌，但有个别文献报道两药配伍使用存在配伍禁忌，故临床药师建议托烷司琼与地塞米松联合应用时，应尽可能不要将两种药物配在同一注射器内，同时用药前观察液体有无浑浊、沉淀、变色现象，以确保患者安全，减少护患纠纷。

3. 该患者化疗前一天已口服地塞米松，而化疗当天及化疗后静脉给予地塞米松，依据多西他赛说明书，临床药师建议其依旧使用口服地塞米松预防体液潴留，从化疗前一天开始服用，共服用 3 天，而不应改为静脉给予。

4. 溶解吡柔比星只能用 5% 葡萄糖注射液或注射用水，以免 pH 的原因影响效价或浑浊，临床药师应提醒静脉配制中心的审方药师或护士，注意溶媒的选择。溶解后的药液应即时使用，室温下放置不得超过 6h。

5. 艾迪注射液联合化疗协同抗肿瘤、能提高患者的生存质量、减轻化疗的毒副作用这一结论并没有大型临床研究数据予以支持，因此临床对该中药注射剂的使用应谨慎对待。

治疗需要的随访计划和应自行检测的指标：

1. 两周后回医院复查 CT，以评估前一阶段 AT 方案的疗效，为下一阶段的治疗做准备。

2. 每 3 天复查一次血常规，若 $WBC < 3 \times 10^9/L$，$NEU < 1.5 \times 10^9/L$，$PLT < 75 \times 10^9/L$，立即于当地医院行升白细胞、血小板治疗。

记录人：×××

2017 年 06 月 15 日

临床带教老师评语

该药历能及时全面地记录乳腺癌术后患者的基本病史、病程及患者的用药情况，并基本能依据乳腺癌临床诊疗指南及相关文献分析该患者的化疗方案、AT 方案的药学监护等。

在书写药历时应更加详细地关注化疗方案可能引起的不良反应及具体的监护计划。

签字：×××

药学带教老师评语

药历记录全面，学员已经掌握了乳腺癌术后患者的辅助治疗原则。在书写时注意不用罗列药物的药理学特点，针对患者的用药和可能出现的不良反应进行监护，监护重点放在发生率高的不良反应上。

签字：×××

（陈盛阳　骆　岸）

教学药历 14：

教学药历

建立日期：2017 年 08 月 19 日　　　　　　　　　　　　　　建立人：×××

姓名	张××	性别	男	出生日期	1951 年 03 月 02 日	住院号	××××××

住院时间：2017 年 08 月 18 日　　　　　　　　出院时间：2017 年 08 月 26 日

籍贯：安徽	民族：汉族	工作单位：无

手机号码：135××××××××	联系地址：安徽省巢湖市××××××××

身高（cm）	162	体重（kg）	46kg	体重指数	17.53
血型	A 型	血压（mmHg）	112/63	体表面积	$1.50m^2$

不良嗜好（烟、酒、药物依赖）	无

主诉：

食管癌术后 1 年余。

现病史：

患者于 2016-01 无明显诱因出现间断性上腹部隐痛不适，偶伴有进食哽噎、反酸、嗳气，无恶心、呕吐、腹泻，无便秘、发热、黄疸。曾在中山市××镇人民医院行胃镜检查，提示贲门撕裂症？慢性浅表性胃炎并糜烂，给予口服胃炎药物治疗（具体不详）后稍缓解。2016-02 上述症状再发，症状未明显加重，患者 2016-03-10 再次行胃镜检查取材活检，贲门连及胃底环 2/3 壁生长肿物，中央坏死、凹陷，胃底污浊苔，周边堤坝样隆起，取组织送病理，病理回报（病理号 105382）示（食管活检）非角化性鳞癌。2016-03-19 行左侧开胸食管贲门癌切除+胃食管弓下器械吻合术。术后病理示：(1)（食管贲门肿物）中分化鳞状细胞癌，浸润食管壁全层；(2) 双侧切缘未见癌残留：大网膜组织未见癌浸润；(3) 淋巴结未见转移（1/12）；(4)（食管贲门肿物）梭形细胞肿瘤，考虑平滑肌瘤，过程顺利，后定期复查胸部 CT 提示病情稳定，2016-05-30、2016-09-19 行第一、第二周期 CIK 过继免疫治疗。2017-04-10 外院复查 CT 提示食管裂孔下缘吻合口周围分叶状肿块，考虑为淋巴转移（2.7cm×2.3cm），电子胃镜未见明显异常。后定期密切随访。现患者为求进一步治疗来笔者所在医院就诊。门诊以"食管癌"收入笔者所在科。自上次出院以来，患者精神可。食欲一般，睡眠可，近 1 个月体重无明显变化，大、小便正常。

查体：

体温：36.4℃，脉搏：68 次/分，呼吸：18 次/分，血压：112/63mmHg。营养一般，全身皮肤黏膜无黄染，左侧胸壁可见一长约 18.0cm 手术瘢痕，愈合良好，全身浅淋巴结无肿大。颈软无抵抗，气管居中，双肺、心脏、腹部查体未及异常。脊柱、四肢活动自如，无畸形，双下肢无水肿。病理性反射未引出。

辅助检查：

2016-03-10，中山市某镇人民医院，电子胃镜检查示：贲门连及胃底环 2/3 壁生长肿物，中央坏死，凹陷，胃底污浊苔，周边堤坝样隆起，取组织送病理，病理回报（病理号 105382）示：（食管活检）非角化性鳞癌。

2016-03-19，本院，手术病理：（1）（食管贲门肿物）中分化鳞状细胞癌，浸润食管壁全层；（2）双侧切缘未见癌残留：大网膜组织未见癌浸润；（3）淋巴结未见转移（1/12）；（4）（食管贲门肿物）梭形细胞肿瘤，考虑平滑肌瘤。胸部 CT：（1）贲门胃底明显增厚，符合胃癌；（2）双肺尖小片状及条索状密度增高影，考虑慢性炎症，建议随访；（3）肝多发类圆形低密度灶，建议增强扫描，除外转移瘤；（4）肝脏点状钙化。

2016-05-21，本院，胸部 CT：（1）食管癌术后改变；（2）双肺尖、左肺下叶背段及右肺中叶内侧段陈旧性病变；（3）左侧胸腔积液，邻近近肺组织部分膨胀不全；（4）肝 S2 及 S6 段两小片状少低密度阴影，可疑转移瘤，建议 CT 上腹部增强扫描或 MRI 进一步检查；（5）肝右前叶多发小片状低密度阴影，考虑囊肿。

2017-04-10，外院，复查 CT 提示：食管裂孔下缘吻合口周围分叶状肿块，考虑为淋巴转移（2.7cm×2.3cm）。

既往史：

2016-01 不慎摔伤下肢致左膝关节活动障碍及小腿肿胀，外院检查未见明显骨折，考虑左下肢软组织损伤。否认肝炎、结核等传染病史，否认高血压、糖尿病史、否认输血史、否认食物、药物过敏史，预防接种史不详。

既往用药史：

入院前未自行服药。

个人史：

生于安徽和县，久居本地，无疫区、疫情、疫水接触史，无吸烟、饮酒史。配偶健在，子女健在。

家族史：

否认家族性遗传病，否认家族性肿瘤病史。

伴发疾病与用药情况：

无伴发疾病及相关用药史。

过敏史：
否认食物、药物过敏史。

药物不良反应及处置史：
无。

入院诊断：

1. 食管贲门鳞癌术后　　　肺转移　　　肝转移待排
2. 食管贲门平滑肌

出院诊断：

1. 食管贲门鳞癌术后　　　肺转移　　　肝转移待排
2. 食管贲门平滑肌

初始治疗方案：

药物治疗方案（8月19日）：

用药目的	药物名称	用法用量	起止日期
抗肿瘤辅助治疗	注射用核糖核酸Ⅱ 0.2g+NS 250ml	ivgtt　qd	19/8
	香菇多糖注射液 1mg+NS 100ml	ivgtt　qd	20/8～26/8
	康艾注射液 40ml+NS 250ml	ivgtt　qd	19/8～21/8

初始治疗方案分析：

患者男性，66岁，于2016-01无明显诱因出现间断性上腹部隐痛不适，偶伴进食哽噎，反酸，嗳气，无恶心、呕吐、腹泻，无便秘、发热、黄疸。在当地医院治疗后，病情反复。于2016-03-10胃镜检查取材活检，贲门连及胃底环2/3壁生长肿物，中央坏死，凹陷，胃底污浊苔，周边堤坝样隆起，取组织送病理，病理回报（病理号105382）示：（食管活检）非角化性鳞癌。2016-03-19行左侧开胸食管贲门癌切除+胃食管弓下器械吻合术。术后病理示：食管贲门肿物中分化鳞状细胞癌，浸润食管壁全层，后定期复查胸部CT提示病情稳定，2016-05-30、2016-09-19行1、2周期CIK过继免疫治疗，2017-04-10外院复查CT提示食管裂孔下缘吻合口周围分叶状肿块，考虑为淋巴转移（2.7cm×2.3cm），电子胃镜未见明显异常，后定期密切随访。现患者为求进一步治疗于笔者所在医院就诊。患者入院后给予核糖核苷酸Ⅱ、康艾、香菇多糖辅助治疗，提高患者的免疫功能，为接下来的治疗做准备。

辅助治疗：

康艾注射液的主要成分为黄芪、人参、苦参，具有补气、增强免疫功能的作用。研究表明，艾康注射液联合化疗治疗晚期肺癌与单纯化疗相比可减轻化疗所致白细胞减少，改善疲劳乏力等不适，提高患者的生存质量，优于单纯化疗。患者化疗后予以康艾治疗，起到一定的辅助作用。

香菇多糖是从香菇子实体中分离纯化出来的一种多聚葡糖，作为生物反应调节剂应用于临床，其可激活机体细胞免疫功能，激活自然杀伤细胞的活性和淋巴因子的产生，从而产生抗癌作用。许多临床研究显示，香菇多糖联合肿瘤化疗方案比单独使用肿瘤化疗药物方案治疗肺癌近期疗效更有效，并提高了生活质量改善率，此外，还可提高 CD_3^+T、CD_4^+T、

NK 三种免疫细胞的数量，而香菇多糖联合肿瘤化疗药物方案治疗在白细胞减少、血红蛋白减少、血小板减少与单纯使用肿瘤化疗药物方案治疗之间没有差别。

核糖核酸 II 具有提高机体细胞免疫功能和抑瘤作用，动物实验表明核糖核酸可明显抑制带瘤小鼠的肿瘤生长，使实体瘤体积缩小或消失，其抑瘤率为 68.3%，临床主要用于胰腺癌、肝癌、胃癌、软组织肉瘤及其他癌症的辅助治疗。

初始药物治疗监护计划：

1.每日监护患者生命体征　体温、脉搏、呼吸、血压、心率。

2.复查患者血常规　患者拟行第 1 周期 PF 方案化疗，故在化疗前复查血常规以排除化疗禁忌尤为重要，确 $WBC \geqslant 3.0 \times 10^9/L$，$NEU \geqslant 1.5 \times 10^9/L$，$PLT \geqslant 60 \times 10^9/L$，$RBC \geqslant 2 \times 10^{12}/L$，$HGB \geqslant 80/L$ 方可执行化疗方案。

其他主要治疗药物：

用药目的	药物名称	用法用量	起止日期
化疗	多西他赛 120mg+ NS 500ml	ivgtt qd	14/8
	奈达铂 120mg+ NS 500ml	ivgtt qd	14/8
止吐	注射用托烷司琼 5mg+ NS 100ml	ivgtt qd	14/8～17/8
	地塞米松 10mg+5% GS 100ml	ivgtt qd	14/8～15/8
	苯海拉明注射液 20mg	im qd	14/8～15/8
护胃	奥美拉唑 40mg+ NS 100ml	ivgtt qd	14/8～15/8
保护心脏	磷酸肌酸钠 1g+ NS 250ml	ivgtt qd	14/8～17/8
通便	开塞露 40ml	肛塞	16/8
抗肿瘤辅助治疗	香菇多糖注射液 1mg+ NS 100ml	ivgtt qd	14/8～17/8
	艾迪注射液 60ml+ NS 250ml	ivgtt qd	14/8～17/8

药物治疗日志

患者为 66 岁男性，于 2016-01 无明显诱因出现间断性上腹部隐痛不适，偶伴有进食梗噎，反酸，嗳气，无恶心、呕吐、腹泻，无便秘，发热、黄疸。在当地医院治疗后，病情反复。于 2016-03-10 胃镜检查取材活检，贲门连及胃底环 2/3 壁生长肿物，中央坏死，凹陷，胃底污浊苔，周边堤坝样隆起，取组织送病理，病理回报（病理号 105382）示：（食管活检）非角化性鳞癌。2016-03-19 行左侧开胸食管贲门癌切除+胃食管弓下器械吻合术。术后病理示：（食管贲门肿物）中分化鳞状细胞癌，浸润食管壁全层，后定期复查胸部 CT 提示病情稳定，2016-05-30、2016-09-19 行 1、2 周期 CIK 过继免疫治疗，2017-04-10 外院复查 CT 提示食管裂孔下缘吻合口周围分页状肿块，考虑为淋巴转移（2.7cm×2.3cm），电子胃镜未见明显异常，后定期密切随访。现患者为求进一步治疗于笔者所在医院就诊。

记录人：×××

2017 年 08 月 18 日

2017-08-18

主诉:

患者入院时一般情况可,诉明显不适。

查体:

体温:36.2℃,脉搏:68 次/分,呼吸:18 次/分,血压:112/63mmHg。全身皮肤黏膜无黄染,无皮疹、皮下出血,无皮下结节,左侧胸壁可见一长约 18cm 手术瘢痕,愈合良好。腹部平坦,无腹壁静脉曲张,腹部柔软,无压痛、反跳痛,腹部无包块。肝脏肋下未触及,Murphy 征阴性,肾区无叩击痛,无移动性浊音。肠鸣音未见异常,4 次/分。

检查:

血常规:WBC 3.97×10^9/L;NEU 2.11×10^9/L;HGB 111g/L;PLT 209×10^9/L。

腹部超声示:(1)肝实质回声密集、肝多发囊肿、肝内毛细血管钙化;(2)慢性胆囊炎、胆固醇结晶;(3)胰腺回声增强;(4)脾未见异常。

诊疗经过:

患者食管癌术后,既往行 2 周期过继免疫治疗,定期复查食道 CT 提示肿瘤未见复发,2017-04-10 外院复查 CT 提示食管裂孔下缘吻合口周围分叶状肿块,考虑淋巴结转移(2.7cm×2.3cm)于笔者所在医院行电子胃镜未见异常,此次,入院予复查胸部 CT 评价病情,目前暂予调节免疫、营养支持治疗为主。

分析与监护:

用药分析及药学监护计划参见"初始治疗方案分析"及"初始药物治疗监护计划"。

记录人:×××

2017 年 08 月 18 日

2017-08-19

主诉:

患者一般情况可,未诉明显不适。

查体:

体温:36.5℃,脉搏:68 次/分,呼吸:18 次/分,血压:115/67mmHg,全身皮肤黏膜无黄染,无皮疹、皮下出血,无皮下结节,左侧胸壁可见一长约 18cm 手术瘢痕,愈合良好。腹部平坦,无腹壁静脉曲张,腹部柔软,无压痛、反跳痛,腹部无包块。肝脏肋下未触及,Murphy 征阴性,肾区无叩击痛,无移动性浊音。肠鸣音未见异常,4 次/分。

诊疗经过:

患者末次复查胸部 CT 距今 4 月余,入院后予申请胸部 CT 评价病情,今日继续等待CT 检查,目前继续与增强免疫、营养支持治疗。

分析及监护计划:

康艾、核糖核酸Ⅱ、香菇多糖的用药分析及药学监护计划同前。

记录人:×××

2017 年 08 月 19 日

2017-08-20

主诉：

患者入院时一般情况可，未诉明显不适。

查体：

体温：36.4℃，脉搏：68 次/分，呼吸：18 次/分，血压：114/66mmHg，全身皮肤黏膜无黄染，无皮疹、皮下出血，无皮下结节，左侧胸壁可见一长约 18cm 手术瘢痕，愈合良好。腹部平坦，无腹壁静脉曲张，腹部柔软，无压痛、反跳痛，腹部无包块。肝脏肋下未触及，Murphy 征阴性，肾区无叩击痛，无移动性浊音。肠鸣音未见异常，4 次/分。

检查：

胸部 CT：（1）食管癌术后改变，食管－胃吻合口黏膜增厚，较前稍减轻，建议必要时胃镜检查；（2）双肺下叶多发结节灶较前明显增大，考虑为多发肺转移瘤；（3）双肺尖陈旧性肺结核；右肺下叶病灶部分较前吸收，密度减低，考虑为结核；（4）肝内多发病变，考虑囊肿，同前，肝动脉硬化。

诊疗经过：

患者食管癌术后诊断明确，昨日复查 CT 提示病情进展，查无明显化疗禁忌，拟于明日行 PF 方案化疗，今日予以行右锁骨下静脉穿刺置管术，并继续增强免疫、营养支持治疗。

分析及监护计划：

康艾、核糖核酸Ⅱ、香菇多糖的用药分析及要学监护计划同前。

记录人：×××

2017 年 08 月 20 日

2017-08-21

主诉：

患者入院时一般情况可，未诉明显不适。

查体：

体温：36.6℃，脉搏：68 次/分，呼吸：18 次/分，血压：113/65mmHg。全身皮肤黏膜无黄染，无皮疹、皮下出血，无皮下结节，左侧胸壁可见一长约 18cm 手术瘢痕，愈合良好。腹部平坦，无腹壁静脉曲张，腹部柔软，无压痛、反跳痛，腹部无包块。肝脏肋下未触及，Murphy 征阴性，肾区无叩击痛，无移动性浊音。肠鸣音未见异常，4 次/分。

诊疗经过：

患者食管癌术后诊断明确，复查 CT 提示病情进展，查无明显化疗禁忌，今日拟于行 PF 方案化疗，具体为：5-Fu 0.75g d1～4+DDP 40mg d1、30mg d2～3，辅以护胃、止吐等对症支持治疗。

化疗方案评估：

食管癌是原发于食管的恶性肿瘤，我国是食管癌的高发国家，发病率居世界首位。食管癌的治疗仍是以手术为主的综合治疗，然而食管癌的手术并发症较多，疗效非常不满意而多选用放疗。一般认为放疗是除手术外控制食管癌局部病灶最有效的方法，但常规化疗对食管癌的局部控制并不满意，可能与存活肿瘤干细胞加速再增长有关。化疗在食管癌的治疗中也起到了重要作用，化疗除了作为细胞毒性药物作用于食管癌局部病灶或全身可能存在的播散病灶，众多研究表明，化疗药物如顺铂、5-Fu、博来霉素、丝裂霉素等，对食管癌放疗有一定的增敏作用，因此在临床上可将放疗、化疗同步用于食管癌。然而同步化疗也显著增加了化疗产生的毒副作用，因此临床上也常常应用先给予化疗诱导治疗，再序贯给予放疗治疗的方案。

顺铂联合 5-Fu 方案由于毒性低，疗效可靠，目前作为食管癌的一线治疗方案广泛应用。顺铂为金属铂类络合物，属细胞周期非特异性抗肿瘤药，具有抗谱广，对乏氧细胞有效等特点。顺铂在细胞内低氯环境中迅速解离，以水合阳离子的形式与细胞内 DNA 结合形成链间、链内交联，从而破坏 DNA 的结构和功能。这一过程能够与 5-Fu 阻碍 DNA 合成联合形成互补抑制的协同效应，对 5-Fu 耐药的肿瘤仍有效。

该患者为食管癌术后，既往行 2 周期过继免疫治疗，此次入院复查胸部 CT 提示病情进展，依据食管癌治疗指南，针对患者的病情，可选用同步放化疗方案予以治疗，考虑到患者的体能状况一般，同步放化疗可能导致较严重的不良反应，因此选用先给予化疗诱导治疗，后期再序贯给予放疗治疗的方案，具体的化疗方案为：5-Fu 0.75g d1～4+DDP 40mg d1、30mg d2～3，该治疗方案合理，其中各药的给药剂量恰当。

1. 针对患者胃肠道反应的治疗　该方案中的顺铂和 5-Fu 均能引起不同程度的胃肠道反应，从而导致化疗难以顺利完成，严重影响患者治疗进程和预后，尤其是顺铂，其为高致吐风险的化疗药，因此，有效地控制化疗后出现的恶心呕吐症状是化疗得以顺利进行的关键。该患者在执行该方案化疗的过程中使用托烷司琼防止恶心呕吐的发生。因托烷司琼可通过选择性地阻断外周神经元的突触前 5-HT$_3$ 受体抑制呕吐呕吐反射，同时也可直接阻断中枢 5-HT$_3$ 受体而抑制最后的迷走神经的刺激达到止吐作用。有研究表明，将 5-HT$_3$ 受体拮抗剂盐酸托烷司琼与传统止吐药物地塞米松联合应用，效果明显增强，且药物副作用并没有增加，因此在托烷司琼难以达到很好的止吐作用时可联合应用地塞米松，提高止吐效果。

2. 护胃处理　患者在化疗的过程中使用了奥美拉唑，由于奥美拉唑的膜穿透力极小，致使药物不断聚集，并在酸的催化下转化为具有生物活性的次磺酸和次磺酰胺形式，再与 V-ATPase 或 H$^+$/K$^+$-ATP 酶上的巯基脱水偶联形成一个不可逆的共价二硫键，从而抑制该酶 H$^+$ 转运机制，发挥抑制酸分泌作用。有研究表明，次磺酰胺与 H$^+$/K$^+$-ATP 酶的巯基作用，形成二硫键的共价结合，使 H$^+$/K$^+$-ATP 酶失活，从而阻止铂与胃肠道上的 H$^+$/K$^+$-ATP 酶上的巯基结合；同时也抑制胃酸分泌，减轻 H$^+$ 对嗜铬细胞的刺激，减少 5-HT$_3$ 释放，减轻 5-HT$_3$ 对中枢神经系统内呕吐中枢和催吐化学感受区刺激，改善患者胃部不适症状和进食情况，提高生活质量，进一步加强患者的化疗依从性。此外，奥美拉唑还起到保护胃黏膜的作用，防止因地塞米松而导致的胃黏膜损伤。因此，使用奥美拉唑能更有效地控制化疗所致的胃肠道反应，提高肿瘤患者的生活质量。

药物监护计划：

使用 PF 方案应从以下几个方面进行药物监护治疗：

1. 消化道反应　顺铂的消化道毒副反应发生率高达 17%～100%，5-Fu 也有不同程度的消化道毒副作用，两者联用可出现恶心、呕吐、食欲减低和腹泻等。因此化疗前 30min 给予 5-HT 受体拮抗剂以预防，减轻不良反应。

2. 骨髓抑制　多数抗肿瘤药物均具有肿瘤抑制作用，由于其通过影响血细胞生长和分化的不同环节抑制造血，作用机制与其对肿瘤细胞的抑制作用机制相同。顺铂的骨髓抑制发生率 40%，一般在 3 周左右达到高峰，4~6 周恢复。5-Fu 导致的骨髓抑制以周围血白细胞常见，白细胞减少多在化疗开始后 2~3 周内达最低，在 3~4 周后恢复正常。因此，临床药师应督促患者遵循医嘱，每周检查 1~2 次血常规。

3. 肾脏损害　肾毒性是大剂量顺铂化疗最常见、最严重的并发症之一，用药后可致血清尿素氮及肌酐升高，通常发生于给药后 10~15 天；多为可逆性，个别严重者可致不可逆肾衰竭，顺铂进入循环后可直接与肾小管结合，破坏肾功能。化疗时应予以利尿剂及充分的水化，化疗期间每日水摄入量维持在 3000~3500ml，使尿量维持在 2500ml 以上，水化过程中应注意观察液体超负荷病症并及时处理，定期监测血清电解质、肾功能情况，同时观察 24h 尿量及尿颜色，鼓励患者多喝水，促进毒性药物排除，以防止尿酸结晶形成造成肾功能损害。必要时给予碳酸氢钠碱化尿液和别嘌醇，抑制尿酸形成，监测尿液的酸碱度，pH 保持在 6.5~7.0。

4. 预防口腔感染　使用 5-Fu 过程中，偶见口腔黏膜炎或口腔溃疡，因此嘱咐患者保持口腔清洁，利用温和的口腔冲洗剂如 0.9%氯化钠注射液漱口，每日 3~4 次，不要使用牙刷，而用棉签轻轻擦洗口腔牙齿；如感觉疼痛剧烈，可用 2%利多卡因 15ml 含漱 2min。另外由于口腔疼痛会影响进食，患者可进食流质，如稀饭、牛奶、果汁等易于吞咽的食物，不宜吃过冷、过热、过硬的食物，以免损伤口腔黏膜。同时，为了保证患者体力和营养的需要，要配合肠外营养补充脂肪乳、氨基酸及维生素等，从而改善营养状况，增强患者的抵抗力。

5. 心脏毒性　5-Fu 有潜在心脏毒性，偶见用药后心肌缺血，可见心绞痛和心电图的变化，因此化疗期间应监测患者的心脏功能，如出现心律失常、心绞痛、ST 段改变则应停用 5-Fu。

记录人：×××
2017 年 08 月 21 日

2017-08-22

主诉：
　　患者今日未诉明显化疗不适，一般情况可。

查体：
　　体温：36.5℃，脉搏：68 次/分，呼吸：18 次/分，血压：114/67mmHg。全身皮肤黏膜无黄染，无皮疹、皮下出血，无皮下结节，左侧胸壁可见一长约 18cm 手术瘢痕，愈合良好。腹部平坦，无腹壁静脉曲张，腹部柔软，无压痛、反跳痛，腹部无包块。肝脏肋下未触及，Murphy 征阴性，肾区无叩击痛，无移动性浊音。肠鸣音未见异常，4 次/分。

诊疗经过：

患者昨日已开始给予 PF 方案化疗，患者积极配合，未出现明显化疗相关性不适，今日继续按照既定方案给予 PF 方案化疗，按照 PF 方案中顺铂的剂量分配，今日顺铂的剂量为 30mg。并继续予以奥美拉唑保护胃黏膜；予以托烷司琼预防化疗过程中呕吐的发生。

分析与监护计划：

该患者昨日使用的 PF 方案中顺铂的剂量为 100mg，分 3 天给药，第 1 天予以 40mg，第 2 天及第 3 天分别给予 30mg。研究表明，100mg 顺铂分开 3 天给药并不比集中在第 1 天给药的疗效差，而且分开给药使不良事件大大降低，患者更易耐受。

给药过程中继续嘱患者加强水疗，保证每天出入的液体总量，此外嘱咐患者勤漱口，保持口腔清洁。

记录人：×××

2017 年 08 月 22 日

2017-08-23

主诉：

患者今日诉两日未解大便，精神、睡眠、食欲可，无恶心、呕吐等化疗不适。

查体：

体温：36.3℃，脉搏：70 次/分，呼吸：18 次/分，血压：113/68mmHg。全身皮肤黏膜无黄染，无皮疹、皮下出血，无皮下结节，左侧胸壁可见一长约 18cm 手术瘢痕，愈合良好。腹部平坦，无腹壁静脉曲张，腹部柔软，无压痛、反跳痛，腹部无包块。肝脏肋下未触及，Murphy 征阴性，肾区无叩击痛，无移动性浊音。肠鸣音未见异常，4 次/分。

诊疗经过：

今日继续予以 PF 方案化疗，按照 PF 方案中顺铂的剂量分配，今日顺铂的剂量为 30mg。并继续予以奥美拉唑保护胃黏膜；予以托烷司琼预防化疗过程中呕吐的发生，此外，针对患者的便秘，今日给予乳果糖通便处理。

分析与监护计划：

乳果糖在结肠中被消化道菌丛转化为低分子量有机酸导致结肠内 pH 下降，并通过保留水分，增加粪便体积，从而刺激结肠蠕动，保持大便通畅，缓解便秘，应用乳果糖可缓解。便秘的症状。其他用药监护同前一天。

记录人：×××

2017 年 08 月 23 日

2017-08-24

主诉：

患者今日诉便秘稍有缓解，精神、睡眠、食欲可，无恶心、呕吐等化疗不适。

查体：

体温：36.4℃，脉搏：70 次/分，呼吸：18 次/分，血压：114/68mmHg。全身皮肤黏膜无黄染，无皮疹、皮下出血，无皮下结节，左侧胸壁可见一长约 18cm 手术瘢痕，愈合良好。腹部平坦，无腹壁静脉曲张，腹部柔软，无压痛、反跳痛，腹部无包块。肝脏肋下未触及，Murphy 征阴性，肾区无叩击痛，无移动性浊音。肠鸣音未见异常，4 次/分。

诊疗经过：

患者昨日已完成 PF 方案中顺铂的治疗，今日继续给予 5-Fu 治疗，并继续予以奥美拉唑保护胃粘膜；予以托烷司琼预防化疗过程中呕吐的发生，此外针对患者的便秘，今日继续给予乳果糖通便处理。

分析与监护计划：

给药过程中继续嘱患者加强水疗，保证每天的液体总量，此外嘱咐患者勤漱口，保持口腔清洁。其他用药监护同前一天。

记录人：×××

2017 年 08 月 24 日

2017-08-25

主诉：

患者便秘症状明显缓解，精神、睡眠、食欲可，无恶心、呕吐等化疗不适。

查体：

体温：36.5℃，脉搏：70 次/分，呼吸：18 次/分，血压：113/68mmHg。全身皮肤黏膜无黄染，无皮疹、皮下出血，无皮下结节，左侧胸壁可见一长约 18cm 手术瘢痕，愈合良好。腹部平坦，无腹壁静脉曲张，腹部柔软，无压痛、反跳痛，腹部无包块。肝脏肋下未触及，Murphy 征阴性，肾区无叩击痛，无移动性浊音。肠鸣音未见异常，4 次/分。

诊疗经过：

患者昨日已完成该周期的 PF 方案的全部治疗，过程顺利，未诉明显不适，一般情况可，近期可安排出院。

分析与监护计划：

继续嘱患者加强水疗，保证每天的液体总量，此外嘱咐患者勤漱口，保持口腔清洁。其他用药监护同前一天。

记录人：×××

2017 年 08 月 25 日

2017-08-26

主诉：

患者便秘症状明显缓解，精神、睡眠、食欲可，无恶心、呕吐等化疗不适。

查体：

体温：36.5℃，脉搏：70 次/分，呼吸：18 次/分，血压：113/69mmHg。全身皮肤黏膜无黄染，无皮疹、皮下出血，无皮下结节，左侧胸壁可见一长约 18cm 手术瘢痕，愈合良好。腹部平坦，无腹壁静脉曲张，腹部柔软，无压痛、反跳痛，腹部无包块。肝脏肋下未触及，Murphy 征阴性，肾区无叩击痛，无移动性浊音。肠鸣音未见异常，4 次/分。

诊疗经过：

患者今日未诉明显不适，一般情况可，予以办理出院，嘱咐其出院后注意口腔卫生。

出院医嘱：

1.注意休息，避免劳累，加强营养。

2.每 3 天复查一次血常规，若 WBC$<3\times10^9$/L，NEU$<1.5\times10^9$/L，PLT$<75\times10^9$/L，立即与当地医院行升白细胞、血小板治疗。

3.不适随诊。

记录人：×××

2017 年 08 月 26 日

药物治疗总结

完整治疗过程的总结性分析意见：

该患者为 66 岁男性，于 2016-01 无明显诱因出现间断性上腹部隐痛不适，偶伴有进食梗噎，反酸，嗳气，无恶心、呕吐、腹泻，无便秘，发热、黄疸。在当地医院治疗后，病情反复。于 2016-03-10 胃镜检查取材活检，贲门连及胃底环 2/3 壁生长肿物，中央坏死，凹陷，胃底污浊苔，周边堤坝样隆起，取组织送病理，病理回报（病理号 105382）示：（食管活检）非角化性鳞癌。2016-03-19 行左侧开胸食管贲门癌切除+胃食管弓下器械吻合术。术后病理示：（食管贲门肿物）中分化鳞状细胞癌，浸润食管壁全层，后定期复查胸部 CT 提示病情稳定，2016-05-30、2016-09-19 行 1、2 周期 CIK 过继免疫治疗，2017-04-10 外院复查 CT 提示食管裂孔下缘吻合口周围分页状肿块，考虑为淋巴转移（2.7cm×2.3cm），患者于 2017-08-18 入住笔者所在医院，共住院 9 天，于 2017-08-26 出院。该患者住院期间的药物治疗要点包括以下几个方面：

1.治疗原则分析 食管癌的治疗仍是以手术为主的综合治疗，然而食管癌的手术并发症较多，疗效非常不满意而多选用放疗治疗。一般认为，放疗是除手术外控制食管癌局部病灶最有效的方法，但常规化疗对食管癌的局部控制并不满意，可能与存活肿瘤干细胞加速再增长有关。化疗在食管癌的治疗中也起到了重要作用，化疗除了作为细胞毒性药物作用于食管癌局部病灶或全身可能存在的播散病灶，众多研究表明，化疗药物如顺铂、5-Fu、博来霉素、丝裂霉素等，对食管癌放疗有一定的增敏作用，因此在临床上可将放疗、化疗同步用于食管癌。然而同步化疗也显著增加放化疗产生的毒副作用，因此临床上也常常应用先给予化疗诱导治疗，再序贯给予放疗治疗的方案。

该患者为食管癌术后，既往行 2 周期过继免疫治疗，此次入住笔者所在医院复查胸部 CT 提示病情进展，依据食管癌治疗指南，针对该患者的病情，可选用同步放化疗方案予以治疗，考虑到患者的体能状况一般，同步放化疗对其可能导致较严重的不良反应，因此选用先给予化疗诱导治疗，后期再序贯给予放疗治疗的方案，具体的化疗方案为：5-Fu 0.75g d1～4 +DDP 40mg d1、30mg d2～3，该治疗方案合理，其中各药的给药剂量恰当。

2. 针对 PF 方案的药学监护　　使用 PF 方案的过程中通常因恶心、呕吐等胃肠反应而导致化疗难以顺利完成，严重影响患者治疗进程及预后，该患者在执行 PF 方案化疗的过程中使用了托烷司琼预防恶心呕吐的发生。在整个治疗的过程中，患者未诉恶心呕吐。

肾毒性是大剂量顺铂化疗最常见、最严重的并发症之一，用药后可致血清尿素氮及肌酐升高，通常发生于给药后 10～15 天；多为可逆性，个别严重者可致不可逆肾衰竭，顺铂进入循环后可直接与肾小管结合，破坏肾功能。化疗时应予以利尿剂及充分的水化，化疗期间每日水摄入量维持在 3000～3500ml，使尿量维持在 2500ml 以上，水化过程中应注意观察液体超负荷病症并及时处理，定期监测血清电解质、肾功能情况，同时观察 24h 尿量及尿颜色，鼓励患者多喝水，促进毒性药物排除，以防止尿酸结晶形成造成肾功能损害。必要时给予碳酸氢钠碱化尿液和别嘌醇，抑制尿酸形成，监测尿液的酸碱度，pH 保持在 6.5～7.0。

使用 5-Fu 过程中，偶见口腔黏膜炎或口腔溃疡，因此嘱咐患者保持口腔清洁，利用温和的口腔冲洗剂如 0.9%氯化钠注射液漱口，每日 3～4 次，不要使用牙刷，而用棉签轻轻擦洗口腔牙齿；如感觉疼痛剧烈，可用 2%利多卡因 15ml 含漱 2min。另外由于口腔疼痛会影响进食，患者可进食流质，如稀饭、牛奶、果汁等易于吞咽的食物，不宜吃过冷、过热过硬的食物，以免损伤口腔黏膜。同时，为了保证患者体力和营养的需要，要配合肠外营养补充脂肪乳、氨基酸及维生素等，从而改善营养状况，增强患者的抵抗力。整个治疗过程中，患者积极配合，注重口腔卫生，化疗过程中未出现口腔黏膜炎等不良反应。

此外，患者在化疗过程中使用了奥美拉唑，抑制酸分泌作用，起到保护胃黏膜作用，从而提高肿瘤患者的生存质量。

临床药师在本次治疗过程中参与药物治疗工作的总结：

该患者为食管癌术后进展的患者，此次入院排除化疗禁忌后予以第 1 周期 PF 方案做化疗，化疗前临床药师对患者予以用药教育，嘱咐患者化疗过程中大量喝水，监测每天尿量以保证每天出入量。化疗过程顺利，患者未诉明显不适，

1. 抗癌注射液联合化疗协同抗肿瘤、能提高患者的生存质量、减轻化疗的毒副作用这一结论并没有大型临床研究数据予以支持，因此临床药师建议对该中药注射剂的使用应该谨慎对待。

2. 化疗期间，临床药师嘱咐患者注意口腔卫生，预防 5-Fu 引起的口腔黏膜炎等不良反应，该周期化疗期间，患者积极配合，未出现相关不良反应。

3. 其他　　嘱咐患者在化疗期间应避免食用高油脂性食物，以降低消化道反应的概率，嘱患者在化疗期间应多喝水，降低化疗药物顺铂在肾小管中的浓度，增加排泄，减轻肾脏毒性反应；不同药物的输注速度各异，嘱咐患者在输液过程中勿自行调整速度；嘱化疗期间出现任何不适均应告知医师，争取及早发现和处理。

治疗需要的随访计划和应自行检测的指标：

1. 患者出院后应加强营养，并遵照医嘱约定时间回医院复查，为下一阶段的治疗准备。

2. 出院后每 3 天复查一次血常规，若 WBC<3×10^9/L，NEU<1.5×10^9/L，PLT<75×10^9/L，立即与当地医院行升白细胞、升血小板治疗。

记录人：×××
2017 年 08 月 26 日

临床带教老师评语
该药历能及时全面地记录食管贲门鳞癌术后患者的基本病史、病程及患者的用药情况，并基本能依据食管癌临床诊疗指南及相关文献分析该患者的化疗方案、PF 方案的药学监护等。在书写药历时应更加详细地关注化疗方案可能引起的不良反应及具体的监护计划。 <div align="right">签字：×××</div>
药学带教老师评语
药历记录全面，学员已经掌握食管贲门鳞癌术后患者的一线治疗原则。在书写时注意不用罗列药物的药理学特点，针对患者的用药和可能出现的不良反应进行监护，书写重点放在发生率高的不良反应上。 <div align="right">签字：×××</div>

（王振兴　王武龙）

教学药历 15：

教学药历

建立日期：2017 年 05 月 19 日　　　　　　　　　　　　建立人：×××

姓名	刘××	性别	男	出生日期	1984 年 09 月 03 日	住院号	××××××
住院时间：2017 年 05 月 18 日				出院时间：2017 年 05 月 23 日			
籍贯：广东××	民族：汉族			工作单位：无			
手机号码：135××××××××			联系地址：广东省惠州市××××××××				
身高（cm）	156	体重（kg）	40.5	体重指数	16.4		
血型	O	血压（mmHg）	100/63	体表面积	1.41m^2		
不良嗜好（烟、酒、药物依赖）		无					

主诉：

　　确诊胃腺癌 5 个月。

现病史：

　　患者 2016 年 4 月初无明显诱因出现上腹部疼痛不适，以阵发性锐痛为主，无明显其他部位放射痛。初起以饥饿时疼痛明显，进食后缓解。偶有反酸、恶心呕吐不适，呕吐物为胃内容物，呕吐呈非喷射状，呕吐后腹胀、腹痛有所缓解，遂于 2016-09-04 前往广州某三甲医院行胃镜，示胃溃疡，十二指肠溃疡假憩室形成，慢性浅表性糜烂性胃炎。活检示：重度慢性活动性炎性改变，结合临床。予以规律制酸治疗后仍诉腹胀、腹痛不适，无恶心呕吐、无腹泻等不适。2016-12-05 前往武警广州某三甲医院行胃镜，示胃溃疡（恶性待排）。活检免疫组化：胃低分化腺癌。予以制酸剂后症状无明显减轻。遂于 2016-12-24 就诊于笔者所在医院普外科，行 CT 示：（1）胃窦增厚、僵硬，符合胃癌及小网膜囊多发淋巴结转移瘤；（2）盆腔少量积液。查无明显手术禁忌证，于 2017-01-05 在全麻下行"腹腔镜探查+大网膜活检"，切取部分网膜结节送病检。术后病理示：（网膜结节）镜下形态结合免疫表型及临床符合转移低分化腺癌。考虑胃癌晚期，无法行手术根治，遂于 2017-01-13、2017-01-29、2017-02-13 于笔者所在科行 3 周期一线 FOLFOX 方案化疗，具体用药：奥沙利铂 100mg d1，亚叶酸钙 0.6g d1，5-Fu 0.5g i.v d1、3.2g civ 46h q2w，过程顺利。2、3 周期化疗后，患者出现肝功能异常，予护肝治疗后好转，考虑患者化疗后反复出现肝功能异常，遂第 4 周期化疗（2017-03-24）予酌情减量，具体为：奥沙利铂 80mg d1，亚叶酸钙 0.6g d1，5-Fu 0.5g i.v d1、3.2g civ 46h q2w。此后分别于 2017-04-15、2017-05-01 予 5、6 周期 FOLFOX 方案化疗，方案同第 4 周期。期间 2017-04-17 复查 CT，疗效评价为 SD。现患者为行下一周期化疗入院，门诊以"胃癌"收入科。自上次出院以来，患者精神睡眠一般，食欲食量一般，大便正常，小便正常，体重未见明显减轻。

查体：

体温：36.3℃，脉搏：74 次/分，呼吸：18 次/分，血压：100/63mmHg。身高 160cm，体表面积：1.41m²。全身浅表淋巴结无肿大。颈软无抵抗，气管居中，双肺、心脏查体未及异常。腹平坦，脐下、左侧腋中线缘下 5cm 和左腋中线脐水平分别见 1cm 腹腔镜手术切口，愈合可。腹部柔软，上腹部轻度压痛，无反跳痛，腹部无包块。肝脾肋下未触及。脊柱、四肢活动自如，无畸形，双下肢无水肿。病理性反射未引出。

辅助检查：

2016-12-05，武警广州某三甲医院，胃镜病理示：胃溃疡（恶性待排），活检免疫组化：胃低分化腺癌。

2016-12-29，本院，CT 示：（1）胃窦增厚、僵硬，符合胃癌并胃周及小网膜囊多发淋巴结转移瘤；（2）肝、胆囊、脾及双肾未见明显异常。

2017-01-06，本院，术后病理：免疫组化：CK（+）、Her-2（+）、cam5.2（+）、CDX-2（+）、Syn（弱+）、Cga（-）、CD56（-）、Desmin（-）、CD99（-）、VEGF（-）、EGFR（-）、Ki-67（+，85%）。网膜结节：镜下形态结合免疫表型及临床符合转移性胃低分化腺癌。

2017-04-17，本院，CT：（1）原片，胃癌并胃周及小网膜囊多发淋巴结转移瘤，现片，胃周及小网膜囊多发淋巴结较前缩小并减少，胃壁增厚较前略轻；（2）盆腔少量积液。

既往病史：

否认肝炎、结核、传染病史，否认高血压、糖尿病史，否认外伤史，否认输血史，否认食物、药物过敏史，预防接种史不详。

既往用药史：

入院前未自行服药。

个人史：

生于广东省惠州市××县，久居本地，否认疫区，疫情、疫水接触史，否认吸烟、喝酒史。

家族史：

否认家族性遗传病史，否认家族性肿瘤病史。

伴发疾病与用药情况：

无伴发疾病及相关用药史。

过敏史：

否认食物、药物过敏史。

药物不良反应及处置史：

无。

入院诊断：

1.胃低分化腺癌Ⅳ期　　　腹腔种植转移　　　多发淋巴结转移　　　盆腔转移
2.贫血

出院诊断：

1.胃低分化腺癌Ⅳ期　　　腹腔种植转移　　　多发淋巴结转移　　　盆腔转移
2.贫血

初始治疗方案：

药物治疗方案（5-18）：

用药目的	药物名称	用法用量	起止日期
止痛	氨酚双氢可待因片 2 片	p.o.　tid	18/5～21/5
抗肿瘤辅助用药	NS 250ml+复方苦参注射液 10ml	ivgtt　qd	18/5～22/5
	NS 250ml+艾迪注射液 60ml	ivgtt　qd	18/5～22/5
护胃	NS 100ml+兰索拉唑冻干粉 40mg	ivgtt　qd	18/5～21/5

初始治疗方案分析：

该患者为 32 岁男性，2016-12-05 于武警广州某三甲医院查胃镜，病理示：胃溃疡，恶性待排，活检免疫组化：胃低分化腺癌；2017-01-05 于笔者所在医院在全麻下行"腹腔镜探查+大网膜活检"，切取部分网膜结节送病检，术后病理示：（网膜结节）镜下形态结合免疫表型及临床，符合转移性胃低分化腺癌，考虑胃癌晚期，无法行手术根治，遂于 2017-01-13、2017-01-29、2017-02-13、2017-03-24、2017-04-15、2017-05-01 予以 6 个周期 FOLFOX 方案化疗，期间 2017-04-17 复查 CT，疗效评价为 SD，现患者为行下一周期化疗入院，为顺利完成本周期化疗，患者入院后给予的初始药物治疗如下：

1.抑酸支持治疗　　患者既往有胃溃疡史，且有研究表明，胃癌在酸性环境下更易发生病情进展，因此抑酸支持治疗显得尤为重要，该患者使用了拉索拉唑抑酸治疗，兰索拉唑是继奥美拉唑之后的一种新的质子泵抑制剂。其与奥美拉唑的不同之处是亲脂性较强，可迅速透过壁细胞膜转变为次磺酸和次磺酰胺衍生物而发挥对胃肠道黏膜的保护作用和修护作用,生物利用率较奥美拉唑提高了 30%。该患者使用的兰索拉唑给药剂量适当。依据药品说明书,临床药师建议该药溶解后尽快使用,勿保存,且经兰索拉唑治疗的前三天内达到止血效果的,应该改用口服给药,不可无限制静脉给药。

2. 辅助治疗　艾迪注射液含有人参、刺五加、黄芪,含有人参皂苷、黄芪皂苷、刺五加多糖等成分,可增强人体巨噬细胞、LAK 细胞、NK 细胞活性,诱导干扰素、白细胞介素、肿瘤坏死因子产生,从而提高免疫功能,达到抑制及杀死肿瘤细胞的作用。因此,艾迪注射液配合化疗有协同效应,能提高化疗患者的生存质量,减轻化疗的毒副作用。

复方苦参碱注射液是以苦参为主要成分的纯中药药物,其主要成分为苦参碱、氧化苦参等多种生物碱,具有抗炎、调节机体免疫、抗病毒等作用。近年研究显示,复方苦参碱能在一定程度上抑制癌细胞增殖并诱导癌细胞凋亡;对于胃癌患者,复方苦参碱可以减少化疗不良反应,增强化疗耐受性,提高患者生活质量。研究表明,复方苦参碱联合 FOLFOX 方案治疗胃癌晚期,其总有效率及临床症状改善率均明显高于单用 FOLFOX 方案的患者。故患者选择用复方苦参碱辅助治疗适宜,剂量适当。

3. 镇咳、止痛治疗　患者入院诉轻微咳嗽,查体提示上腹部轻度压痛。氨酚双氢可待因含有对乙酰氨基酚成分,可选择性地抑制中枢神经系统前列腺素的生物合成,起到解热镇痛作用;双氢可待因为阿片受体弱激动剂,有较强的镇痛作用;此外双氢可待因还可直接作用于咳嗽中枢,起镇咳作用。

初始药物治疗监护计划:

1. 每日监护患者生命体征　体温、呼吸、脉搏、血压、心率。监护患者大便情况及疼痛评分,以评估药物疗效和不良反应,以便及时更改药物剂量。

2. 复查患者血常规　患者拟行第 7 周期 FOLFOX 方案化疗,故在化疗前复查血常规以排除化疗禁忌尤为重要,确保 WBC$\geq$3.0×10^9/L,NEU$\geq$1.5×10^9/L,PLT$\geq$60×10^9/L,RBC$\geq$2×10^{12}/L,HGB$\geq$80g/L,方可执行化疗方案。

3. 因艾迪注射液中含有微量斑蝥素,外周静脉给药时,对注射部位有一定的刺激或引起静脉炎,同此在输注过程中应控制好滴注速度,刚开始滴速为 15 滴/分,30min 后如无不良反应,给药速度可控制在 50 滴/分,以减轻对血管的局部刺激。

4. 氨酚双氢可待因使用过量可引起肝损害,严重时可出现脑部症状,昏迷、肝肾衰竭,且在过量服药的 4 天内,肝损害可无明显的临床表现,因此临床药师在对患者进行用药教育时务必嘱患者严格遵照医嘱服药,并且确保每次不超过 2 片,每天服用该药不超过 8 片。

使用兰索拉唑的药学监护:

1. 兰索拉唑应用 0.9%氯化钠注射液做溶媒,避免用 5%葡萄糖做溶媒,因 5%葡萄糖溶液 pH 偏酸,可导致兰索拉唑化学结构发生变化,出现聚合和变色现象。与其他药物连续滴注时,静脉滴注兰索拉唑前后均应用 0.9%氯化钠注射液冲管。

2. 兰索拉唑配制后室温下的稳定性较差,因此溶解后应尽快使用,勿保存。

3. 在使用兰索拉唑过程中可能出现间质性肺炎（文献发生率<0.1%），表现为发热、咳嗽、呼吸困难、肺部呼吸音异常等，应迅速终止用药，实施胸部 X 线检查。并给予肾上腺皮质激素等适当处理。

其他主要治疗药物：

用药目的	药物名称	用法用量	起止日期
升白细胞	重组人粒细胞集落刺激因子 300μg	i.h.　qd	19/5～21/5
预防止吐	5% GS 10ml+地塞米松 10mg	ivgtt　qd	21/5
	NS 100ml+托烷司琼 5mg	ivgtt　qd	21/5～23/5
	NS 100ml+西咪替丁 4ml	ivgtt　qd	21/5
	苯海拉明 20mg	im　qd	21/5
	NS 100ml+甲氧氯普胺 20mg	ivgtt　qd	21/5～23/5
化疗	NS 34ml+5-Fu 0.4g	ivgtt　qd	21/5
	NS 126ml+5-Fu 2.6g	civ.　46h	21/5～22/5
	NS 100ml+亚叶酸钙注射液 0.6g	ivgtt　qd	21/5～22/5
	5% GS 100ml+奥沙利铂 80mg	ivgtt　qd	21/5

药物治疗日志

2017-05-18

患者为 32 岁男性，2016-12-05 于武警广州某三甲医院查胃镜，示胃溃疡（恶性待排）。活检免疫组化：胃低分化腺癌；2017-01-05 于笔者所在医院在全麻下行"腹腔镜探查+大网膜活检"，切取部分网膜结节送病检，术后病理示：（网膜结节）镜下形态结合免疫表型及临床符合转移性胃低分化腺癌，考虑胃癌晚期，无法行手术根治，遂于 2017-01-13、2017-01-29、2017-02-13、2017-03-24、2017-04-15、2017-05-01 予以 6 个周期 FOLFOX 方案化疗，期间 2017-04-17 复查 CT，疗效评价为 SD，现患者为末次化疗后 17 天，化疗间歇期满，为求下一步诊疗于 2017-05-18 10：32 入院。入院后相继完善血常规、B 超、心电图等相关检查，以排除化疗禁忌。

记录人：×××

2017 年 05 月 18 日

2017-05-19

主诉：

患者诉轻度咳嗽，无咳痰，无恶心呕吐，无畏寒发热，无胸闷气促，无胸痛，大小便未见异常。

查体：

体温：36.3℃，脉搏：74 次/分，呼吸：18 次/分，血压：100/63mmHg；腹平坦，脐下、左侧腋中线肋缘下 5.0cm 和左腋中线脐水平分别见 1.0cm 腹腔镜手术切口，愈合可。

无腹壁静脉曲张，腹部柔软，上腹部轻度压痛，无反跳痛，腹部无包块。

检查：

血常规：WBC $2.51×10^9/L$，NEU $0.64×10^9/L$；HGB 113g/L；PLT $258×10^9/L$；肝肾功、电解质未见明显异常。超声示：（1）左颈、左锁骨上窝小淋巴结；（2）肝实质回声密集；（3）胆、脾、胰、双肾、子宫及双侧卵巢未见明显异常。

诊疗经过：

根据患者入院的检查结果予以升白细胞、镇咳、提高免疫治疗。

分析与监护：

患者入院复查血常规：WBC $2.51×10^9/L$，NEU $0.64×10^9/L$；HGB 113g/L；PLT $258×10^9/L$，提示Ⅲ度骨髓抑制，依据 2016《NCCN 肿瘤学临床实践指南：胃癌》，出现Ⅲ～Ⅳ度骨髓抑制的患者应暂停化疗，并积极升白细胞治疗，待化疗禁忌消除后方可继续化疗。针对该患者出现的Ⅲ度骨髓抑制，临床医生给予粒细胞集落刺激因子予以升白细胞治疗，医嘱中用法用量恰当。临床药师建议在使用过程中密切监测患者的血常规，当中性粒细胞达到 $5×10^9/L$ 时，应终止给药，以防止中性粒细胞过度增加。继续予以氨酚双氢可待因镇咳治疗，并密切关注患者的肝功能检查指标。

记录人：×××
2017 年 05 月 19 日

2017-05-20

主诉：

患者仍诉轻度咳嗽，无咳痰，无恶心呕吐，无畏寒发热，无胸闷气促，无胸痛，大小便未见异常。

查体：

体温：36.5℃，脉搏：75 次/分，呼吸：18 次/分，血压：103/65mmHg；腹平坦，脐下、左侧腋中线肋缘下 5cm 和左腋中线脐水平分别见 1cm 腹腔镜手术切口，愈合可。无腹壁静脉曲张，腹部柔软，上腹部轻度压痛，无反跳痛，腹部无包块。

诊疗经过：

今日继续予以升白细胞、镇咳、提高免疫治疗。

分析与监护计划：

针对患者的轻度咳嗽，继续予以氨酚双氢可待因止咳治疗，并嘱患者严格遵照医嘱服药，确保每次不超过 2 片，每天服用该药不超过 8 片；此外，密切监测血常规，对前一日粒细胞集落刺激因子的疗效进行评估，当中性粒细胞达到 $5.0×10^9/L$ 以上时，应终止粒细胞集落刺激因子的治疗；为提高患者的免疫力及下一步化疗做准备，继续给予艾迪、复方苦参辅助治疗。

记录人：×××
2017 年 05 月 20 日

2017-05-21

主诉：

患者诉咳嗽有所好转，无咳痰，无恶心、呕吐，无畏寒发热，无胸闷气促，无胸痛，大小便未见异常。

查体：

体温：36.3℃，脉搏：74 次/分，呼吸：18 次/分，血压：101/65mmHg；腹平坦，无腹壁静脉曲张，腹部柔软，上腹部轻度压痛，无反跳痛，腹部无包块。

检查：

昨日查血常规示：WBC 27.35×10^9/L，NEU 22.80×10^9/L；RBC 5.51×10^{12}/L，HGB 113g/L；PLT 215×10^9/L。

诊疗经过：

结合患者的血常规结果，今日停用粒细胞集落刺激因子，并与患者商议今日继续第 7 周期 FOLFOX 方案化疗，患者同意。化疗前予以止吐、护胃等相关处理。

用药分析：

1. 化疗方案评估　晚期胃癌化疗的主要目的为缓解症状、控制肿瘤生长、提高生存质量和延长生存时间。胃癌一线化疗尚无标准方案，且胃癌原发耐药及获得性耐药的发生率较高，临床上加大剂量也未必能增效，目前普遍认为对于晚期胃癌，联合用药优于单药化疗，增量未必能增效，三药联合化疗方案因不良反应较高，多用于初治体质较好的胃癌患者。

FOLFOX 方案包含三种药物，即奥沙利铂、5-Fu、亚叶酸钙。奥沙利铂是第 3 代铂类抗肿瘤药物，主要通过铂原子与 DNA 链形成交联，阻断其复制和转录。奥沙利铂与 DNA 形成的复合体疏水作用明显，较顺铂和卡铂针对性强，可以更有效地抑制 DNA 合成，细胞毒作用更强，且与顺铂无交叉耐药。5-Fu 是治疗消化道肿瘤的常用药物，它在体内先转变为 5-氟-2-脱氧尿嘧啶核酸，后者具有抑制胸腺嘧啶核苷酸合成酶（TS）、阻断脱氧尿嘧啶核苷酸转变为脱氧胸腺嘧啶核苷酸，从而抑制 DNA 的生物合成的作用，同时还能通过阻止尿嘧啶和乳清酸渗入 RNA，达到抑制 RNA 合成的目的。有研究证实，奥沙利铂与 DNA 结合速率比顺铂快 10 倍以上，而且结合牢固，与 5-Fu 有明显协同作用。亚叶酸钙是 5-Fu 的生化调节剂，与 5-Fu 合用能促进 5-Fu 脱氧核苷酸与 TS 的稳定结合，增加 5-Fu 的细胞库容，从而大大提高 5-Fu 的疗效。FOLFOX 方案是大肠癌化疗的标准方案，然而目前很多学者将该方案用于晚期胃癌的治疗，并取得了一定的近期疗效，有效率达 30%～40%，由于胃癌的一线化疗尚无标准方案，目前含第三代化疗药物如奥沙利铂、紫杉类及伊立替康的化疗方案均可选。该患者已经进行了 6 个周期的 FOLFOX 方案化疗。且 2017-04-17 复查 CT 疗效评价为 SD，故继续予以第 7 周期 FOLFOX 方案治疗。

2. 针对胃肠道反应的治疗　该患者在执行 FOLFOX 方案化疗的过程中使用托烷司琼联合地塞米松及苯海拉明预防恶心呕吐的发生。因托烷司琼可通过选择性阻断外周神经元的突触前 5-HT$_3$受体抑制呕吐反射，同时也可通过直接阻断中枢 5-HT$_3$受体而抑制最后区的迷走神经的刺激达到止吐作用，而地塞米松通过抑制前列腺素的合成来抑制活性物质的释放，从而达到止吐目的。有研究表明，将 5-HT$_3$ 受体拮抗剂盐酸托烷司琼与传统抗呕吐药物地塞米松联合应用，可使此效果得到明显增强且药物副作用并没有增强。

3. 护胃处理　在继续使用兰索拉唑抑酸治疗的基础上联用西咪替丁及甲氧氯普胺保护胃黏膜。兰索拉唑是一种新的质子泵抑制剂，可迅速透过壁细胞膜转变次磺酸和次磺酰胺衍生物而发挥对胃黏膜的保护和修护作用；西咪替丁主要作用于胃壁黏膜 H$_2$ 受体，竞争性抑制组胺，既可抑制基础胃酸分泌，亦可减少由于实物、组胺、五肽胃泌素、咖啡及胰岛素等刺激诱发的胃酸分泌；甲氧氯普胺为多巴胺 D$_2$ 受体阻断药，同时具有 5-HT$_4$ 受体激动效应，对 5-HT$_4$ 受体有轻度抑制作用，临床用于治疗胃肠运动障碍及酸过多等。兰索拉唑联合西咪替丁及甲氧氯普胺对抑制胃酸分泌、止吐及保护胃黏膜起到协同作用。

监护计划：

使用 FOLFOX 方案应从以下几方面进行药物治疗监护：

1. 奥沙利铂可引起严重的胃肠道反应，也是最常见的早期不良反应，因此在用药期间告知患者化疗前不宜过饱，减轻恶心呕吐症状，补充纤维素高的饮食，少食多餐，避免辛辣、刺激性食物。可用中枢止吐药物及维生素类药物，短期内可恢复。应严格监测患者电解质变化，发现异常及时处理，必要时静脉补充液体。

2. 外周感觉神经的毒性反应是奥沙利铂神经毒性的主要表现，其神经毒性分为两类，一类是在给药后 24h 内发生的急性神经毒性，主要表现为四肢外周神经感觉障碍和麻木，发生率为 85%～95%；急性咽喉感觉障碍导致呼吸吞咽困难，发生率为 1%～2%；遇冷后症状加重是其特征性表现，这些症状多于数日内消失。另一类是慢性的累积神经毒性，其临床症状和顺铂所致的神经毒性相似，初始时感觉障碍持续不退，震荡感受降低，本体感受迟钝，精细分辨力减退，书写及扣纽扣等精细动作有困难。累积用药剂量越多，感觉障碍持续时间越长。蓄积性迟发感觉神经障碍一般在停药后逐渐恢复，通常中位恢复时间 15 周。当累积剂量大于 800mg/m^2（6 个周期）时，有可能导致永久性感觉异常及功能障碍，反应较严重者给予营养神经的药物如维生素 B$_1$、维生素 B$_{12}$ 等。因此使用奥沙利铂的患者禁止饮用冷水，禁止接触冷的物品，防止遇冷引发急性神经毒性。因低温刺激可诱发咽喉痉挛，故指导患者用温开水刷牙、漱口，洗头、洗脸、洗手、沐浴均用热水；饮食温软，水果用热水浸泡加温后食用；加强保暖，防止受凉。

3. 使用奥沙利铂化疗期间如化疗药物外渗，必须立即终止给药，不得按常规冷敷，应采用利多卡因加地塞米松局部封闭后以喜疗妥外涂。

4. 奥沙利铂对骨髓的抑制作用主要表现为白细胞和血小板减少，使用奥沙利铂过程中应勤查血常现，白细胞降低至Ⅱ度或以上时应予粒细胞巨噬细胞集落刺激因子升至正常后继续化疗。

5. 奥沙利铂应在 25℃ 以下密封保存，配制过程中禁用氯化钠溶液稀释。因奥沙利铂与任何浓度的氯化钠或碱性溶液之间存在配伍禁忌，其说明书明确提出，只能用 5% 葡萄糖注射液溶解，要特别提醒护士冲管时也要用葡萄糖溶液，滴注时应使用避光输液器，降低过敏反应的发生率。

6. 奥沙利铂在输注过程中必须控制滴速，一般控制在 2～6h 滴完，如果在 2h 内滴注完，患者出现急性喉痉挛，下次滴注时，应将滴注时间延长至 6h。

7. 预防口腔感染　使用 5-Fu 过程中，偶见口腔黏膜炎或口腔溃疡，因此嘱患者保持口腔清洁，利用温和的口腔冲洗剂如 0.9%氯化钠注射液漱口，每日 3～4 次，不要使用牙刷，而用棉签轻轻擦洗口腔牙齿；如感觉疼痛剧烈，可用 2%利多卡因 15ml 含漱 2min。此外，由于口腔疼痛会影响进食，患者可进流食如稀饭、牛奶、果汁等易于吞咽的食物，不吃过冷、过热、过硬的食物以免损伤口腔黏膜。同时为了保证患者的体力和营养的需要，要配合肠外营养补充脂肪乳、氨基酸及维生素等，从而改善营养状况，增强自身的抵抗力。

8. 化疗药物 5-Fu 可引起恶心、食欲缺乏或呕吐，一般剂量下多不严重，患者在化疗前应用托烷司琼止吐，并联用西咪替丁、甲氧氯普胺予以止吐、护胃处理，化疗期间患者未诉明显恶心呕吐。尽管如此，仍需嘱患者清淡饮食，且进餐不宜过饱。

9. 由于 5-Fu 具有潜在的心脏毒性，偶见用药后心肌缺血，可出现心绞痛和心电图的变化，因此化疗期间应监测患者的心功能，如出现心律失常、心绞痛、ST 段改变则应停止 5-Fu 的使用。

10. 5-Fu 与亚叶酸钙合用时，应嘱护士先静脉滴注亚叶酸钙，此后再使用 5-Fu，否则起不到增效的作用。

记录人：×××

2017 年 05 月 21 日

2017-05-22

主诉：

今日患者病情稳定，一般情况可，无恶心呕吐，无畏寒发热，无胸闷气促，无胸痛，大小便正常。

查体：

体温：36.7℃，脉搏：76 次/分，呼吸：18 次/分，血压：110/71mmHg；腹平坦，无腹壁静脉曲张，腹部柔软，上腹部轻度压痛，无反跳痛，腹部无包块。

诊疗经过：

患者今日继续完成昨日的化疗任务，并继续止吐、护胃治疗。

分析与监护计划：

患者利用化疗泵继续完成第 7 周期 FOLFOX 化疗方案中 5-Fu 的治疗，并继续予以兰索拉唑、托烷司琼、甲氧氯普胺护胃、止吐治疗。并嘱患者注意口腔卫生，其他用药监护同前一天。

记录人：×××

2017 年 05 月 22 日

2017-05-23

主诉：

今日患者病情稳定，一般情况可，无恶心呕吐，无畏寒发热，无胸闷气促，无胸痛，大小便正常。

查体：

体温：36.4℃，脉搏：75 次/分，呼吸：18 次/分，血压：108/70mmHg；腹平坦，无腹壁静脉曲张，腹部柔软，上腹部轻度压痛，无反跳痛，腹部无包块。

诊疗经过：

昨日已完成本周期化疗并复查血常规，今日未诉明显化疗不适，血常规结果显示未见异常，可安排出院。

记录人：×××

2017 年 05 月 23 日

出院医嘱：

1. 注意休息，避免劳累，加强营养。

2. 每 3 天复查一次血常规，若 WBC＜3×10^9/L，NEU＜1.5×10^9/L，PLT＜75×10^9/L，立即于当地医院行升白细胞、血小板治疗。

3. 不适随诊。

记录人：×××

2017 年 05 月 23 日

药物治疗总结

完整治疗过程中总结性分析意见：

患者为 32 岁男性，2016-12-05 于武警广州某三甲医院查胃镜，病理示胃溃疡（恶性待排），活检免疫组化：胃低分化腺癌；2017-01-05 于笔者所在医院在全麻下行"腹腔镜探查+大网膜活检"，切取部分网膜结节送病检，术后病理示：（网膜结节）镜下形态结合免疫表型及临床符合转移性胃低分化腺癌，考虑胃癌晚期，无法行手术根治，遂于2017-01-13、2017-01-29、2017-02-13、2017-03-24、2017-04-15、2017-05-01 予以 6 个周期 FOLFOX 方案化疗，期间 2017-04-17 复查 CT，疗效评价为 SD。现患者为末次化疗后 17 天，化疗间歇期满，为求做下一步诊疗于 2017-05-18 入院，共住院 6 天，于 2017-05-23 出院。该患者住院期间的药物治疗要点包括以下几个方面：

1. 治疗原则分析　患者此次入院行第 7 周期 FOLFOX 方案予以化疗。晚期胃癌化疗的主要目的为缓解症状、控制肿瘤生长、提高生存质量和延长生存时间。胃癌一线化疗尚无标准方案，且胃癌原发耐药及获得性耐药的发生率较高，临床上加大剂量也未必能增效，2016《NCCN 肿瘤学临床实践指南：胃癌》也作出类似的推荐，推荐首选两药或单药方案，三药方案适用于身体状况良好并能够经常进行毒性评估的患者。患者既往已完成 6 周期 FOLFOX 方案化疗，虽然第 2、3 周期化疗后患者出现肝功能减退，但后续的治疗通过减少奥沙利铂及

5-Fu 的剂量，患者对化疗的耐受性良好，未出现肝功能减退等明显不良反应，并且最近的 CT 复查提示病情稳定，提示患者对该化疗方案敏感，且可耐受，因此可继续予以第 7 周期化疗。

2. 针对 FOLFOX 方案的预防用药及药学监护 使用 FOLFOX 方案的过程中通常因恶心、呕吐等胃肠道反应而导致化疗难以顺利完成，严重影响患者治疗进程及预后，该患者在执行 FOLFOX 方案化疗的过程中使用托烷司琼联合地塞米松、西咪替丁、甲氧氯普胺预防恶心呕吐的发生。在整个化疗过程中，患者未诉恶心呕吐。神经性毒性是奥沙利铂的剂量限制性毒性，因此在执行 FOLFOX 方案的过程中嘱患者禁止饮用冷水，禁止接触冷的物品，防止遇冷引发急性神经毒性。因低温刺激可诱发咽喉痉挛，故指导患者用温开水刷牙、漱口，洗头、洗脸、洗手、沐浴均用热水；饮食温软，水果用热水浸泡加温后食用：加强保暖，防止受凉。由于使用 5-Fu 过程中已发生口腔溃疡，因此嘱患者保持口腔清洁，利用温和的口腔冲洗剂如 0.9%氯化钠注射液漱口，每日 3～4 次，不要使用牙刷，而用棉签轻轻擦洗口腔牙齿：尽量进食流质食物，不宜吃过冷、过热、过硬的食物，以免损伤口腔黏膜，同时，为了保证患者体力和营养的需要，要配合肠外补充脂肪乳，氨基酸及维生素等，从而改善营养状况，增强自身的抵抗力。此外，患者在化疗过程中使用了兰索拉唑，抑制酸分泌的作用，起到保护胃黏膜的作用，防止因使用地塞米松而导致的胃黏膜损伤，从而提高肿瘤患者的生活质量。

临床药师在本次治疗中参与药物治疗工作的总结：

1. 患者为晚期胃癌患者，此次入院予以第 7 周期 FOLFOX 方案化疗，化疗前临床药师对患者予以用药教育，嘱患者化疗过程中避免冷刺激，注意口腔卫生，化疗过程顺利，患者未诉明显不适。

2. 该患者在抑酸过程中使用了兰索拉唑，临床医师建议该药溶解后尽快使用，勿保存，且经兰索拉唑治疗的前 3 天达到止血效果者，应该改用口服给药，不可无限制静脉给药。

3. 化疗前评估患者的化疗禁忌时发现患者上一周化疗出现III度骨髓抑制，给予粒细胞刺激因子升白细胞处理，临床药师建议第 7 周期的 FOLFOX 的方案化疗应在使用粒细胞集落刺激因子 24h 后评估患者的血常规正常后方可使用，并且在使用粒细胞集落刺激因子过程中应密切监测患者的血常规，当中性粒细胞达到 $5.0×10^9$/L 以上时，应终止给药，以防止中性粒细胞过度增加。

4. 亚叶酸钙在该治疗方案中起到增强 5-Fu 疗效的作用，而两药的给药顺序决定了 5-Fu 疗效的大小，在执行该方案过程中，临床药师需要嘱护士先静脉滴注亚叶酸钙，然后再使用 5-Fu，否则起不到增效的作用。

治疗需要随访计划和应自行监测的指标：

1. 两周后回医院复查 CT，以评测前一阶段 FOLFOX 方案的疗效，为下一阶段的治疗准备。

2. 每 3 天复查一次血常规，若 WBC$<3×10^9$/L，NEU$<1.5×10^9$/L，PLT$<75×10^9$/L，立即于当地医院行升白细胞、血小板治疗。

记录人：×××

2017 年 05 月 23 日

临床带教老师评语

该药历能及时全面地记录患者的基本病史、病程及患者的用药情况，并基本能依据胃癌临床诊疗指南及相关文献分析该患者的化疗方案、FOLFOX 方案的药学监护等。在书写药历时应更加详细地关注化疗可能引起的不良反应及具体的监护计划。

签字：×××

药学带教老师评语

药历记录全面，学员已经掌握了胃癌患者的一线治疗原则。在书写时注意不用罗列药物的药理学特点，针对患者的用药和可能出现的不良反应进行监护，监护重点放在发生率高的不良反应上。

签字：×××

（许夏燕　陈少尉）

教学药历 16：

教学药历

建立日期：2017 年 10 月 29 日　　　　　　　　　　建立人：×××

姓名	谢××	性别	男	出生日期	1954 年 02 月 12 日	住院号	××××××

住院时间：2017 年 10 月 28 日　　　　出院时间：2017 年 11 月 10 日

籍贯：广东××	民族：汉族	工作单位：未提供

手机号码：138××××××××　　联系地址：广东省揭阳市××××××××××

身高（cm）	170	体重（kg）	53	体重指数	18.34
血型	AB 型	血压（mmHg）	125/80	体表面积	1.60m^2

不良嗜好（烟、酒、药物依赖）	未提供

主诉：

确诊胃癌 1 个月，返院化疗。

现病史：

患者由于"无明显诱因出现腹胀半年，反酸、恶心 10 余天"于 2017-09-08 在笔者所在医院门诊行胃镜，示：（1）幽门及胃窦溃疡性病变（A1），未排除恶性可能；（2）反流性食管炎（LA-C 级）；（3）慢性浅表性胃炎伴隆起糜烂。胃镜病理活检示：黏膜急慢性炎伴糜烂，部分腺上皮肠化及轻度不典型增生。故至笔者所在医院胃肠外科住院治疗，完善相关检查后于 2017-09-28 行腹腔镜下胃癌根治术，术后病理示：（胃区肿物）浸润性低分化腺癌，部分呈黏液腺癌，侵及胃壁深肌层，见神经及脉管浸润。两断端及网膜组织未见癌。（胃周淋巴结）见转移癌（10/15）及 5 个癌结节，其中 1 个癌结节呈肉瘤样癌，局灶区域伴软骨肉瘤分化。术后患者恢复好，今为行术后辅助治疗入院。术后患者无恶心、呕吐，无腹胀、腹痛，无畏寒、发热，无胸闷、气促，精神、食纳、睡眠好，大小便基本正常。

查体：

体温：37.2℃，脉搏：77 次/分，呼吸：18 次/分，血压：126/64mmHg。PS：1 分，营养良好，全身皮肤黏膜无黄染，全身浅表淋巴结无肿大。颈软无抵抗，气管居中，双肺、心脏、腹部查体未及异常。脊柱、四肢活动自如，无畸形，双下肢无水肿。病理性反射未引出。

辅助检查：

2017-09-08，本院，胃镜检查提示：（1）幽门及胃窦溃疡性病变（A1），未排除恶性可能；（2）反流性食管炎（LA-C 级）；（3）慢性浅表性胃炎伴隆起糜烂。胃窦及幽门黏膜病理活检示：黏膜急慢性炎伴糜烂，部分腺上皮肠化及轻度不典型增生。

2017-09-15，本院，复查胃镜提示：胃窦病变未排除恶性。病理检查：见少量异型细胞，未排除腺癌。患者胃窦病变考虑恶性可能。

2017-09-15，本院，腹部 CT 提示：（1）胃窦部改变，建议进一步内镜活检以除外恶性病变可能，请结合临床；（2）胃窦部与胰腺之间隙内数个结节状阴影，肿大淋巴结，建议短期随访或必要时进一步检查；（3）轻度脂肪肝征象；（4）肝、胆、胰、脾、所扫双肾及肾上腺 CT 扫描未见明确占位性病变，必要时复查或进一步检查，以除外隐匿性病变；（5）胸腰椎骨质增生。

2017-09-28，本院，术后组织病理检查：（胃区肿物）浸润性低分化腺癌，部分呈黏液腺癌，侵及胃壁深肌层，见神经及脉管浸润。两断端及网膜组织未见癌。（胃周淋巴结）见转移癌（10/15），以及 5 个癌结节，其中 1 个癌结节呈肉瘤样癌，局灶区域伴软骨肉瘤分化。

既往病史：

否认肝炎史、疟疾史、结核史，否认高血压史、冠心病史，否认糖尿病史、脑血管病史、精神病史，手术史见现病史，外伤史、输血史，否认过敏史，预防接种史不详。

既往用药史：

无。

个人史：

出生并长期居住在本地，否认毒物、射线接触史，否认疫区旅游和居住史。

家族史：

否认家族性、遗传性疾病病史。

伴发疾病与用药情况：

无。

过敏史：

否认食物过敏史，否认药物过敏史。

药物不良反应及处置史：

未提供。

入院诊断：

胃窦低分化腺癌（T4N3M0 ⅢC 期）术后

出院诊断：

1. 胃窦低分化腺癌（T4N3M0 ⅢC 期）术后化疗后
2. 肝功能异常

初始治疗方案分析：

治疗原则：

1. 完善相关检查　血常规、大小便常规、综合生化一、肿瘤指标、心电图、胸部 X 线片，上腹部 CT 等。

2. 暂予抗肿瘤辅助治疗（艾迪）及胸腺五肽增强免疫力治疗，查无化疗禁忌证择期化疗。

药物治疗方案：

用药目的	药物名称	用法用量	起止日期
抗肿瘤辅助治疗	乌苯美司胶囊 30mg	p.o.　qd	28/10～10/11
	注射用胸腺五肽 10mg	i.h.　qd	28/10～10/11
	艾迪注射液 80ml+5% GS 500ml	ivgtt　qd	28/10～10/11

治疗原则和药物治疗方案的分析：

患者由于"无明显诱因出现腹胀半年，反酸、恶心 10 余天"于 2017-09-08 在笔者所在医院门诊行胃镜，（1）幽门及胃窦溃疡性病变（A1），未排除恶性可能；（2）反流性食管炎（LA-C 级）；（3）慢性浅表性胃炎伴隆起糜烂。胃镜病理活检示，黏膜急慢性炎伴糜烂，部分腺上皮肠化及轻度不典型增生。故至笔者所在医院胃肠外科住院治疗，完善相关检查后于 2017-09-28 行腹腔镜下胃癌根治术，术后病理：（胃区肿物）浸润性低分化腺癌，部分呈黏液腺癌，侵及胃壁深肌层，见神经及脉管浸润。两断端及网膜组织未见癌。（胃周淋巴结）见转移癌（10/15），以及 5 个癌结节，其中 1 个癌结节呈肉瘤样癌，局灶区域伴软骨肉瘤分化。术后患者恢复好，今为行术后辅助治疗入院。术后患者无恶心、呕吐，无腹胀、腹痛，无畏寒、发热，无胸闷、气促，精神、食纳、睡眠好，大小便基本正常。入院诊断：胃窦低分化腺癌（T4N3M0，ⅢC 期）术后。

1. 营养支持　患者老年男性，63 岁，慢性病程。无恶心呕吐、腹痛腹胀等不适，食纳、睡眠好，神志清楚，对答切题，查体无异常。PS 评分 1 分，全身浅表淋巴结未扪及肿大。行胃癌根治术后 1 个月，切除 70%的远端胃。由上可见，患者胃肠功能基本正常，饮食正常，无须使用肠内肠外营养，医嘱予普食，选择适宜。但由于患者仅残留小部分胃，应做好患者的饮食及用药指导。

2. 肿瘤辅助治疗　肿瘤辅助用药的使用目前尚缺乏用药的标准和规范，且无严格的评价方法，又缺少这方面用药规范的培训和教育。目前更多的是处于"各自为政,经验优先"的状态。根据《新编药物学》（第 16 版）将抗肿瘤辅助药物分为生物反应调节剂及免疫功能增强剂、止吐药、促进白细胞增生药和中药制剂。该病例中，医生为患者选择了免疫功能增强剂乌苯美司胶囊和注射用胸腺五肽及中药制剂艾迪注射液。乌苯美司胶囊具有抗肿瘤活性，并能激活人体细胞免疫功能，刺激细胞因子的生成和分泌，促进抗肿瘤效应细胞的产生和增殖。而注射用胸腺五肽则通过诱导 T 细胞分化，促进 T 淋巴细胞亚群发育、成熟、活化，调节 T 淋巴细胞亚群的比例，起到调节机体免疫功能的作用。两者药理作用相似，建议择其一即可。中药制剂艾迪注射液除能增强机体的非特异性和特异性免疫功能，提高机体的应激能力外，还对癌细胞有直接杀伤和抑制作用，用于该患者辅助化疗，合理。

初始药物治疗监护计划：

药学监护计划：

1.疗效监护　每天监护是否出现疼痛，是否出现可扪及的淋巴结肿大，患者体力及精神状态变化情况。

2.不良反应监护　（1）每天监护静脉输注艾迪注射液过程中有无面红、荨麻疹和发热等过敏反应。（2）3～5 天监护使用艾迪注射液后是否出现胸闷、心悸及肾功能异常。使用乌苯美司和胸腺五肽过程中是否出现消化道反应、头晕头痛、无力嗜睡等。

用药指导：

1.饮食方面应少食多餐，选择软烂且易于消化的食物，注意细嚼慢咽，不可暴饮暴食。

2.乌苯美司胶囊应于早晨空腹服用，如出现消化道不良反应改为一日 3 次服用。

其他主要治疗药物：

用药目的	药物名称	用法用量	起止日期
护肝治疗	注射用还原型谷胱甘肽 1.8g+ NS 100ml	ivgtt　qd	29/10～10/11
	异甘草酸镁注射液 150mg+10% GS 250ml	ivgtt　qd	29/10～10/11
	双环醇片 50mg	p.o.　tid	29/10～10/11
化疗	卡培他滨片 1.5g	p.o.　bid	9/11～10/11
	注射用奥沙利铂 200mg+5% GS 250ml	ivgtt　qd	9/11
护胃	埃索美拉唑镁肠溶片 20mg	p.o.　bid	9/11～10/11
	注射用奥美拉唑钠 40mg+ NS 100ml	ivgtt　qd	9/11
升白细胞	地榆升白片 0.3g	p.o.　tid	9/11～10/11
预防手足综合征	维生素 B_6 100mg	p.o.　tid	9/11～10/11
止吐	注射用托烷司琼 5mg+ NS 100ml	ivgtt　qd	9/11
	地塞米松磷酸钠注射液 10mg+ NS 10ml	i.v　qd	9/11

药物治疗日志

患者老年男性，入院诊断：胃窦低分化腺癌（T4N3M0，ⅢC 期）术后。

2017-10-29

症状体征：

患者无恶心、呕吐，无腹胀、腹痛，无咳嗽、咳痰、乏力，精神好，查体无新发现。心电图无明显异常，胸片：（1）主动脉硬化。（2）右侧第 7 后肋陈旧性骨折。上腹部 CT：（1）胃癌术后改变，术区结构稍紊乱，吻合口处壁稍厚，但未见明确肿块影，建议随诊复查。（2）少量腹水。（3）轻度脂肪肝征象。（4）肝、胆、胰、脾、所扫双肾及肾上腺 CT 扫描未见明确占位性病变，必要时复查或进一步检查，以除外隐匿性病变。（5）胸腰椎骨质增生。

实验室检查结果：

　　大小便常规、CA199、肾功能、心电图未见明显异常。

　　肿瘤标志物：甲胎蛋白 12.56μg/L↑。

　　血常规：血红蛋白 97g/L↓，余正常。

　　综合生化检查：ALT 152U/L↑，AST 91U/L↑，余正常。

药学监护结果分析：

　　根据患者检查结果，考虑未见肿瘤复发或转移征象，目前其转氨酶升高，患者无乙肝、丙肝病史，无口服中草药病史，目前原因不明，暂予护肝治疗，注意观察，及时处理。

治疗方案调整：

用药目的	药物名称	用法用量	起止日期
护肝治疗	注射用还原型谷胱甘肽 1.8g+ NS 100ml	ivgtt　qd	29/10～10/11
	异甘草酸镁注射液 150mg+10% GS 250ml	ivgtt　qd	29/10～10/11
	双环醇片 50mg	p.o.　tid	29/10～10/11

药物治疗方案分析

　　尚未找到关于原发性肝损害或肝功能异常的诊疗指南。根据《肿瘤药物相关性肝损伤防治专家共识（2014 版）》，该患者 ALT 和 AST 分别为 152U/L 和 91U/L，已升高至正常上限值 2 倍以上，属于肝损害。共识建议，应根据肝损伤的类型和所在地的护肝药物品种选用 2 种有针对性的药物进行治疗，通过疗效监测适时调整药物类型。对于肝损伤，急性期建议使用 1～2 种解毒护肝药，抗炎护肝药，待血清指标稳定或好转可改为抗炎护肝药，必须用磷脂类药物等治疗。该患者使用的异甘草酸镁属于抗炎护肝药，还原型谷胱甘肽属于解毒护肝药，双环醇属于降酶药物，药物的选择和联用符合共识推荐。

药学监护计划：

　　疗效监测：

　　1. 每天监测是否出现疼痛，是否出现可扪及的淋巴结肿大，患者体力及精神状态变化情况，是否有复发和转移病灶出现，是否出现腹胀、反酸、恶心。

　　2.3 天监测患者肝功能的恢复情况。

　　不良反应监护：

　　1. 每天监护使用异甘草酸镁过程中是否出现乏力感、水肿。

　　2.3～5 天监护使用异甘草酸镁过程中血钾值是否降低。

记录人：×××

2017 年 10 月 29 日

2017-11-01

症状体征：

　　患者未诉腹胀、腹痛，无胸闷、气促，无恶心、呕吐，无畏寒、发热，精神、食纳、睡眠可，大小便基本正常。查体同前。

实验室检查结果：

肝功 7 项：ALT 129 U/L↑；AST 92 U/L↑。

药学监护结果分析：

患者肝功能仍异常，仍不能行化疗，需继续予护肝治疗，注意观察，及时处理。

治疗方案调整：

无相关治疗药物调整。

药学监护：

疗效监测：

1.每天监测是否出现疼痛，是否出现可扪及的淋巴结肿大，患者体力及精神状态变化情况，是否有复发和转移病灶出现，是否出现腹胀、反酸、恶心。

2.3 天监测患者肝功能的恢复情况。

不良反应监护：

1.每天监护使用异甘草酸镁过程中是否出现乏力感、水肿。

2.3～5 天监护使用异甘草酸镁过程中血钾值是否降低。

记录人：×××

2017 年 11 月 01 日

2017-11-04

症状体征：

患者无恶心、呕吐，无腹胀、腹痛，无咳嗽、咳痰、乏力，精神、食纳、睡眠可，大小便基本正常。查体：PS 评分 1 分，全身浅表淋巴未及肿大。双肺呼吸音清，未闻及干湿啰音。腹部可见手术瘢痕，腹部未触及包块，无压痛、反跳痛，肝脾肋下未及，移动性浊音阴性，肠鸣音正常。

实验室检查结果：

肝功 7 项：ALT 97U/L↑；AST 103U/L↑。

药学监护结果分析：

患者转氨酶仍偏高，为正常值 2 倍以上，仍不符合化疗标准，故继续予护肝治疗，择期复查。

治疗方案调整：

无相关治疗药物调整。

药学监护计划：

疗效监测：

1.每天监测是否出现疼痛，是否出现可扪及的淋巴结肿大，患者体力及精神状态变化情况，是否有复发和转移病灶出现，是否出现腹胀、反酸、恶心。

2.3 天监测患者肝功能的恢复情况。

不良反应监护：

1. 每天监护使用异甘草酸镁过程中是否出现乏力感、水肿。

2. 3～5 天监护使用异甘草酸镁过程中血钾值是否降低。

记录人：×××

2017 年 11 月 04 日

2017-11-07

症状体征：

患者无恶心、呕吐，无腹胀、腹痛，无咳嗽、咳痰、乏力，精神好。查体同前。

实验室检查结果：

无相关实验室检查结果。

药学监护结果分析：

现患者于护肝治疗中，复查肝功能，继续予抗肿瘤辅助治疗，观察。

治疗方案调整：

无相关治疗方案调整。

药学监护：

疗效监测：

1. 每天监测是否出现疼痛，是否出现可扪及的淋巴结肿大，患者体力及精神状态变化情况，是否有复发和转移病灶出现，是否出现腹胀、反酸、恶心。

2. 3 天监测患者肝功能的恢复情况。

不良反应监护：

1. 每天监护使用异甘草酸镁过程中是否出现乏力感、水肿。

2. 3～5 天监护使用异甘草酸镁过程中血钾值是否降低。

记录人：×××

2017 年 11 月 07 日

2017-11-09

症状体征：

患者无恶心、呕吐，无腹胀、腹痛，无咳嗽、咳痰、乏力，精神好。查体同前。

实验室检查结果：

血常规：血红蛋白 90g/L↓，白细胞计数 2.9×10^9/L↓，中性粒细胞绝对值 1.4964×10^9/L↓。

肝功 7 项：ALT 63U/L↑，AST 97U/L↑。

药学监护结果分析：

患者肝功能好转，无绝对化疗禁忌证，今日予 XELOX 方案化疗，具体为奥沙利铂 200mg d1，卡培他滨 3.0g d1～14，同时予护肝、护胃、预防性止吐治疗，注意观察有无化疗毒副作用，及时对症处理。

治疗方案调整:

用药目的	药物名称	用法用量	起止日期
化疗	卡培他滨片 1.5g	p.o. bid	9/11～10/11
	注射用奥沙利铂 200mg+5% GS 250ml	ivgtt qd	9/11
护胃	埃索美拉唑镁肠溶片 20mg	p.o. bid	9/11～10/11
	注射用奥美拉唑钠 40mg+ NS 100ml	ivgtt qd	9/11
升白细胞	地榆升白片 0.3g	p.o. tid	9/11～10/11
预防手足综合征	维生素 B_6 100mg	p.o. tid	9/11～10/11
止吐	注射用托烷司琼 5mg+ NS 100ml	ivgtt qd	9/11
	地塞米松磷酸钠注射液 10mg+ NS 10ml	i.v qd	9/11

药物治疗方案分析:

根据《NCCN 肿瘤学临床实践指南: 胃癌(2013 年第 2 版)》,该患者诊断为胃窦低分化腺癌(T4N3M0,ⅢC 期),身体状况良好,评估肿瘤可以切除,初始治疗应选择手术或术前化疗或术前放化疗,该患者初次就诊已于胃肠外科行胃癌根治术。根据指南推荐,该患者此次为术后首次治疗,术前未行放化疗,胃癌根治术中行 D2 淋巴清扫,术后切缘未报,分期为 T4N3M0,术后应给予辅助化疗,方案可选卡培他滨(1000mg/m^2)、奥沙利铂(130 mg/m^2)和卡培他滨、顺铂。患者体表面积 1.60m^2,医生为该患者选择卡培他滨 1.5g,奥沙利铂 200mg,选择合理。

卡培他滨的说明书示,对于由肝转移引起的轻到中度肝功能障碍患者不必调整起始剂量,但应对患者进行密切监测。而奥沙利铂的说明书示,Ⅰ期临床研究中,对不同程度肝功能受损的成年癌症患者增加到 130mg/m^2 奥沙利铂,结果没有观察到总体毒性增加与肝脏功能恶化之间的相关性,在肝功能受损程度不同的各治疗组之间,事件的发生率没有任何差异。由上可见,虽然患者 11 月 2 日肝功能已受损(ALT 129U/L↑; AST 92U/L↑),但为轻度,为了更快、更有效地防止患者术后肿瘤复发,可以在 11 月 2 日的肝功能条件下按标准剂量给予卡培他滨和奥沙利铂化疗,但严密监测肝功能。

埃索美拉唑镁肠溶片和注射用奥美拉唑钠同属质子泵抑制剂,11 月 9 日同时使用为重复用药,用于化疗期间的护胃药选择其中一种即可。

地榆升白片主要用于白细胞减少症,可以升高白细胞。放化疗可导致肿瘤患者骨髓抑制,其造血微环境也会受到破坏。地榆升白片能防治放化疗对骨髓造血细胞 DNA 的损伤,并且具有保护造血微环境的作用,临床观察发现,在放化疗开始即配合地榆升白片使用,用于防止因放化疗引起的白细胞减少症,起到良好的疗效。由于其详细药理机制不明,尚不能评价其与化疗同用是否会因为促进造血祖细胞增殖分化而加重骨髓抑制。

根据《肿瘤治疗相关呕吐防治指南》(2014 版)所示,奥沙利铂是中致吐药(发生率 30%～60%),卡培他滨是低致吐药(发生率 10%～30%)。对于本患者的联合化疗方案,应基于致吐风险最高的奥沙利铂选择止吐药。对于中致吐药,指南推荐急性期选择 5-HT$_3$RA+地塞米松±NK-1RA±劳拉西泮±H$_2$ 受体拮抗剂或质子泵抑制剂。医生为该患者选择地塞米松+托烷司琼合理。另外在末剂化疗后,接受高度和中度致吐风险药物进行化疗的患者,恶心呕吐风险分别至少持续 3 天和 2 天。因此在整个风险期，均需对呕吐予以防护。该患者使用止吐药时间不够，临床药师建议止吐药物应延长使用至奥沙利铂给药结束后 3 天。

药学监护计划：

疗效监测：

1. 每天监测是否出现疼痛，是否出现可扪及的淋巴结肿大，患者体力及精神状态变化情况，是否有复发和转移病灶出现，是否出现腹胀、反酸、恶心。

2. 两个疗程化疗后监测 CT 检查是否存在复发病灶及转移病灶，腹水是否减少。

不良反应监护：

1. 每天监护恶心呕吐的程度，进食情况，大便次数及性状，体温，是否出现喉痉挛、感觉异常等症状，口腔有无溃疡，手脚是否有麻木、感觉迟钝、红斑、皲裂、脱屑等反应。

2. 3 天监护是否出现骨髓抑制（包括血红蛋白、白细胞、中性粒细胞和血小板值），肾功能是否受损（肌酐值是否正常），肝功能指标是否正常，尤其 ALT 及 AST 值，心电图是否正常。

用药指导：

1. 使用奥沙利铂期间及其后 3 天应注意保暖，不可吹冷风，不可食用冷饮及冷食物，不能使用冷水。

2. 卡培他滨胶囊应于餐后半小时内服用。

3. 埃索美拉唑肠溶片应于餐前半小时内服用。

记录人：×××

2017 年 11 月 09 日

2017-11-10

症状体征：

患者静脉化疗完毕，诉纳差，无恶心、呕吐，无腹胀、腹痛，精神好。查体同前。

实验室检查结果：

无相关实验室检查。

治疗方案调整：

今日患者要求出院，考虑其未出现严重化疗毒副作用，可出院，遂予办理，嘱不适随诊，每周复查 1~2 次血常规，按时返院化疗。

出院带药：

1. 卡培他滨片，总量 78 片，每次 3 片，p.o.，bid。

2. 维生素 B_6 片，总量 260 片，每次 10 片，p.o.，bid。

3. 埃索美拉唑镁肠溶片，总量 28 片，每次 1 片，p.o.，bid。

4. 地榆升白片，总量 168 片，每次 4 片，p.o.，bid。

5. 乌苯美司胶囊，总量 42 粒，每次 3 粒，p.o.，bid。

6. 双环醇片，总量 56 片，每次 2 片，p.o.，bid。

7. 还原型谷胱甘肽片，总量 168 片，每次 4 片，p.o.，bid。

用药指导：

1. 卡培他滨片每日早晚各一次，每次 3 片，应于餐后半小时内服用。该药物为化疗药，服用过程中可能出现恶心呕吐、食欲不佳、头晕疲乏、手足麻木疼痛等不良反应，如上述反应严重致不能忍受应及时返院诊治。该药自 10 日起连续服用 13 天后停止服用 7 天，随后返院。服用该药期间应每 3 日自行检查血常规和生化。

2. 维生素 B$_6$ 片用于防治卡培他滨引起的手足综合征，在服用卡培他滨期间服用，每日早晚各一次，每次 10 片，停止服用卡培他滨片后该药亦停止服用。

3. 埃索美拉唑镁肠溶片用于化疗期间护胃。每日早晚各一次，每次 1 片，于餐前半小时服用，整片吞服，不可嚼碎。

4. 地榆升白片用于防治化疗所致的白细胞减少，每日 4 次，每次 4 片。

5. 乌苯美司胶囊为增强免疫力的药物，每日早晨空腹服用，每次 3 粒，如出现不适情况也可改为一日 3 次服用，每次一粒。

6. 双环醇片为护肝药，每日 2 次，每次 2 片。

7. 还原型谷胱甘肽片亦为护肝药物，每日 3 次，每次 4 片，最好与维生素 B$_6$ 隔开 2h 服用。

记录人：×××

2017 年 11 月 10 日

药物治疗总结

治疗原则和治疗方案：

患者谢××，男，63 岁。因"确诊胃癌 1 个月，返院化疗"于 2017-10-28 步行入病房。患者入院后，结合多项检查结果，考虑未见肿瘤复发或转移的征象，但其转氨酶超过正常上限 2 倍以上，原因不明，在化疗前暂时予以护肝治疗，至 11 月 9 日复查肝功，其转氨酶降至正常上限 2 倍以下，结合患者的临床分期及手术具体情况，开始术后首次化疗，方案具体为奥沙利铂 200mg d1，卡培他滨 3.0 d1～14，过程顺利，化疗未出现严重化疗毒副作用，经患者要求携带口服化疗药办理出院。

具体体会如下：该患者为胃窦低分化腺癌（T4N3M0 ⅢC 期）行胃癌根治术后为化疗入院，诊断明确。入院后待肝功能恢复行术后辅助化疗，方案为：奥沙利铂 200mg d1，卡培他滨 3.0g d1～14，符合相关指南推荐。化疗过程中予托烷司琼及地塞米松磷酸钠止吐、维生素 B$_6$ 预防手足综合征、地榆升白片预防化疗所致白细胞减少，指征明确，但止吐药物使用时间过长。同时使用两种质子泵抑制剂埃索美拉唑肠溶片和注射用奥美拉唑钠来护胃是重复用药，建议选择一种即可。静脉化疗结束后，鉴于患者未出现明显的毒副作用予以携带口服化疗药物出院，处理合理。

药学监护、用药指导：

疗效监测的重点：

是否出现疼痛；是否出现可扪及的淋巴结肿大；患者体力及精神状态情况；是否有复发和转移病灶出现；是否出现腹胀、反酸、恶心。患者转氨酶下降情况。

不良反应监护的重点：

胃肠道反应包括食欲减退、恶心呕吐的情况；骨髓抑制的情况；是否出现中性粒细胞缺乏性发热及感染；肾功能是否有损伤；转氨酶是否进一步升高；是否出现喉痉挛及感觉异常；手脚是否有麻木、感觉迟钝、红斑、皲裂、脱屑；心电图是否有异常。

临床药师在本次治疗中的作用：

1. 结合患者病情及要求，根据相关治疗指南，对患者癌症多学科综合治疗方案的合理性进行分析。

2. 根据患者的个人具体情况，对化疗药物可能出现的不良反应进行积极预防并密切关注。

3. 对肿瘤辅助治疗中存在的药物选择不适宜，药物联用不适宜及使用疗程不适宜等方面进行药学监护。

记录人：×××

2017 年 11 月 10 日

临床带教老师评语

该药历能及时全面地记录胃窦低分化腺癌患者的基本病史、病程及患者的用药情况，并基本能依据胃癌临床诊疗指南及相关文献分析该患者的化疗方案、XELOX 方案的药学监护等。在书写药历时应更加详细地关注化疗方案可能引起的不良反应及具体的监护计划。

签字：×××

药学带教老师评语

药历记录全面，学员已经掌握胃窦低分化腺癌患者的一线治疗原则。在书写时注意不用罗列药物的药理学特点，针对患者的用药和可能出现的不良反应进行监护，书写重点放在发生率高的不良反应上。

签字：×××

（邹绮雯　马楚雄）

第三章 工 作 药 历

所谓工作药历主要是指临床药师记录的具体病例个体化药物治疗的日常医疗文书,通过工作药历还能体现临床药师的作用与价值、考核药师的工作质量并提供药学教学科研的资料。由此看出,工作药历的书写人员主要是那些具有一定工作经验、年资较长的临床药师,区别于那些尚处在见习、实习和毕业后规范化培养阶段的临床药师。其次,工作药历更多的是临床药师记录每一个具体临床案例的个体化药物治疗过程,是一种常规的医疗文书,通过药历记录反映出临床药师在临床诊疗工作中的作用与价值,也是评价和考核临床药师工作数量、质量,评价药师工作能力的有效手段,也是临床药师在药学教学、科研和诊疗资料收集、总结过程中重要的文件资料。

工作药历书写模式和形式相对较为灵活,以临床疾病诊疗服务需要为主要原则。以下示例说明不同疾病、诊疗模式的恶性肿瘤患者,疾病诊疗过程中工作药历的书写模式,为了方便了解和比较教学药历与工作药历之间的差异,我们在每一个工作药历后同时附该患者在同期书写的教学药历,以方便临床药师比较。

工作药历 1:

住院患者工作药历

姓名:郑×× 　　出生年月:1976 年 02 月 20 日 　　性别:男 ☑ 　　女 □

民族:汉族 　　入院科室:肿瘤内科 　　入院时间:2017 年 09 月 17 日

身高体重:168cm,50kg 　　是否吸烟:是☑ 否□

出院时间:2017 年 09 月 28 日

食物药物过敏史:否认食物、药物过敏史

联系方式:150×××××××

付费方式:基本医保☑ 公费医疗□ 自费□ 职业:无业人员

教育程度:小学以下□ 小学□ 初中□ 高中技校☑ 中专□ 大专□ 大学及以上□

入院诊断:

颈部淋巴结转移癌

出院诊断:

1. 鼻咽癌

2. 颈部淋巴结转移癌

既往病史及用药史:否认肝炎、结核、传染病史,否认高血压、糖尿病史,否认外伤史,否认输血史,否认食物、药物过敏史,预防接种史不详。

现病史:患者于 2016-10 开始无明显诱因出现右颈部包块,直径约 0.5cm,无压痛,未诉畏寒发热、胸闷气促、腹痛腹胀等不适,就诊于当地医院,行淋巴结活检,提示淋巴结增生(未见报告)。后患者右颈部包块逐渐增大,直径约 4.0cm,无压痛、活动度差。2017-09-11

于笔者所在医院 B 超引导下行右侧颈部包块穿刺活检，病理：（颈部包块活检）淋巴结内转移性低分化癌，考虑为非角化性癌转移，建议行免疫组化检测（CK、CK7、CK5/6、P63）。现患者为求进一步诊治于 2017-09-17 入住笔者所在医院，共住院 12 天，于 2017-09-28 出院。

药物治疗总结：

完整治疗过程的总结性分析意见：

1. 治疗原则分析　放射治疗被公认为鼻咽癌首选的治疗方法，然而针对中、晚期，尤其是发生远处转移的鼻咽癌，单纯放疗效果较差，肿瘤不能全部消退，且潜在转移的可能性更大。新辅助化疗、诱导化疗和同步放化疗较单纯放疗能显著改善局部病症控制率和生存率。化疗除了作为细胞毒性药物对鼻咽癌局部病灶或全身可能存在的播散病灶有杀灭作用，众多研究还表明，化疗药物如顺铂、5-Fu、博来霉素、丝裂霉素等，对鼻咽癌放疗有一定的增敏作用，因此在临床上可将放疗、化疗同步用于食管癌。然而同步放化疗显著增加了放化疗产生的毒副作用，因此临床上也常先给予诱导化疗，再序贯给予放疗的方案。

该患者入院后明确诊断为鼻咽癌合并颈部淋巴结转移，依据鼻咽癌诊疗指南，针对该患者的病情，可选用同步放化疗方案予以治疗，考虑到患者的体能状况一般，同步放化疗可能导致较严重的不良反应，因此选用先给予诱导化疗，后期再序贯给予放疗的方案，具体的化疗方案：5-Fu 0.75g d1～5，顺铂 40mg d1、30mg d2～3，该治疗方案合理，其中各药的给药剂量恰当。

2. 针对 PF 方案（顺铂+5-Fu）的药学监护　使用 PF 方案的过程中通常因恶心、呕吐等胃肠道反应而导致化疗难以顺利完成，严重影响患者治疗进程及预后，该患者在执行 PF 方案化疗的过程中使用托烷司琼以预防恶心呕吐的发生。在整个化疗过程中，患者未诉恶心呕吐。

肾毒性是大剂量顺铂化疗最常见、最严重的并发症之一，用后可致血清尿素氮及肌酐升高，通常发生于给药后 10～15 天，多为可逆性，个别严重者可致不可逆肾衰竭。顺铂进入循环后可直接与肾小管结合，破坏肾功能。化疗时应予以利尿剂及充足的水化，化疗期间每日水摄入量维持在 3000～3500ml，使尿量维持在 2500ml 以上，水化过程中注意观察液体超负荷病症并及时处理，定期检测血清电解质、肾功能情况，同时观察 24h 尿量及尿颜色。鼓励患者多饮水，促进毒性药物排出，以防止尿酸结晶形成造成肾功能损害。必要时给予碳酸氢钠碱化尿液，别嘌醇抑制尿酸的形成，监测尿液的酸碱度，pH 保持在 6.5～7.5。

使用 5-Fu 过程中，偶见口腔黏膜炎或口腔溃疡，因此嘱患者保持口腔清洁。利用温和的口腔冲洗剂如 0.9%氯化钠注射液漱口，每日 3～4 次，不要使用牙刷，而用棉签轻轻擦洗口腔牙齿；如感觉疼痛剧烈，可用 2%利多卡因 15ml 含漱 2min。此外，由于口腔疼痛会影响进食，患者可进食流质，如稀饭、牛奶、果汁等易于吞咽的食物，不宜吃过冷、过热、过硬的食物，以免损伤口腔黏膜。同时，为了保证患者体力和营养的需要，要配合肠外营养补充脂肪乳、氨基酸及维生素等，从而改善营养状况，增强自身的抵抗力。整个化疗过程中，患者积极配合，注意口腔卫生，化疗过程中未出现口腔黏膜炎等不良反应。

此外，患者在化疗过程中使用了复合维生素 B、奥美拉唑，抑制酸分泌，起到保护口腔黏膜、胃黏膜的作用，从而提高肿瘤患者的生活质量。

临床药师在本次治疗中参与药物治疗工作的总结：

该患者为鼻咽癌合并颈部淋巴结转移，此次入院排除化疗禁忌后予以第1周期PF方案化疗，化疗前临床药师对患者予以用药教育，嘱患者化疗过程中大量饮水，监测每日尿量以保证每日出入量。化疗过程顺利，患者未诉明显不适。

虽然艾迪、康艾在肿瘤防治方面有辅助作用，然而这一结论尚缺乏有力的证据支持，因此临床使用应谨慎。由于艾迪和康艾中的成分类似，两药联用并不增加疗效，反而增加了不良事件的发生率，因此临床药师建议选用其中一种作为辅助用药即可。

化疗期间，临床药师嘱患者注意口腔卫生，预防5-Fu引起的口腔黏膜炎等不良反应，该周期化疗期间，患者积极配合，未出现相关不良反应。

在本周期化疗的第4天，完成顺铂治疗的同时停用奥美拉唑及托烷司琼，考虑到5-Fu在临床上引起的不良反应也是不容忽视的，尤其是其引起的胃黏膜的损伤，故临床药师建议继续给予奥美拉唑保护胃黏膜及托烷司琼预防呕吐的发生。

其他：嘱患者在化疗期间应避免饮食高油脂性食物，以降低发生消化道反应的概率；嘱其在化疗期间尽量多饮水，降低化疗药物顺铂在肾小管中的浓度，增加排泄，减轻肾脏毒性反应；不同药物的输注速度各异，嘱患者在输液过程中勿自行调整速度；嘱其化疗期间出现任何不适均应告知医师，争取及早发现和处理。

治疗需要的随访计划及应自行检测的指标：

1. 患者出院后应加强营养，并遵照医嘱约定时间回医院复查，为下一阶段的治疗准备。

2. 出院后每3天复查一次血常规，若WBC<3×10^9/L，NEU<1.5×10^9/L，PLT<75×10^9/L，立即于当地医院行升白细胞、升血小板治疗。

签字：×××

该患者同期教学药历比较：

教学药历

建立日期：2017年09月18日　　　　　　　　建立人：×××

姓名	郑××	性别	男	出生日期	1976年02月20日	住院号	××××××
住院时间：2017年09月17日				出院时间：2017年09月28日			
籍贯：广东××		民族：汉族		工作单位：无			
手机号码：150×××××××				联系地址：广东省河源市×××××××			
身高（cm）	168	体重（kg）	50	体重指数	17.72		
血型	B型	血压（mmHg）	100/70	体表面积	1.59m²		
不良嗜好（烟、酒、药物依赖）		无					

主诉：

发现颈部包块近1年，确诊颈部转移癌7天。

现病史：

患者于2016-10开始无明显诱因出现右颈部包块，直径约0.5cm，无压痛，未诉畏寒发热、胸闷气促、腹痛腹胀等不适，就诊于当地医院行淋巴结活检提示淋巴结增生（未见报告）。后患者右颈部包块逐渐增大，直径约 4.0cm，无压痛、活动度差，2017-09-11 于笔者所在医院 B 超引导下行右侧颈部包块穿刺活检，病理：（颈部包块活检）淋巴结内转移性低分化癌，考虑为非角化性癌转移，建议行免疫组化检测（CK、CK7、CK5/6、P63）。现患者为求进一步诊治入住笔者所在医院，门诊以颈部转移癌收入。起病以来，患者精神睡眠良好，食欲食量良好，大小便正常，近 1 个月体重无明显变化。

查体：

体温：36.3℃，脉搏：86 次/分泌，呼吸：18 次/分，血压：100/70mmHg。营养良好，全身皮肤黏膜无黄染，右颈部可扪及数个淋巴结，最大者约 4.0cm 大小、质硬、固定，无压痛，余浅表淋巴结未及。右颈部可见一长约 4.0cm 手术瘢痕，愈合可，未及皮下结节。颈软无抵抗，气管居中，双肺、心脏、腹部查体未及异常。脊柱、四肢活动自如，无畸形，双下肢无水肿。病理性反射未引出。

辅助检查：

2017-09-11，本院，B 超引导下行右侧颈部包块穿刺活检，病理：（颈部包块活检）淋巴结内转移性低分化癌，考虑为非角化性癌转移，建议行免疫组化检测（CK、CK7、CK5/6、P63）。

既往病史：

否认肝炎、结核、传染病史，否认高血压、糖尿病史，否认外伤史，否认输血史、否认食物、药物过敏史，预防接种史不详。

既往用药史：

入院前未自行服药。

个人史：

生于广东省河源市××县，久居本地，无疫区、疫情、疫水接触史，吸烟 20 年，20 支/日、饮酒少量，具体不详。配偶健在，子女健在。

家族史：

否认家族性遗传病史，否认家族性肿瘤病史。

伴发疾病与用药情况：

无伴发疾病及相关用药史。

过敏史：

否认食物、药物过敏史。

药物不良反应及处置史：

无。

入院诊断：

颈部淋巴结转移癌

出院诊断：

1. 鼻咽癌
2. 颈部淋巴结转移

初始治疗方案：

药物治疗方案（9-19）：

用药目的	药物名称	用法用量	起止日期
止痛	氨酚双氢可待因片2片	p.o. tid	19/9～24/9

初始治疗方案分析：

患者于2016-10开始无明显诱因出现右颈部包块，直径0.5cm，无压痛，未诉畏寒发热、胸闷气促、腹痛腹胀等不适，就诊于当地医院，行淋巴结活检提示淋巴结增生（未见报告）。后患者右颈部包块逐渐增大，直径4.0cm，无压痛、活动度差。2017-09-11于笔者所在医院B超引导下行右侧颈部包块穿刺活检，病理：（颈部包块活检）淋巴结内转移性低分化癌，考虑为非角化性癌转移，建议行免疫组化监测（CK、CK7、CK5/6、P63）。现患者为求进一步诊治入住笔者所在医院。患者入院后诉左耳后疼痛，未影响睡眠，管床医师给予口服氨酚双氢可待因对症处理。

氨酚双氢可待因含有对乙酰氨基酚成分，可选择性地抑制中枢神经系统前列腺素的生物合成，起解热镇痛作用；双氢可待因为阿片受体弱激动剂，有较强的镇痛作用。该患者入院后诉左耳疼痛，对其进行NRS评分为2分，属轻度疼痛，因此选用氨酚双氢可待因予以对症处理。

初始药物治疗监护计划：

1.每日监护患者生命体征 体温、呼吸、脉搏、血压、心率。

2.复查患者血常规 患者拟行第一周期PF方案化疗，故在化疗前复查血常规以排除化疗禁忌尤为重要，确保 $WBC \geqslant 3.0 \times 10^9/L$，$NEU \geqslant 1.5 \times 10^9/L$，$PLT \geqslant 60 \times 10^9/L$，$RBC \geqslant 2 \times 10^{12}/L$，$HGB \geqslant 80g/L$，方可执行化疗方案。

3.双氢可待因使用过量可引起肝损伤，严重时可出现脑部症状、昏迷、肝肾衰竭，且在过量服药的4天内，肝损害可无明显的临床表现，因此临床药师在对患者进行用药教育时务必嘱患者严格遵照医嘱服药，并且确保每次不得超过2片，每天服用该药不能超过8片。

其他主要治疗药物：

用药目的	药物名称	用法用量	起止日期
化疗	氟尿嘧啶注射液0.75g+NS 500ml	ivgtt qd	22/9～26/9
	顺铂注射液40mg+NS 500ml	ivgtt qd	22/9
	顺铂注射液30mg+NS 500ml	ivgtt qd	23/9～24/9
止吐	注射用托烷司琼5mg+NS 100ml	ivgtt qd	22/9～24/9
护胃	奥美拉唑40mg+NS 100ml	ivgtt qd	22/9～24/9
保护心脏	磷酸肌酸钠1g+NS 250ml	ivgtt qd	22/9～28/9
抗肿瘤辅助治疗	复合维生素B 40ml	p.o. tid	22/9～28/9
抗肿瘤辅助治疗	康艾注射液30mg+NS 250ml	ivgtt qd	22/9～28/9
	艾迪注射液60ml+NS 250ml	ivgtt qd	22/9～28/9

药物治疗日志

患者于 2016-10 开始无明显诱因出现右颈部包块，直径 0.5cm，无压痛，未诉畏寒、发热、胸闷气促、腹痛腹胀等不适，就诊于当地医院，行淋巴结活检提示淋巴结增生（未见报告）。后患者右颈部包块逐渐增大，直径 4.0cm，无压痛、活动度差。2017-09-11 于笔者所在医院 B 超引导下行右侧颈部包块穿刺活检，病理：（颈部包块活检）淋巴结内转移性低分化癌，考虑为非角化性癌转移，建议行免疫组化检测（CK、CK7、CK5/6、P63）。现患者为求进一步诊治入住笔者所在医院。

记录人：×××

2017 年 09 月 18 日

2017-09-17～2017-09-18

主诉：

患者入院时一般情况可，未诉明显不适。

查体：

体温：36.3℃，脉搏：86 次/分，呼吸：18 次/分，血压：100/70mmHg。全身皮肤黏膜无黄染，无皮疹、皮下出血，右颈部可见一长约 4.0cm 手术瘢痕，愈合可。右颈部可扪及数个淋巴结，最大者直径 4.0cm、质硬、固定，无压痛。外鼻无畸形，鼻通气畅，鼻翼无扇动，两侧鼻旁窦区无压痛。口唇无发绀，口腔黏膜未见异常，舌苔未见异常，伸舌无偏斜、震颤，齿龈未见异常，咽部黏膜未见异常，扁桃体无肿大。颈软无抵抗，气管居中，颈动脉搏动未见异常，颈静脉无怒张，肝颈静脉回流征阴性，甲状腺无肿大，无压痛、震颤、血管杂音。

检查：

血常规：WBC 6.69×10^9/L，NEU 3.69×10^9/L，HGB 48g/L，PLT 273×10^9/L。

诊疗经过：

患者为颈部淋巴结转移癌，入院后予以完善鼻腔和颅底的 MRI 增强扫描，血常规、B 超等相关检查。

记录人：×××

2017 年 09 月 18 日

2017-09-19

主诉：

患者诉昨晚开始左耳后疼痛，余一般情况可。

查体：

体温：36.4℃，脉搏：86 次/分，呼吸：18 次/分，血压：105/72mmHg。全身皮肤黏膜无黄染，无皮疹、皮下出血，右颈部可见一长约 4.0cm 手术瘢痕，愈合可。右颈部可扪及数个淋巴结，最大者直径约 4.0cm、质硬、固定，无压痛。外鼻无畸形，鼻通气畅，鼻翼无扇动，两侧鼻旁窦区无压痛。口唇无发绀，口腔黏膜未见异常，舌苔未见异常，伸舌无偏斜、震颤，齿龈未见异常，咽部黏膜未见异常，扁桃体无肿大。颈软无抵抗，气管居中，颈动脉搏动未见异常，颈静脉无怒张，肝颈静脉回流征阴性，甲状腺无肿大，无压痛、震颤、血管杂音。

诊疗经过：

患者诉昨晚开始左耳后疼痛，未影响睡眠，对其进行 NRS 评分为 2 分，考虑为肿瘤引起的癌性疼痛，给予氨酚双氢可待因对症治疗。待鼻腔和颅底的 MRI 增强扫描结果出来后再进行下一步治疗。

分析及监护计划：

用药分析及药学监护计划同"初始治疗方案分析"及"初始药物治疗监护计划"。

记录人：×××

2017 年 09 月 19 日

2017-09-21

主诉：

患者左耳后疼痛缓解，余未诉明显不适。

查体：

体温：36.5℃，脉搏：86 次/分，呼吸：18 次/分，血压：103/71mmHg。全身皮肤黏膜无黄染，无皮疹、皮下出血，右颈部可见一长约 4.0cm 手术瘢痕，愈合可。右颈部可扪及数个淋巴结，最大者直径约 4.0cm、质硬、固定，无压痛。外鼻无畸形，鼻通气畅，鼻翼无扇动，两侧鼻旁窦区无压痛。口唇无发绀，口腔黏膜未见异常，舌苔未见异常，伸舌无偏斜、震颤，齿龈未见异常，咽部黏膜未见异常，扁桃体无肿大。颈软无抵抗，气管居中，颈动脉搏动未见异常，颈静脉无怒张，肝颈静脉回流征阴性，甲状腺无肿大，无压痛、震颤、血管杂音。

检查：

鼻咽颅底 MRI：（1）鼻咽癌并双侧颈部多发淋巴结转移，颅底骨质破坏；（2）右侧蝶窦及左侧乳突炎症。病理：免疫组化 CK（＋）、CK7（－）、CK5/6（＋）、P63（＋）。（颈部包块活检）淋巴结内转移性非角化性癌，建议重点检查鼻咽部等部位，明确组织来源。

诊疗经过：

经鼻咽颅底 MRI 及病理检查结果明确患者的诊断为鼻咽癌合并颈部淋巴结转移，下一步拟请放疗科会诊，若患者适合放疗，则在排除化疗禁忌后予以化疗、放疗联合治疗。

分析及监护计划：

用药分析及药学监护计划同前。

记录人：×××

2017 年 09 月 21 日

2017-09-22

主诉:

患者左耳后疼痛缓解,余未诉明显不适。

查体:

体温: 36.3℃,脉搏: 86 次/分,呼吸: 18 次/分,血压: 101/72mmHg。全身皮肤黏膜无黄染,无皮疹、皮下出血,右颈部可见一长约 4.0cm 手术瘢痕,愈合可。右颈部可扪及数个淋巴结,最大者直径 4.0cm、质硬、固定,无压痛。外鼻无畸形,鼻通气畅,鼻翼无扇动,两侧鼻旁窦区无压痛。口唇无发绀,口腔黏膜未见异常,舌苔未见异常,伸舌无偏斜、震颤,齿龈未见异常,咽部黏膜未见异常,扁桃体无肿大。颈软无抵抗,气管居中,颈动脉搏动未见异常,颈静脉无怒张,肝颈静脉回流征阴性,甲状腺无肿大,无压痛、震颤、血管杂音。

诊疗经过:

放疗科会诊意见:下一步可行放疗计划。经血常规等相关检查无明显化疗禁忌,针对该患者的病情,可放、化疗联合治疗。考虑到同步放化疗对患者可能导致较严重的不良反应,因此选用先给予化疗诱导治疗,后期再序贯给予放疗化疗的方案,今日起行 PF 方案化疗,具体为: 5-Fu 0.75g d1~5,顺铂 40mg d1、30mg d2~3,辅以护胃、止吐等对症支持治疗。

用药分析:

化疗方案评估:

鼻咽癌是我国南方最常见的恶性肿瘤之一,放射治疗被公认为首选的治疗方法,然而针对中、晚期,尤其是发生远处转移的鼻咽癌,单纯放疗效果较差,肿瘤不能全部消退,且潜在转移的可能性更大。新辅助化疗、诱导化疗和同步放化疗较单纯放疗能显著改善局部疾病控制率和生存率,化疗除了作为细胞毒性药物对鼻咽癌局部病灶或全身可能存在的播散病灶有杀灭作用,众多研究还表明,化疗药物如顺铂、5-Fu、博来霉素、丝裂霉素等,对鼻咽癌放疗有一定的增敏作用,因此在临床上可将放疗、化疗同步用于食管癌。然而同步放化疗也显著增加了放化疗产生的毒副作用,因此临床上也常应用先给予化疗诱导治疗,再序贯给予放化疗的方案。

目前,鼻咽癌的化疗仍以 PF 方案作为其标准化疗方案,顺铂联合 5-Fu 方案由于毒性较低,疗效可靠,目前作为鼻咽癌的一线治疗方案广泛应用。顺铂为金属铂类络合物,属于细胞周期非特异性抗肿瘤药,具有抗瘤谱广,对乏氧细胞有效的特点。顺铂在细胞内低氧环境中迅速解离,以水合阳离子的形式与细胞内 DNA 结合形成链间、链内交联,从而破坏 DNA 的结构和功能。这一过程能够与 5-Fu 阻碍 DNA 合成联合形成互补抑制的协同效应,对 5-Fu 耐药的肿瘤仍有效。

该患者入院后明确诊断为鼻咽癌合并颈部淋巴结转移,依据鼻咽癌诊疗指南,针对该患者的病情,可选用同步放化疗方案予以治疗,考虑到患者的体能状况一般,同步放化疗可能导致较严重的不良反应,因此选用先给予化疗诱导治疗,后期再序贯给予放疗的方案,具体的化疗方案为: 5-Fu 0.75g d1~5;顺铂 40mg d1、30mg d2~3,该治疗方案合理,其中各药的给药剂量恰当。

针对胃肠道反应的治疗：该方案中顺铂和 5-Fu 均能引起不同程度的胃肠道反应，从而导致化疗难以顺利完成，严重影响患者治疗进程及预后，尤其是顺铂，其为高致吐风险的化疗药，因此，有效地控制化疗后出现的恶心呕吐症状是化疗得以顺利进行的关键。该患者在执行该方案化疗的过程中使用托烷司琼预防恶心呕吐的发生。因托烷司琼可通过选择性阻断外周神经元的突触前 5-HT$_3$ 受体抑制呕吐反射，同时也可通过直接阻断中枢 5-HT$_3$ 受体而抑制最后区的迷走神经的刺激达到止吐作用，可使止吐效果明显增强，且药物副作用并没有增加，因此在托烷司琼难以达到很好的止吐作用时可联合应用地塞米松，提高止吐效果。

护胃处理：患者在化疗过程中使用了奥美拉唑，由于奥美拉唑的膜穿透力极小，致使药物不断聚集，并在酸的催化下转化为具有生物活性的次磺酸和次磺酰胺形式，再与 V-ATPase 或 H$^+$/K$^+$-ATP 酶上的硫基脱水偶联形成一个不可逆的共价二硫键，从而抑制该酶 H$^+$转运机制，发挥抑制酸分泌的作用。有研究表明，次磺酰胺与 H$^+$/K$^+$-ATP 酶上的巯基作用，形成二硫键的共价结合，使 H$^+$/K$^+$-ATP 酶失活，从而阻止铂与胃肠道黏膜上的 H$^+$/K$^+$-ATP 酶上的巯基结合，减少铂对胃肠道黏膜的损害；同时也抑制胃酸分泌，减少 H$^+$对嗜铬细胞的刺激，减少 5-HT$_3$ 释放，减轻 5-HT$_3$对中枢神经系统内呕吐中枢和催吐化学感受区的刺激，改善患者胃部不适症状和进食情况，提高生活质量，进一步加强患者的化疗依从性。因此，使用奥美拉唑能更有效地控制化疗所致胃肠道反应，提高肿瘤患者的生活质量。

辅助治疗：艾迪注射液中含有人参、刺五加、黄芪，主要含有人参皂苷、黄芪皂苷、刺五加多糖等活性成分，可增加人体巨噬细胞、LAK 细胞、NK 细胞活性，诱导干扰素、白细胞介质、肿瘤坏死因子产生，从而提高免疫功能，患者化疗过程中予以艾迪注射液治疗，起到一定的辅助作用。

康艾注射液的主要成分为黄芪、人参、苦参，具有补气、增强免疫功能、提高抗肿瘤免疫效应的作用。研究表明，康艾注射液联合化疗治疗晚期肺癌与单纯化疗相比，可减轻化疗所致的白细胞减少，改善疲劳乏力等不适，提高患者的生存质量，优于单纯化疗，患者化疗后予以康艾治疗，起到一定的辅助作用。

虽然艾迪、康艾在肿瘤防治方面有一定的辅助作用，然而这一结论尚缺乏有力的循证证据支持，因此临床使用应谨慎。由于艾迪和康艾中的成分类似，两药联合并不增加疗效，反而增加了不良事件的发生率，因此临床药师建议选用其中一种作为辅助用药即可。

磷酸肌酸钠是一种心肌保护剂，通过改善能量代谢、增强心肌收缩力、稳定细胞膜，参与心肌的保护。静脉用外源性磷酸肌酸能直接通过细胞膜内，作为细胞能量代谢的底物，为心肌细胞提供能量，减少氧自由基产生，抑制心肌组织脂质过氧化，防治钙超载，充分保护心肌细胞。虽然 PF 方案所致心功能异常较少发生，但也有使用顺铂后患者出现铂类种属特异的心脏毒性，因此使用磷酸肌酸钠保护心肌。

5-Fu 为细胞周期特异性药物，它对增殖活跃的黏膜细胞有较强的破坏作用，且能抑制表皮细胞的更新和再生。因此，该药容易导致消化道黏膜屏障的破坏，从而为寄生在口腔及肠道的细菌侵犯人体提供了有利条件，继而导致口腔黏膜炎的发生。目前临床上防治口腔黏膜炎主要以止痛、保持口腔清洁、补充维生素、抗感染等对症处理为主。复合维生素 B 由维生素 B_1、维生素 B_2、维生素 B_6、泛酸钙、烟酰胺组成，这些成分参与了辅酶的组成，并参与氨基酸、脂肪、蛋白质等营养物质的代谢，能有效地促进化疗后口腔黏膜炎的愈合。

药物监护计划：

使用 PF 方案应从以下几方面进行药物治疗监护：

消化道反应：顺铂的消化道毒副作用发生率高达 17%～100%，5-Fu 也有不同程度的消化道毒副作用，两者联合可出现恶心、呕吐、食欲减低和腹泻等。因此，化疗前 30min 给予 5-HT 受体拮抗剂予以预防，以减轻不良反应。

骨髓抑制：多数抗肿瘤药物均具有骨髓抑制作用，由于其通过影响血细胞生长和分化的不同环节抑制造血，作用机制与其对肿瘤细胞的抑制作用机制相同。顺铂的骨髓抑制发生率为 40%，一般在 3 周左右达高峰，4～6 周恢复。5-Fu 导致的骨髓抑制以周围血白细胞减少常见，白细胞减少多在疗程开始后 2～3 周内达最低点，在 3～4 周后恢复正常。因此，临床药师应督促患者遵循医嘱，每周检查 1～2 次血常规。

肾脏损害：肾毒性是大剂量顺铂化疗最常见、最严重的并发症之一，用后可致血清尿素氮及肌酐升高，通常发生于给药后 10～15 天，多为可逆性，个别严重者可致不可逆肾衰竭。顺铂进入循环后可直接与肾小管结合，破坏肾功能。化疗时应予以利尿剂及充足的水化，化疗期间每日水摄入量维持在 3000～3500ml，使尿量维持在 2500ml 以上，水化过程中注意观察液体超负荷病症并及时处理，定期监测血清电解质、肾功能情况，同时观察 24h 尿量及尿颜色，鼓励患者多饮水，促进毒性药物排出，以防止尿酸结晶形成造成肾功能损害，必要时给予碳酸氢钠碱化尿液，别嘌呤抑制尿酸的形成，监测尿液的酸碱度，pH 保持在 6.5～7.0。

预防口腔感染：使用 5-Fu 过程中，偶见口腔黏膜炎或口腔溃疡，因此嘱患者保持口腔清洁，利用温和的口腔冲洗剂如 0.9%氯化钠注射液漱口，每日 3～4 次，不要使用牙刷，而用棉签轻轻擦洗口腔牙齿；如感觉疼痛剧烈时，可用 2%利多卡因 15ml 含漱 2min。另外，由于口腔疼痛会影响进食，患者可进食流质，如稀饭、牛奶、果汁等易于吞咽的食物，不宜进食过冷、过热、过硬的食物，以免损伤口腔黏膜。同时，为了保证患者体力和营养的需要，要配合肠外营养补充脂肪乳、氨基酸及维生素等，从而改善营养状况，增强自身的抵抗力。

心脏毒性：5-Fu 有潜在心脏毒性，偶见用药后心肌缺血，可出现心绞痛和心电图的变化，因此化疗期间应监测患者的心功能，如出现心律失常、心绞痛、ST 段改变则应停止 5-Fu 的使用。

记录人：×××
2017 年 09 月 22 日

2017-09-23

主诉：

患者左耳后疼痛缓解，未诉明显化疗不适，一般情况可。

查体：

体温：36.3℃，脉搏：86 次/分，呼吸：18 次/分，血压：101/72mmHg。全身皮肤黏膜无黄染，无皮疹、皮下出血，右颈部可见一长约 4.0cm 手术瘢痕，愈合可。右颈部可扪及数个淋巴结，最大者直径约 4.0cm，质硬，固定，无压痛。外鼻无畸形，鼻通气畅，鼻翼无扇动，两侧鼻旁窦区无压痛。口唇无发绀，口腔黏膜未见异常，舌苔未见异常，伸舌无偏斜、震颤，齿龈未见异常，咽部黏膜未见异常，扁桃体无肿大。颈软无抵抗，气管居中，颈动脉搏动未见异常，颈静脉无怒张，肝颈静脉回流征阴性，甲状腺无肿大，无压痛、震颤、血管杂音。

诊疗经过：

患者昨日已开始给予 PF 方案化疗，患者积极配合，未出现明显化疗相关性不适，今日继续按照既定方案给予 PF 方案化疗，按照 PF 方案中顺铂的剂量分配，今日顺铂的剂量为 30mg。并继续予以奥美拉唑保护胃黏膜；予以托烷司琼预防化疗过程中呕吐的发生。

分析与监护计划：

该患者使用的 PF 方案中顺铂的剂量为 100mg，分 3 天给药，第 1 天予以 40mg，第 2 天及第 3 天分别为 30mg。研究表明，100mg 顺铂分 3 天给药并不比集中在第 1 天给药的疗效差，而且分开给药使不良事件大大降低，患者更易耐受。给药过程中继续嘱患者加强水化，保证每天出入的液体总量，此外嘱患者勤漱口，保持口腔清洁。

记录人：×××

2017 年 09 月 23 日

2017-09-24

主诉：

患者未诉明显化疗不适，一般情况可。

查体：

体温：36.4℃，脉搏：86 次/分，呼吸：18 次/分，血压：100/73mmHg。全身皮肤黏膜无黄染，无皮疹、皮下出血，右颈部可见一长约 4.0cm 手术瘢痕，愈合可。右颈部可扪及数个淋巴结，最大者直径约 4.0cm，质硬，固定，无压痛。外鼻无畸形，鼻通气畅，鼻翼无扇动，两侧鼻旁窦区无压痛。口唇无发绀，口腔黏膜未见异常，舌苔未见异常，伸舌无偏斜、震颤，齿龈未见异常，咽部黏膜未见异常，扁桃体无肿大。颈软无抵抗，气管居中，颈动脉搏动未见异常，颈静脉无怒张，肝颈静脉回流征阴性，甲状腺无肿大，无压痛、震颤、血管杂音。

诊疗经过：

今日继续予以 PF 方案化疗，按照 PF 方案中顺铂的剂量分配，今日顺铂的剂量为 30mg。并继续奥美拉唑保护胃黏膜；予以托烷司琼预防化疗过程中呕吐的发生。患者今日未诉左耳后疼痛，停用氨酚双氢可待因。

分析与监护计划：

给药过程中继续嘱患者加强水化，保证每日出入的液体总量，此外嘱患者勤漱口，保持口腔清洁，其他用药监护同前一天。

记录人：×××
2017 年 09 月 24 日

2017-09-25

主诉：

患者未诉明显化疗不适，一般情况可。

查体：

体温：36.3℃，脉搏：86 次/分，呼吸：18 次/分，血压：102/73mmHg。全身皮肤黏膜无黄染，无皮疹、皮下出血，右颈部可见一长约 4.0cm 手术瘢痕，愈合可。右颈部可扪及数个淋巴结，最大者直径约 4.0cm，质硬，固定，无压痛。外鼻无畸形，鼻通气畅，鼻翼无扇动，两侧鼻旁窦区无压痛。口唇无发绀，口腔黏膜未见异常，舌苔未见异常，伸舌无偏斜、震颤，齿龈未见异常，咽部黏膜未见异常，扁桃体无肿大。颈软无抵抗，气管居中，颈动脉搏动未见异常，颈静脉无怒张，肝颈静脉回流征阴性，甲状腺无肿大，无压痛、震颤、血管杂音。

诊疗经过：

患者昨日已完成 PF 方案中顺铂的治疗，今日继续给予 5-Fu 治疗，同时停用奥美拉唑及托烷司琼的治疗。

分析与监护计划：

虽然昨日已完成了顺铂的治疗，然而 5-Fu 在临床上引起的不良反应也是不容忽视的，尤其是其引起的胃黏膜的损伤，因此，临床药师建议继续给予奥美拉唑保护胃黏膜及托烷司琼预防呕吐的发生。临床医生考虑患者一般情况可，且前 3 天化疗过程中未出现明显化疗不适，因此对临床药师的建议未予以采纳，此外，给药过程中继续嘱患者加强水化，保证每日出入的液体总量，此外嘱患者勤漱口，保持口腔清洁。其他药物的用药分析及监护同前一天。

记录人：×××
2017 年 09 月 25 日

2017-09-26

主诉：

患者未诉明显化疗不适，一般情况可。

查体：

体温：36.5℃，脉搏：86 次/分，呼吸：18 次/分，血压：102/72mmHg。全身皮肤黏膜无黄染，无皮疹、皮下出血，右颈部可见一长约 4.0cm 手术瘢痕，愈合可。右颈部可扪及数个淋巴结，最大者直径约 4.0cm，质硬，固定，无压痛。外鼻无畸形，鼻通气畅，鼻翼无扇动，两侧鼻旁窦区无压痛。口唇无发绀，口腔黏膜未见异常，舌苔未见异常，伸舌无偏斜、震颤，齿龈未见异常，咽部黏膜未见异常，扁桃体无肿大。颈软无抵抗，气管居中，颈动脉搏动未见异常，颈静脉无怒张，肝颈静脉回流征阴性，甲状腺无肿大，无压痛、震颤、血管杂音。

诊疗经过：

　　患者今日继续给予 5-Fu 治疗，其他辅助治疗同前。

分析与监护计划：

　　嘱患者勤漱口，保持口腔清洁。其他药物的用药分析及监护同前一天。

记录人：×××

2017 年 09 月 26 日

2017-9-27

主诉：

　　患者未诉明显化疗不适，一般情况可。

查体：

　　体温：36.4℃，脉搏：86 次/分，呼吸：18 次/分，血压：102/72mmHg。全身皮肤黏膜无黄染，无皮疹、皮下出血，右颈部可见一长约 4.0cm 手术瘢痕，愈合可。右颈部可扪及数个淋巴结，最大者直径约 4.0cm，质硬，固定，无压痛。外鼻无畸形，鼻通气畅，鼻翼无扇动，两侧鼻旁窦区无压痛。口唇无发绀，口腔黏膜未见异常，舌苔未见异常，伸舌无偏斜、震颤，齿龈未见异常，咽部黏膜未见异常，扁桃体无肿大。颈软无抵抗，气管居中，颈动脉搏动未见异常，颈静脉无怒张，肝颈静脉回流征阴性，甲状腺无肿大，无压痛、震颤、血管杂音。

诊疗经过：

　　患者昨日已完成该周期 PF 方案的全部治疗，过程顺利，未诉明显化疗不适，一般情况可，近期可安排出院。

分析与监护计划：

　　嘱患者勤漱口，保持口腔清洁。其他药物的用药分析及监护同前一天。

记录人：×××

2017 年 09 月 27 日

2017-09-28

主诉：

　　患者未诉明显不适，一般情况可。

查体：

　　体温：36.3℃，脉搏：86 次/分，呼吸：18 次/分，血压：103/70mmHg。全身皮肤黏膜无黄染，无皮疹、皮下出血，右颈部可见一长约 4.0cm 手术瘢痕，愈合可。右颈部可扪及数个淋巴结，最大者直径约 4.0cm，质硬，固定，无压痛。外鼻无畸形，鼻通气畅，鼻翼无扇动，两侧鼻旁窦区无压痛。口唇无发绀，口腔黏膜未见异常，舌苔未见异常，伸舌无偏斜、震颤，齿龈未见异常，咽部黏膜未见异常，扁桃体无肿大。颈软无抵抗，气管居中，颈动脉搏动未见异常，颈静脉无怒张，肝颈静脉回流征阴性，甲状腺无肿大，无压痛、震颤、血管杂音。

诊疗经过：

　　患者今日未诉明显不适，一般情况可，办理出院，嘱其出院后注意口腔清洁。

记录人：×××

2017 年 09 月 28 日

出院医嘱：

　　1. 注意休息，避免劳累，加强营养。

　　2. 每 3 天复查一次血常规，若 WBC<3×10^9/L，NEU<1.5×10^9/L，PLT<75×10^9/L，立即于当地医院行升白细胞、升血小板治疗。

　　3. 不适随诊。

记录人：×××

2017 年 09 月 28 日

药物治疗总结

完整治疗过程的总结性分析意见：

　　患者于 2016-10 开始无明显诱因出现右颈部包块，直径约 0.5cm，无压痛，未诉畏寒发热、胸闷气促、腹痛腹胀等不适，就诊于当地医院，行淋巴结活检，提示淋巴结增生（未见报告）。后患者右颈部包块逐渐增大，直径约 4.0cm，无压痛、活动度差。2017-09-11 于笔者所在医院 B 超引导下行右侧颈部包块穿刺活检，病理：（颈部包块活检）淋巴结内转移性低分化癌，考虑为非角化性癌转移，建议行免疫组化检测（CK、CK7、CK5/6、P63）。现患者为求进一步诊治于 2017-09-17 入住笔者所在医院，共住院 12 天，于 2017-09-28 出院。该患者住院期间的药物治疗要点包括以下几个方面：

　　1. 治疗原则分析　　放射治疗被公认为鼻咽癌首选的治疗方法，然而针对中、晚期，尤其是发生远处转移的鼻咽癌，单纯放疗效果较差，肿瘤不能全部消退，且潜在转移的可能性更大。新辅助化疗、诱导化疗和同步放化疗较单纯放疗能显著改善局部病症控制率和生存率。化疗除了作为细胞毒性药物对鼻咽癌局部病灶或全身可能存在的播散病灶有杀灭作用，众多研究还表明，化疗药物如顺铂、5-Fu、博来霉素、丝裂霉素等，对鼻咽癌放疗有一定的增敏作用，因此在临床上可将放化疗同步用于食管癌。然而同步放化疗也显著增加了放化疗产生的毒副作用，因此临床上也常应用先给予化疗诱导治疗，再序贯给予放疗的方案。

　　该患者入院后明确诊断为鼻咽癌合并颈部淋巴结转移，依据鼻咽癌诊疗指南，针对该患者的病情，可选用同步放化疗方案予以治疗，考虑到患者的体能状况一般，同步放化疗可能导致较严重的不良反应，因此选用先给予化疗诱导治疗，后期再序贯给予放疗的方案，具体的化疗方案：5-Fu 0.75g d1～5，顺铂 40mg d1、30mg d2～3，该治疗方案合理，其中各药的给药剂量恰当。

　　2. 针对 PF 方案的药学监护　　使用 PF 方案的过程中通常因恶心、呕吐等胃肠道反应而导致化疗难以顺利完成，严重影响患者治疗进程及预后，该患者在执行 PF 方案化疗的过程中使用托烷司琼以预防恶心呕吐的发生。在整个化疗过程中，患者未诉恶心呕吐。

肾毒性是大剂量顺铂化疗最常见、最严重的并发症之一，用后可致血清尿素氮及肌酐升高，通常发生于给药后 10～15 天，多为可逆性，个别严重者可致不可逆肾衰竭。顺铂进入循环后可直接与肾小管结合，破坏肾功能。化疗时应予以利尿剂及充足的水化，化疗期间每日水摄入量维持在 3000～3500ml，使尿量维持在 2500ml 以上，水化过程中注意观察液体超负荷病症并及时处理，定期检测血清电解质、肾功能情况，同时观察 24h 尿量及尿颜色。鼓励患者多饮水，促进毒性药物排出，以防止尿酸结晶形成造成肾功能损害。必要时给予碳酸氢钠碱化尿液，别嘌醇抑制尿酸的形成，监测尿液的酸碱度，pH 保持在 6.5～7.5。

使用 5-Fu 过程中，偶见口腔黏膜炎或口腔溃疡，因此嘱患者保持口腔清洁。利用温和的口腔冲洗剂如 0.9%氯化钠注射液漱口，每日 3～4 次，不要使用牙刷，而用棉签轻轻擦洗口腔牙齿；如感觉疼痛剧烈，可用 2%利多卡因 15ml 含漱 2min。另外，由于口腔疼痛会影响进食，患者可进食流质，如稀饭、牛奶、果汁等易于吞咽的食物，不宜吃过冷、过热、过硬的食物，以免损伤口腔黏膜。同时，为了保证患者体力和营养的需要，要配合肠外营养补充脂肪乳、氨基酸及维生素等，从而改善营养状况，增强自身的抵抗力。整个化疗过程中，患者积极配合，注意口腔卫生，化疗过程中未出现口腔黏膜炎等不良反应。

此外，患者在化疗过程中使用了复合维生素 B、奥美拉唑，抑制酸分泌的作用，起到保护口腔黏膜、胃黏膜的作用，从而提高肿瘤患者的生活质量。

临床药师在本次治疗者参与药物治疗工作的总结：

该患者为鼻咽癌和合并颈部淋巴结转移的患者，此次入院排除化疗禁忌后予以第 1 周期 PF 方案做化疗，化疗前临床药师对患者予以用药教育，嘱患者化疗过程中大量饮水，监测每天尿量以保证每天出入量。化疗过程顺利，患者未诉明显不适。

虽然艾迪、康艾在肿瘤防治方面有一定的辅助作用，然而这一结论尚缺乏有力的证据支持，因此临床使用应谨慎。由于艾迪和康艾中的成分类似，两药联用并不增加疗效，反而增加了不良事件的发生率，因此临床药师建议选用其中一种作为辅助用药即可。

化疗期间，临床药师嘱患者注意口腔卫生，预防 5-Fu 引起的口腔黏膜炎等不良反应，该周期化疗期间，患者积极配合，未出现相关不良反应。

在本周期化疗的第 4 天，完成顺铂治疗的同时停用了奥美拉唑及托烷司琼，考虑到 5-Fu 在临床上引起的不良反应也是不容忽视的，尤其是其引起的胃黏膜的损伤，故临床药师建议继续给予奥美拉唑保护胃黏膜及托烷司琼预防呕吐的发生。

其他：嘱患者在化疗期间避免食用高油脂性食物，以降低发生消化道反应的概率；嘱其在化疗期间尽量多饮水，降低化疗药物顺铂在肾小管中的浓度，增加排泄，减轻肾脏毒性反应；不同药物的输注速度各异，嘱患者在输液过程中勿自行调整速度；嘱化疗期间出现任何不适均应告知医师，争取及早发现和处理。

治疗需要的随访计划及应自行检测的指标：

1.患者出院后应加强营养，并遵照医嘱约定时间回医院复查，为下一阶段的治疗做准备。

2. 出院后每 3 天复查一次血常规，若 WBC<3×10^9/L，NEU<1.5×10^9/L，PLT<75×10^9/L，立即于当地医院行升白细胞、升血小板治疗。

记录人：×××

2017 年 09 月 28 日

临床带教老师评语

　　该药历能及时全面地记录鼻咽癌患者的基本病史、病程及患者的用药情况，并基本能依据鼻咽癌临床诊疗指南及相关文献分析该患者的化疗方案、PF 方案的药学监护等。在书写药历时应更加详细地关注化疗方案可能引起的不良反应及具体的监护计划。

签字：×××

药学带教老师评语

　　药历记录全面，学员已掌握了鼻咽癌患者的一线治疗原则。在书写时注意不用罗列药物的药理学特点，针对患者的用药和可能出现的不良反应进行监护，监护重点放在发生率高的不良反应上。

签字：×××

（郑桂梅　许耿敏）

工作药历 2：

住院患者工作药历

姓名：曾××　　出生年月：1958 年 05 月 06 日：性别：男 ☑　女 □

民族：汉族　　入院科室：肿瘤内科　　入院时间：2017 年 04 月 12 日

身高体重：175cm，60kg　　是否吸烟：是☑　否□

出院时间：2017 年 04 月 18 日

食物药物过敏史：否认食物、药物过敏史

联系方式：135×××××××

付费方式：基本医保☑　公费医疗□　自费□　职业：无业人员

教育程度：小学以下□　小学□　初中☑　高中技校□　中专□　大专□　大学及以上□

入院诊断：

1. 左肺小细胞癌术后 T4N0M0 ⅢA 期

2. 胆囊多发结石

3. 肾囊肿

出院诊断：

1. 左肺小细胞癌术后 T4N0M0 ⅢA 期

2. 胆囊多发结石

3. 肾囊肿

既往病史及用药史：

2015 年行左股骨钢板固定术。否认肝炎、结核、传染病史，否认高血压、糖尿病史，否认输血史，否认食物、药物过敏史，预防接种史不详。2017-03-14 予 EP 方案化疗，具体为依托泊苷 0.1g d1～3，顺铂 80mg d1，过程顺利。

现病史：

患者于 2016 年 12 月中旬感咳嗽、咳痰，白色稀薄样，未见血丝，症状持续加重，于 2017-02-15 在××市中心人民医院查胸部 CT，示左肺下叶软组织占位，邻近左后胸膜粘连，行左肺组织病理检查，诊断首先考虑肺恶性小细胞神经内分泌肿瘤。2017-03-01 在笔者所在医院行胸腔镜下左下肺叶切除及纵隔淋巴结清扫术，术程顺利，术后病理：左肺小细胞癌（T4N0M0 ⅢA 期），2017-03-14 予 EP 方案化疗，具体为依托泊苷 0.1g d1～3，顺铂 80mg d1，过程顺利。今为进一步治疗来笔者所在医院就诊，门诊以"左肺小细胞癌"收入院。自上次出院以来，患者精神状态良好，体力情况良好，食欲食量良好，睡眠情况良好，体重无明显变化，大小便正常。诉左侧胸部伤口处疼痛，NRS 评分 2 分，住院期间患者未予任何止痛药治疗，疼痛基本可耐受。入院后行第 2 程术后辅助化疗，有明确指征。具体化疗方案：依托泊苷 0.1g d1～4，顺铂 40mg d1、30mg d2～3，共住院 7 天，于 2017-04-18 出院。

药物治疗总结：

完整治疗过程的总结性分析意见：

1. 治疗原则分析　患者为左肺小细胞癌术后 T4N0M0 ⅢA 期，小细胞肺癌推荐以化疗为主的综合治疗，以延长患者生存期。常使用的联合方案是依托泊苷加顺铂或卡铂，3 周一次，共 4～6 周期。其他常用的方案为依托泊苷、顺铂和异环磷酰胺。初次联合化疗可能会导致中至重度的粒细胞减少（如粒细胞数 $0.5×10^9/L$～$1.5×10^9/L$）和血小板减少症（血小板计数<$50×10^9/L$～$100×10^9/L$）。初始治疗 4～6 个周期后，应重新分期以确定是否进入完全临床缓解（所有临床明显的病变和癌旁综合征完全消失）、部分缓解、无反应或进展（见于 10%～20%的患者）。治疗后进展或无反应的患者应该调换新的化疗药物。该患者排除化疗禁忌后行第 2 程术后辅助化疗，有明确指征。具体化疗方案：依托泊苷 0.1g d1～4，顺铂 40mg d1、30mg d2～3。该方案中药物品种的选择符合指南推荐，但存在过于保守，剂量不足的问题。

2. 针对 EP 方案的预防用药及药学监护　使用 EP 方案的过程中常因恶心、呕吐等胃肠道反应而导致化疗难以顺利完成，严重影响患者治疗进程及预后，该患者在执行 EP 方案化疗的过程中使用托烷司琼联合地塞米松预防恶心呕吐的发生。该患者在化疗过程中予托烷司琼止吐、奥美拉唑护胃，指征明确，但在具体的药物品种选择和适用疗程方面存在一定的不合理。临床药师与医师沟通后，医师采纳临床药师意见。嘱患者密切关注胸部疼痛缓解程度，患者体力及精神状态变化情况。是否出现咳嗽、咯血、呼吸困难及其他肺部体征，颈部是否出现可扪及的淋巴结肿大，是否出现声嘶，颈面部水肿，头痛及骨痛。肾毒性是顺铂化疗的主要不良反应之一，用后可致血清尿素氮及肌酐升高，多为可逆性，个别严重者可致不可逆肾衰竭。在用药前后广泛采用水化疗法以降低肾毒性，目前除水化外尚无有效预防本品所致肾毒性的手段。因此，顺铂的溶媒量应该足够大，并且充分水化，每次 80～100mg/m² 溶于溶媒中，溶媒量至少为 300ml，静脉滴注后再补液 1000～1500ml，而且需要嘱患者大量饮水，促进毒性药物排出，以防止尿酸结晶形成造成肾功能损害。化疗期间每日水摄入量维持在3000～3500ml，使尿量维持在2500ml 以上，水化过程中注意观察液体超负荷病症并及时处理，定期监测血清电解质、肾功能情况，同时观察 24h 尿量及尿颜色。必要时给予碳酸氢钠碱化尿液，别嘌醇抑制尿酸的形成，监测尿液的酸碱度，pH 保持在 6.5～7.0。

临床药师在本次治疗中参与药物治疗工作的总结：

1. 患者为左肺小细胞癌术后患者，此次入院行第 2 周期 EP 方案化疗，根据《NCCN 肿瘤学临床实践指南：小细胞肺癌（2017.V1）》可知，依托泊苷的实际使用量仅为推荐剂量的 57%，顺铂的实际使用总剂量仅为推荐的 71%，化疗药物的剂量过小，疗效可能受影响。且顺铂采用的是多次小剂量给药，虽然能降低不良反应发生率，免于水化的烦琐，但可能进一步影响化疗的效果。临床药师建议根据指南推荐剂量给药。化疗前临床药师对患者予以用药教育，嘱患者化疗过程中大量饮水，监测每日尿量以保证每日出入量。化疗过程顺利，患者未诉明显不适。

2. 该患者托烷司琼及奥美拉唑的用法用量符合指南推荐，但托烷司琼的使用时间过长，根据《肿瘤治疗相关呕吐防治指南（2014 版）》，托烷司琼主要用于预防急性呕吐，所以仅于化疗日使用，该患者 16 日完成所有化疗则需停用，无须用至 18 日。如需预防延迟性呕吐，建议于化疗结束后 1～3 天（17～19 日）继续使用地塞米松。

3. 患者使用了三种肿瘤辅助用药，其中两种中药制剂艾迪注射液和康艾注射液的主要成分及治疗目的相同，无须同时使用。

治疗需要的随访计划和应自行检测的指标：

1. 患者出院后应加强营养，并遵守医嘱约定时间回医院复查。为下一阶段的治疗做准备。

2. 出院后每 3 天复查一次血常规，若 WBC＜3×10⁹/L，NEU＜1.5×10⁹/L，PLT＜75×10⁹/L，应立即于当地医院行升白细胞、升血小板治疗。

该患者同期教学药历比较：

教学药历

建立日期：2017 年 04 月 13 日　　　　　　　　　　　　建立人：×××

姓名	曾××	性别	男	出生日期	1958 年 05 月 06 日	住院号	××××××
住院时间：2017 年 04 月 12 日				出院时间：2017 年 04 月 18 日			
籍贯：惠州市		民族：汉族		工作单位：无			
手机号码：135×××××××				联系地址：广东省惠州市××××××××			
身高（cm）	175	体重（kg）	60	体重指数		19.59	
血型	未提供	血压（mmHg）	108/71	体表面积		1.75m²	
不良嗜好（烟、酒、药物依赖）			长期吸烟史，＞20 包/年，无饮酒史，无药物依赖史。				

主诉：

左肺小细胞癌术后 1 月余，返院化疗。

现病史：

患者于 2016 年 12 月中旬感咳嗽、咳痰，白色稀薄样，未见血丝，症状持续加重，于

2017-2-15 在××市中心人民医院行胸部 CT，示左肺下叶软软组织占位，邻近左后胸膜粘连，行左肺组织病理检查：诊断首先考虑肺恶性小细胞神经内分泌肿瘤。2017-03-01 在笔者所在医院行胸腔镜下左下肺叶切除及纵隔淋巴结清扫术，术程顺利，术后病理：左肺小细胞癌（T4N0M0 ⅢA 期），2017-03-14 予 EP 方案化疗，具体为依托泊苷 0.1g d1～3，顺铂 80mg d1，过程顺利。今为进一步治疗来笔者所在医院就诊，门诊以"左肺小细胞癌"收入院。自上次出院以来，患者精神状态良好，体力情况良好，食欲食量良好，睡眠情况良好，体重无明显变化，大小便正常。诉左侧胸部伤口处疼痛，NRS 评分 2 分。

查体：

体温：36.6℃，脉搏：72 次/分，呼吸：18 次/分，血压：120/62mmHg，查体：PS 评分 1 分，NRS 评分 2 分，胸部伤口处。营养良好，全身皮肤黏膜无黄染，全身浅表淋巴结无肿大。颈软无抵抗，气管居中，双肺、心脏、腹部查体未及异常。脊柱、四肢活动自如，无畸形，双下肢无水肿。病理性反射未引出。

辅助检查：

2017-02-15，××市中心人民医院，胸部 CT 示：（1）左肺下叶软组织占位，对应左下肺支气管变窄，邻近左后胸膜粘连，性质待定？待除外左下肺周围型肺癌伴左肺门淋巴结转移可能。（2）右肺中叶及左肺舌段少许纤维灶。（3）纵隔数枚小淋巴结影。（4）肺气肿，双肺多发小肺大疱。

2017-02-15，××市中心人民医院，左肺组织病理检查：诊断首先考虑肺恶性小细胞神经内分泌肿瘤。

既往病史：

2015 年行左股骨钢板固定术。否认肝炎、结核、传染病史，否认高血压、糖尿病史，否认输血史，否认食物、药物过敏史，预防接种史不详。

既往用药史：

无。

个人史：

出生并长期居住在本地，否认毒物、射线接触史，否认疫区旅游和居住史。长期吸烟史，>20 包/年，无饮酒史，无药物依赖史。

家族史：

否认家族性遗传病史，否认家族性肿瘤病史。

伴发疾病与用药情况：

无。

过敏史：

否认食物过敏史，否认药物过敏史。

药物不良反应及处置史：

无。

入院诊断：

1. 左肺小细胞癌术后 T4N0M0 ⅢA 期

2.胆囊多发结石

3.肾囊肿

出院诊断：

1.左肺小细胞癌术后 T4N0M0 ⅢA 期

2.胆囊多发结石

3.肾囊肿

初始治疗方案：

1.完善三大常规、肝肾功能、胸部 CT、腹部超声、心电图等检查。

2.请示上级医师指导下一步诊治。

初始治疗方案分析：

患者确诊为小细胞肺癌术后 T4N0M0 ⅢA 期，已于 2017-03-14 顺利完成首次化疗，具体为依托泊苷 0.1g d1～3，顺铂 80mg，d1，现为行下程化疗入院。初始治疗方案中，首先评定患者具有独立功能，能维持正常生活和工作的能力；测量患者非静息状态下维持正常机体功能的能力，采用的是 ECOG PS 评分（5 分）法。其次检查患者是否存在化疗禁忌。这符合《中国-2016-MIMS 恶性肿瘤用药指南-肺癌》中提出的化疗需符合一定的指征。根据该指南，该患者精神状态良好，体力情况良好，食欲食量良好，睡眠情况良好，体重无明显变化，大小便正常，诉胸痛，NRS 评分 2 分，症状轻，生活可自理，可以从事轻体力活动，故 ECOG PS 评分为 1 分，<3 分；且患者无感染、发热及出血倾向等严重并发症。现已做相关检查待结果，如结果提示患者无明显骨髓抑制；肝肾功能基本正常（或实验室指标低于正常上限的 2 倍）即有指征进行化疗。

初始药物治疗监护计划：

未用药。

其他主要治疗药物：

治疗目的	治疗用药	用法	时间
化疗	依托泊苷注射液 0.1g+NS 500ml	ivgtt　qd	13/4～16/4
	顺铂注射液 40mg+NS 500ml	ivgtt　qd	13/4
	顺铂注射液 30mg+NS 500ml	ivgtt　qd	14/4～15/4
止吐	注射用托烷司琼 5mg+NS 100ml	ivgtt　qd	13/4～18/4
护胃	注射用奥美拉唑 40mg+NS 100ml	ivgtt　qd	13/4～17/4
抗肿瘤辅助治疗	艾迪注射液 60ml+NS 250ml	ivgtt　qd	13/4～18/4
	氨磷汀溶媒结晶粉针+NS 100ml	ivgtt　qd	13/4～14/4
	康艾注射液 40ml+转化糖注射液 250ml	ivgtt　qd	13/4～18/4

药物治疗日志

患者曾××，58 岁，老年男性，入院时间：2017 年 04 月 12 日，入院诊断：（1）左肺小细胞癌术后 T4N0M0 ⅢA 期；（2）胆囊多发结石；（3）肾囊肿。

2017-04-13

症状体征：

患者精神可，睡眠可，饮食可，大小便无异常，述胸部轻度疼痛，NRS 评分 2 分，余无不适。

实验室检查结果：

三大常规、肝肾功能无明显异常。

辅助检查结果：

腹部彩超：（1）肝实质回声密集；（2）慢性胆囊炎、胆囊多发结石。

治疗方案调整：

治疗目的	治疗用药	用法	时间
化疗	依托泊苷注射液 0.1g+NS 500ml	ivgtt qd	13/4～16/4
	顺铂注射液 40mg+NS 500ml	ivgtt qd	13/4
	顺铂注射液 30mg+NS 500ml	ivgtt qd	14/4～15/4
止吐	注射用托烷司琼 5mg+NS 100ml	ivgtt qd	13/4～18/4
护胃	注射用奥美拉唑 40mg+NS 100ml	ivgtt qd	13/4～17/4
抗肿瘤辅助治疗	艾迪注射液 60ml+NS 250ml	ivgtt qd	13/4～18/4
	氨磷汀溶媒结晶粉针+NS 100ml	ivgtt qd	13/4～14/4
	康艾注射液 40ml+转化糖注射液 250ml	ivgtt qd	13/4～18/4

药物治疗方案分析

化疗方案的评价与分析：

该患者病理明确为小细胞肺癌，实验室检查结果提示患者无骨髓抑制，肝肾功能正常，结合入院时患者的 KPS 评分状况及查体结果，可知患者无明显化疗禁忌，有行第 2 周期术后辅助化疗的指征。

该患者术后病理为左肺小细胞癌（T4N0M0 ⅢA 期），ECOG PS 评分为 1 分，根据《NCCN 肿瘤学临床实践指南：小细胞肺癌（2017.V1）》，该分期不属于局限早期可切除的类型（T1～2N0M0），不推荐进行手术切除。但由于该患者前次住院已在胸外科行胸腔镜下左下肺叶切除及纵隔淋巴结清扫术，根据《NCCN 肿瘤学临床实践指南：小细胞肺癌（2017.V1）》，术后应行 4～6 个周期的辅助化疗，方案推荐顺铂 60mg/m² d1，依托泊苷 120mg/m² d1～3，或顺铂 80mg/m² d1，依托泊苷 100mg/m² d1～3 或卡铂 AUC5～6 d1，依托泊苷 100mg/m² d1～3。选用依托泊苷和顺铂作为该患者术后辅助化疗方案，药物品种选择合理。

该患者体表面积 1.75m²，如根据指南推荐计算，依托泊苷的用量应为 175mg d1～3，顺铂的总剂量应为 140mg d1，但依托泊苷的实际使用量仅为推荐剂量的 57%，顺铂的实际使用总剂量仅为推荐的 71%，化疗药物的剂量过小，疗效可能受影响。且顺铂采用的是多次小剂量给药，虽然能降低不良反应发生率，免于水化的烦琐，但可能进一步影响化疗的效果。

止吐药物的评价与分析：

该患者使用的是顺铂、依托泊苷的联合化疗方案，其中顺铂为高致吐风险的化疗药，依托泊苷为低致吐风险的化疗药，《肿瘤治疗相关呕吐防治指南（2014 版）》中明确提出，化疗所致恶心呕吐的治疗原则之一是对于多药方案，应基于催吐风险最高的药物来选择用药，即对于该患者，应基于高致吐风险的顺铂来选择预防性止吐治疗方案。该指南中推荐预防高致吐风险化疗药（本例中的顺铂）的急性呕吐处理应该使用 5-HT$_3$RA+地塞米松+NK-1RA±劳拉西泮±H$_2$ 受体拮抗剂或质子泵抑制剂联合止吐，故该患者使用止吐药托烷司琼和护胃药奥美拉唑是有指征的，于治疗当天化疗前使用，给药时机选择也是合理的。

但由于在急性呕吐中主要是 5-HT 和 P 物质起介导作用，而在延迟性呕吐中，P 物质及化疗导致的细胞损伤及炎症因子的释放起主导作用，故对于预防急性呕吐和预防延迟性呕吐的推荐用药是不同的。《肿瘤治疗相关呕吐防治指南（2014 版）》中推荐预防高致吐风险化疗药（本例中的顺铂）的延迟性呕吐应使用地塞米松+NK-1RA±劳拉西泮±H$_2$ 受体拮抗剂或质子泵抑制剂。且该指南指出，末剂化疗后，接受高致吐风险药物进行化疗的患者，恶心、呕吐风险至少持续 3 天，因此在整个风险期，均需对呕吐予以防护。但同时该指南亦提出关于多日化疗所致恶心及呕吐的预防：5-HT$_3$RA 联合地塞米松是预防多日化疗所致恶心呕吐的标准治疗，通常主张在化疗期间每日使用第一代 5-HT$_3$RA，地塞米松应连续使用至化疗结束后 2～3 天；且《MASCC/ESMO 止吐指南（2013）》也指出，对于接受多日顺铂化疗的患者，应该给予 5-HT$_3$RA+地塞米松防治急性恶心呕吐，给予地塞米松预防延迟性恶心呕吐。药师分析由于相当一部分医院未引进 NK-1 受体拮抗剂类药物，故根据各医院的自身药物品种，上述两种给药方案均可。综上所述，仅选择托烷司琼+奥美拉唑来预防顺铂+依托泊苷联合化疗可能产生的恶心呕吐，不符合指南推荐，由于该院无 NK-1 受体拮抗剂类药物，建议联合应用地塞米松。

该病例中，托烷司琼及奥美拉唑的用法用量符合指南推荐，但托烷司琼的使用时间过长，根据上述指南，托烷司琼主要用于预防急性呕吐，所以仅于化疗日使用，该患者 16 日完成所有化疗则需停用，无须用至 18 日。如需预防延迟性呕吐，建议于化疗结束后 1～3 天（17～19 日）继续使用地塞米松。

肿瘤辅助用药的评价与分析：

对于肿瘤辅助用药，目前尚缺乏这方面用药的标准和规范，又无严格的评价方法，且缺少这方面用药规范的培训和教育。目前更多的是处于"各自为政，经验优先"的状态，用药指征无法评价。

根据《新编药物学》（第 16 版）将抗肿瘤辅助药物分为生物反应调节剂及免疫功能增强剂、止吐药、促进白细胞增生药和中药制剂。该病例中，医生为患者选择了中药制剂康艾注射液和艾迪注射液，两者均批准为肝癌、肺癌、肠癌等的辅助用药。艾迪注射液的主要成分是斑蝥，人参和黄芪；康艾注射液的主要成分为黄芪、人参及苦参素。两种中药制剂主要成分人参及黄芪相同，均为健脾补气用，艾迪中的斑蝥所含斑蝥素有抗肿瘤作用，对该患者有益，而康艾中的苦参素有抗病毒及升高白细胞的作用，对该患者暂无可用之处，故对于该患者该两种药物功效相似,建议选择其中一种即可。另外该患者还使用了注射用氨磷汀,该药为正常细胞保护剂,在化疗前使用本品可明显减轻化疗药物产生的肾脏、骨髓、心脏、耳及神经系统的毒性,而不降低化疗药物的药效。作为辅助药用于该患者合理。三种辅助用药的用法用量均符合说明书推荐,但该患者血糖处于正常范围,且非应激状态不存在胰岛素抵抗,无须使用转化糖作为康艾注射液的溶媒,建议选择生理盐水或5%葡萄糖注射液。

药学监护计划:

疗效监测:

1.每天监测胸部疼痛缓解程度,患者体力及精神状态变化情况。是否出现咳嗽、咯血、呼吸困难及其他肺部体征,颈部是否出现可扪及的淋巴结肿大,是否出现声嘶,颈面部水肿,头痛及骨痛。

2.本次化疗完成后监测是否有复发病灶出现,是否有转移病灶出现。

不良反应监护:

1.每天监护胃肠道反应包括食欲减退、恶心呕吐的情况,大便次数及性状颜色是否有改变;是否出现耳鸣或听力减退;小便是否通畅,有无血尿;是否出现肌痛、感觉异常或癫痫;是否出现发热。

2.2~3天监护血常规中三系细胞数目是否有降低;肝肾功能检查中转氨酶、胆红素及肌酐值是否升高;尿酸是否升高,电解质是否出现紊乱。

记录人:×××
2017年04月13日

2017-04-16

症状体征:

患者今日顺利完成化疗,述胸部疼痛较化疗前有所缓解,精神可,无咳嗽、咯血、呼吸困难,未扪及肿大淋巴结,无声嘶,无颈面部水肿,无头痛及骨痛。患者食欲差,轻度乏力、恶心,无呕吐,小便无异常,两天无大便,睡眠可,无耳鸣及听力减退,无发热及感觉异常。

实验室检查结果:

无相关实验室检查。

辅助检查结果:

2017-4-15,胸部 CT:(1)左肺下叶小细胞肺癌切除术后改变,术区近左肺下叶支气管开口处规则软组织密度影,考虑积液与血管重叠包裹所致,建议进一步增强扫描,除外肿瘤可能,纵隔内多发淋巴结影;(2)左侧胸腔积液、少许积气;(3)左肺上叶见后段陈旧性病灶合并急性炎症,邻近胸膜增厚、粘连,右肺中叶内侧段、左肺上叶下舌段少许慢性炎症;(4)双肺肺气肿,右肺多发肺大疱;(5)胆囊多发结石,左肾囊肿。

治疗方案调整:

无相关治疗药物调整。

药学监护计划：

疗效监测：

1. 每天监测胸部疼痛缓解程度，患者体力及精神状态变化情况。是否出现咳嗽、咯血、呼吸困难及其他肺部体征，颈部是否出现可扪及的淋巴结肿大，是否出现声嘶，颈面部水肿，头痛及骨痛。

2. 本次化疗完成后监测是否有复发病灶出现，是否有转移病灶出现。

不良反应监护：

1. 每天监护胃肠道反应包括食欲减退、恶心呕吐的情况，大便次数及性状颜色是否有改变；是否出现耳鸣或听力减退；小便是否通畅，有无血尿；是否出现肌痛、感觉异常或癫痫；是否出现发热。

2. 2～3 天监护血常规中三系细胞数目是否有降低；肝肾功能检查中转氨酶、胆红素及肌酐值是否升高；尿酸是否升高，电解质是否出现紊乱。

记录人：×××

2017 年 04 月 16 日

2017-04-18

症状体征：

患者自述胸部疼痛较化疗前有所缓解，轻度头晕，精神可，无咳嗽、咯血、呼吸困难，未扪及肿大淋巴结，无声嘶、无颈面部水肿，无头痛及骨痛。患者食欲差，轻度乏力、恶心，无呕吐，大小便无异常，睡眠可，无耳鸣及听力减退，无发热及感觉异常。患者未出现严重化疗毒副作用，今日出院。

实验室检查结果：

无。

辅助检查结果：

无。

出院带药：

无出院带药。

饮食及生活方式指导：

注意休息，饮食以清淡为主，加强营养，如仍感觉恶心及食欲不佳，建议食用流质及半流质等易消化食物，少食多餐。

随访计划：

出院后复查血常规 2 次/周，如果白细胞低于 $3 \times 10^9/L$，中性粒细胞低于 $1.5 \times 10^9/L$，给予升白细胞治疗，血小板低于 $60 \times 10^9/L$，给予升血小板治疗，3 周后返院，笔者所在科随诊。

记录人：×××

2017 年 04 月 18 日

药物治疗总结

治疗原则和治疗方案：

患者曾××，男性，58岁。因"左肺小细胞癌术后1月余，返院化疗"于2017年4月12日步行入病房。结合患者病史及诊疗过程，查无化疗禁忌后行第2程术后辅助化疗，具体方案：依托泊苷0.1g d1～4，顺铂40mg d1、30mg d2～3，过程顺利，出院。

具体体会如下：该患者已行胸腔镜下左下肺叶切除及纵隔淋巴结清扫术，术后病理为左肺小细胞癌T4N0M0 ⅢA期，诊断明确。入院后行第2程术后辅助化疗，有明确指征。具体化疗方案：依托泊苷0.1g d1～4，顺铂40mg d1、30mg d2～3，方案中药物品种的选择符合指南推荐，但存在过于保守，剂量不足的问题。在化疗过程中予托烷司琼止吐、奥美拉唑护胃，指征明确，但在具体的药物品种选择和适用疗程方面存在一定的不合理。此外在自化疗开始至出院期间，患者还使用了三种肿瘤辅助用药，其中两种中药制剂艾迪注射液和康艾注射液的主要成分及治疗目的相同，无须同时使用。

药学监护、用药指导：

疗效监测的重点：

胸部疼痛缓解程度，患者体力及精神状态变化情况。是否出现咳嗽、咯血、呼吸困难及其他肺部体征，颈部是否出现可扪及的淋巴结肿大，是否出现声嘶，颈面部水肿，头痛及骨痛。复查胸部CT了解原发灶的情况。

不良反应监护的重点：

胃肠道反应包括食欲减退、恶心呕吐的情况，大便次数及性状颜色是否有改变；是否出现耳鸣或听力减退；小便是否通畅，有无血尿。血常规中三系细胞数目是否有降低；肝肾功能检查中转氨酶、胆红素及肌酐值是否升高。

临床药师在本次治疗中的作用：

1. 结合患者病情及要求，根据相关治疗指南，对患者癌症多学科综合治疗方案的合理性进行分析。

2. 根据患者的个人具体情况，对化疗药物可能出现的不良反应进行积极预防并密切关注。

3. 对肿瘤辅助治疗中存在的药物选择不适宜、药物联用不适宜及使用疗程不适宜等方面进行药学监护。

记录人：×××

2017年04月18日

临床带教老师评语

该药历能及时全面地记录小细胞肺癌患者的基本病史、病程及患者的用药情况，并基本能依据小细胞肺癌临床诊疗指南及相关文献分析该患者的化疗方案、EP方案的药学监护等。在书写药历时应更加详细地关注化疗方案可能引起的不良反应及具体的监护计划。

签字：×××

药学带教老师评语
药历记录全面，学员已经掌握小细胞肺癌患者的一线治疗原则。在书写时注意不用罗列药物的药理学特点，针对患者的用药和可能出现的不良反应进行监护，书写重点放在发生率高的不良反应上。 　　　　　　　　　　　　　　　　　　　　　　　　　　　　签字：×××

（曾芬娜　黄剑辉）

工作药历 3：

住院患者工作药历

姓名：黎××　　　出生年月：1958 年 08 月 16 日　　　性别：男 ☑　 女 □

民族：汉族　　　入院科室：肿瘤内科　　　入院时间：2017 年 04 月 21 日

身高体重：158cm，59kg　　　是否吸烟：是□ 否☑

出院时间：2017 年 05 月 03 日

食物药物过敏史： 否认食物、药物过敏史

联系方式： 137×××××××

付费方式： 基本医保☑　 公费医疗□　 自费□　 职业：无业人员

教育程度： 小学以下□　 小学□　 初中☑　 高中技校□　 中专□　 大专□　 大学及以上□

入院诊断：

1.右肺占位性病变

2.甲状腺功能亢进

出院诊断：

1. 右肺腺癌 T4N3M1b Ⅳ期　　 多发淋巴结转移　　　双肺转移　　　骨转移

2. 甲状腺功亢进

既往病史及用药史：

　　否认肝炎、结核、传染病史，否认高血压、糖尿病史，否认手术、外伤史，否认输血，预防接种史不详。2015 年 3 月确诊甲状腺功能亢进，口服丙硫氧嘧啶 100mg，p.o.，tid。

现病史：

　　患者于 2015 年 7 月无明显诱因出现咳嗽，无痰，无胸痛，未予重视，2016 年 2 月咳嗽逐渐加重，伴活动后气喘、体力下降、胸痛，无血丝痰，在当地医院间断治疗，具体不详，病情易反复。2016-04-13××市人民医院 CT：右下肺团块影，约 1.3cm×1.6cm、2.5cm×5.1cm 大小，双侧肺野可见散在数个小结节影，纵隔及右肺门多个结节影，最大 2.2cm×3.1cm，考虑：右下肺癌并双肺转移、淋巴结转移，右中肺不张。肿瘤标志物：CA199 350.24U/ml、CA125 516.80U/ml、CA153 153.90U/ml。今为进一步治疗来笔者所在医院就诊，门诊以"肺占位"收入院。入院查体：患者精神状态良好，体力情况较差，食欲食量一般，睡眠情况良好，近半年体重下降 10kg，大小便正常。咳嗽频繁，无痰，无胸痛气促，无呼吸困难。锁骨上淋巴结穿刺活检，病理结果确诊为右肺腺癌 T4N3M1b Ⅳ期，双肺转移，多发淋巴结转

移，骨转移，且 EGFR 未发现突变，经评估无法行手术。故查无化疗禁忌后行一线第一程化疗，具体方案：培美曲塞 0.8g d1，卡铂 0.45g d1，过程顺利，共住院 13 天，于 2017-05-03 出院。

药物治疗总结：

治疗原则和治疗方案：

患者，女性，59 岁。因"反复咳嗽 8 月余，加重 2 个月，发现肺部占位 1 周"于 2017-04-21 步行入病房。入院后锁骨上淋巴结穿刺活检，病理结果确诊为右肺腺癌 $T_4N_3M_{1b}$ Ⅳ期，双肺转移，多发淋巴结转移，骨转移，且 EGFR 未发现突变，经评估无法行手术。故查无化疗禁忌后行一线第一程化疗，具体方案为培美曲塞 0.8g d1，卡铂 0.45g d1，过程顺利，出院。

具体体会如下：该患者入院后行相关检查，结果确诊为右肺腺癌 $T_4N_3M_{1b}$ Ⅳ期，双肺转移，多发淋巴结转移，骨转移，未发现存在 EGFR 突变，诊断明确，经评估无法进行手术，且患者 PS 评分及各器官功能良好，行一线化疗，有明确指征。具体化疗方案：培美曲塞 0.8g d1，卡铂 0.45g d1，方案中药物品种的选择符合指南对无 EGFR 突变的转移性肺腺癌的治疗推荐，但卡铂用量仅为标准剂量的 70%，存在剂量过小可能影响疗效的情况。另外培美曲塞的预处理方案符合其说明书推荐，但使用时机上存在一定的不适宜。在化疗过程中予托烷司琼、地塞米松止吐，奥美拉唑护胃，指征明确，药物品种选择和疗程方面亦符合指南推荐，但地塞米松作为预防延迟性呕吐的药物之一，使用疗程不够。入院时患者干咳频繁，使用可待因桔梗片和复方甲氧那明后其咳嗽得到明显缓解。整个住院期间，患者同时使用了三种主要成分均为人参、黄芪的中成药注射液作为肿瘤辅助用药，视为无必要，建议选择其中一种即可。

药学监护、用药指导：

1. 疗效监护的重点　咳嗽缓解的程度，患者体力及精神状态变化情况。是否出现胸痛、咯血、呼吸困难及其他肺部体征，颈部是否出现可扪及的淋巴结肿大，是否出现声嘶、颈面部水肿、头痛及骨痛。

2. 不良反应监护的重点　胃肠道反应包括食欲减退、恶心呕吐的情况；是否出现皮疹脱屑和黏膜炎；血常规中三系细胞数目是否有降低；肝肾功能检查中转氨酶、胆红素及肌酐值是否升高。

临床药师在本次治疗中的作用：

1. 结合患者病情及要求，根据相关治疗指南，对患者癌症多学科综合治疗方案的合理性进行分析。

2. 根据患者的个人具体情况，对化疗药物可能出现的不良反应进行积极预防并密切关注。

3. 对肿瘤辅助治疗中存在的药物选择不适宜、药物联用不适宜及使用疗程不适宜等方面进行药学监护。

治疗需要的随访计划和应自行检测的指标：

1. 患者出院后应加强营养，并按医嘱约定时间回医院复查。为下一阶段的治疗做准备。

2. 出院后每 3 天复查一次血常规，若 $WBC < 3 \times 10^9/L$，$NEU < 1.5 \times 10^9/L$，$PLT <$

$75 \times 10^9/L$，立即于当地医院行升白细胞、升血小板治疗。

签名：×××

该患者同期教学药历比较：

教学药历

建立日期：2017 年 04 月 22 日　　　　　　　　　　　　　　建立人：×××

姓名	黎××	性别	女	出生日期	1958 年 08 月 16 日	住院号	××××××
住院时间：2017 年 04 月 21 日				出院时间：2017 年 05 月 03 日			
籍贯：广东省××		民族：汉族		工作单位：无			
手机号码：137××××××××			联系地址：广东省云浮市××××××××××				
身高（cm）	158	体重（kg）	59		体重指数		23.6
血型	RH 阳性 O 型	血压（mmHg）	125/72		体表面积		1.62m^2
不良嗜好（烟、酒、药物依赖）			无				

主诉：

反复咳嗽 8 月余，加重 2 个月，发现肺部占位 1 周。

现病史：

患者于 2016 年 7 月无明显诱因出现咳嗽，无痰，无胸痛，未予重视，2017 年 2 月咳嗽逐渐加重，伴活动后气喘、体力下降、胸痛，无血丝痰，在当地医院间断治疗，具体不详，病情易反复。2017-04-13××市人民医院 CT：右下肺团块影，约 1.3cm×1.6cm、2.5cm×5.1cm 大小，双侧肺野可见散在数个小结节影，纵隔及右肺门多个结节影，最大 2.2cm×3.1cm，考虑：右下肺癌并双肺转移、淋巴结转移，右中肺不张。肿瘤标志物：CA199 350.24U/ml，CA125 516.80U/ml，CA153 153.90U/ml。今为进一步治疗来笔者所在医院就诊，门诊以"肺占位"收入院。入院查体，患者精神状态良好，体力情况较差，食欲食量一般，睡眠情况良好，近半年体重下降 10kg，大小便正常。咳嗽频繁，无痰，无胸痛气促，无呼吸困难。

查体：

体温：37.1℃，脉搏：98 次/分，呼吸：18 次/分，血压：120/64mmHg，查体：PS 2 分，营养略差，全身皮肤黏膜无黄染，右锁骨上窝可触及一枚大小约 1.5cm×1.0cm 质硬肿大淋巴结，固定，表面光滑，与周围组织粘连，无压痛，余全身浅表淋巴结未触及。颈软无抵抗，气管居中，双肺呼吸音清，右下肺呼吸音弱，未闻及干湿啰音，右下肺叩诊呈浊音。心脏、腹部查体未及异常。脊柱、四肢活动自如，无畸形，双下肢无水肿。病理性反射未引出。

辅助检查：

2017-04-13,某市级人民医院,CT检查：右下肺团块影，约1.3cm×1.6cm、2.5cm×5.1cm大小，双侧肺野可见散在数个小结节影，纵隔及右肺门多个结节影，最大 2.2cm×3.1cm，考虑：右下肺癌并双肺转移、淋巴结转移，右中肺不张。

肿瘤标志物：CA199 350.24U/ml，CA125 516.80U/ml，CA153 153.90U/ml。

既往病史：

否认肝炎、结核、传染病史，否认高血压、糖尿病史，否认手术、外伤史，否认输血，预防接种史不详。2015 年 3 月确诊甲状腺功能亢进，口服丙硫氧嘧啶。

既往用药史：

丙硫氧嘧啶 100mg，p.o.，tid。

个人史：

出生并长期居住在本地，否认毒物、射线接触史，否认疫区旅游和居住史。无烟酒嗜好。

家族史：

否认家族性遗传病史，否认家族性肿瘤病史。

伴发疾病与用药情况：

甲状腺功能亢进，口服丙硫氧嘧啶 100mg，tid。

过敏史：

否认食物过敏史，否认药物过敏史。

药物不良反应及处置史：

无。

入院诊断：

1. 右肺占位性病变

2. 甲状腺功能亢进

出院诊断：

1. 右肺腺癌（T4N3M1b Ⅳ期）　　多发淋巴结转移　　双肺转移　　骨转移

2. 甲状腺功亢进

初始治疗方案：

1. 进一步完善相关检查，包括血、尿、粪常规，心电图，B 超。

2. 行超声引导下锁骨上淋巴结穿刺或纤维支气管镜检查，待结果回报后制订下一步治疗方案。

3. 请上级医师指导下一步诊治。

药物治疗方案（4 月 21 日）：

用药目的	药物名称	用法用量	起止日期
抗肿瘤辅助治疗	多维元素片 1 片	p.o.　qd	21/4～3/5
止咳	可待因桔梗片 124mg	p.o.　tid	21/4～3/5

初始治疗方案分析：

患者自 2016 年 7 月以来咳嗽逐渐加重，伴活动后气喘、体力下降、胸痛，无血丝痰，体重下降明显，均符合肺癌的临床表现。行胸部 CT 及肿瘤标志物检查，结果提示该患者为可疑右下肺癌并双肺转移、淋巴结转移。根据《NCCN 肿瘤学临床实践指南：非小细胞肺癌（2017 第 4 版）》，如患者检查结果显示其肺部存在大于 8mm 实质非钙化结节，可考虑行 PET-CT 扫描，对于怀疑肺癌的患者，应行活检或手术切除以获得确切的病理诊断结果以确定后续治疗方案。而该患者选择的超声引导下锁骨上淋巴结穿刺或纤维支气管镜检查取材即为活检方法之一。

止咳药的评价与分析：

　　根据《咳嗽的诊断与治疗指南（2009 版）》，咳嗽治疗的关键在于病因治疗，轻度咳嗽不需进行镇咳治疗，但严重的咳嗽，如剧烈干咳或频繁咳嗽影响休息和睡眠时，则可适当给予镇咳治疗。该患者咳嗽的原因高度怀疑为肺癌，但尚无病理学确诊，无法实施针对病因的治疗，待检查结果明确诊断后行进一步治疗。患者频繁干咳致影响睡眠，故有使用止咳药物的指征。可待因桔梗片为中西药复方制剂，每片含磷酸可待因 12mg，具有中枢镇咳作用，含桔梗流浸膏 50mg，具有止咳化痰的作用，该药为镇咳祛痰药，主要用于感冒及流行性感冒引起的急、慢性支气管炎、咽喉炎所致的咳痰或干咳。关于止咳药物的选择，指南中并无明确详尽的逐级推荐，患者使用其他多种止咳药物无效之后选择可待因桔梗片，品种选择合理。用法用量符合说明书推荐。

初始药物治疗监护计划：

　　疗效监测：

　　1. 每天监测患者咳嗽的改善情况。

　　2. 每天监测患者体力及精神状态变化情况。

　　3. 每天监测患者是否出现胸痛、咯血、呼吸困难及其他肺部体征，颈部是否出现可扪及的淋巴结肿大，是否出现声嘶，颈面部水肿，头痛及骨痛。

　　不良反应监护：

　　1. 监护患者消化系统情况，若出现胃部不适，恶心、呕吐，便秘等，考虑是可待因桔梗片引起的不良反应。

　　2. 监护患者的精神状态，若出现头晕、困倦，考虑是可待因桔梗片引起的不良反应。

其他主要治疗药物：

用药目的	药物名称	用法用量	起止日期
化疗	培美曲塞二钠冻干粉针 0.8g+NS 100ml	ivgtt　qd	30/4
	卡铂注射液 0.45g+5% GS 250ml	ivgtt　qd	30/4
预处理	地塞米松片 8mg	p.o.　qd	30/4～1/5
	维生素 B_{12} 注射液 1mg	im　qd	30/4
止吐	注射用托烷司琼 5mg+NS 100ml	ivgtt　qd	30/4～3/5
护胃	注射用奥美拉唑 40mg+NS 100ml	ivgtt　qd	30/4～3/5
止咳	复方甲氧那明胶囊 1 粒	p.o.　tid	25/4～3/5
抗肿瘤辅助治疗	参芪扶正注射液 250ml	ivgtt　qd	25/4～3/5
	康艾注射液 30ml+NS 250ml	ivgtt　qd	25/4～3/5
	艾迪注射液 60ml+NS 250ml	ivgtt　qd	30/4～3/5

药物治疗日志

患者黎××，59 岁老年女性，入院时间：2017 年 04 月 21 日，入院诊断：（1）右肺占位性病变；（2）甲状腺功能亢进。

2017-04-22

症状体征：

患者体力情况较差，精神可，睡眠可，饮食可，大小便无异常，偶有咳嗽，较昨日有较大缓解，无痰，无胸痛、咯血、呼吸困难，无头晕、头痛，无声嘶，全身无水肿，无骨痛，颈部未扪及淋巴结肿大。

实验室检查结果：

2017-04-21，血常规：PLT $481×10^9$/L↑，WBC $11.47×10^9$/L↑，NEU $7.26×10^9$/L↑，MONO $0.84×10^9$/L↑；

2017-04-21，凝血功能：血浆纤维蛋白 6.81g/L↑，APTT 33.8s↑，PT 13.2s↑；

2017-04-21，血生化：白蛋白 35.9g/L↓。

辅助检查结果：

2017-04-21，彩超：（1）右锁骨上窝淋巴结；（2）腹膜后淋巴结肿大；（3）肝实质回声细密；（4）胆、脾、胰未见明显异常。

治疗方案调整：

患者主要因反复咳嗽、发现肺部占位入院，今日行 B 超引导下右锁骨上窝淋巴结穿刺活检术，待病理结果回报后，再行下一步治疗。

记录人：×××

2017 年 04 月 22 日

2017-04-25

症状体征：

患者体力状况较差，精神可，睡眠可，饮食可，大小便无异常，仍有咳嗽，较之前无明显变化，无痰，无胸痛、咯血、呼吸困难，无头晕、头痛，无声嘶，全身无水肿，无骨痛，颈部未扪及淋巴结肿大。

实验室检查结果：

无相关实验室检查。

辅助检查结果：

2017-04-25，胸部 CT：（1）右肺下叶外基底段软组织肿块，考虑为肺癌，累及右侧胸膜可能，并右肺下叶癌性淋巴管炎，双肺多发转移，右肺门区、纵隔内及双侧锁骨上窝多发淋巴结转移，右肺中叶肺不张；（2）右侧少量胸腔积液，右侧胸膜增厚；（3）胸 11 椎体高密度影，考虑为转移癌可能；（4）右侧肾上腺结合部结节影，考虑为转移瘤可能。

治疗方案调整：

患者病理结果暂时未回，不予特殊治疗。继续予可待因桔梗止咳，加用中成药辅助抗肿瘤治疗，继续观察。

用药目的	药物名称	用法用量	起止日期
抗肿瘤辅助治疗	参芪扶正注射液 250ml	ivgtt　qd	25/4～3/5
	康艾注射液 30ml+NS 250ml	ivgtt　qd	25/4～3/5

药物治疗方案分析

肿瘤辅助用药的评价与分析：

该病例中，医生为患者选择了中药制剂参芪扶正注射液和康艾注射液作为辅助用药。参芪扶正注射液的主要成分是人参和黄芪，可益气扶正，用于肺脾气虚引起的神疲乏力，少气懒言，自汗眩晕；肺癌、胃癌见上述症候者的辅助治疗。而康艾注射液的主要成分为黄芪、人参及苦参素，适应证为原发性肝癌、肺癌、直肠癌、恶性淋巴瘤、妇科恶性肿瘤；各种原因引起的白细胞减低及减少症；慢性乙型肝炎的治疗。该患者体力较差，使用人参黄芪益气扶正有用药指征。但两种中药制剂主要成分人参及黄芪相同，均为健脾补气用，康艾中的苦参素主要作用为抗病毒及升高白细胞，对该患者暂无可用之处，故药师认为由于两种药物功效相似，建议选择其中一种即可。

参芪扶正注射液的用法用量符合说明书推荐，但康艾注射液推荐一日 1～2 次，一次 40～60ml，该患者使用康艾注射液 30ml，加入到 NS 250ml 中，静滴，一日一次，用量不足。

药学监护计划：

疗效监测：

每天监测患者体力及精神状态变化情况。

不良反应监护：

1. 每天监护康艾注射液的滴速，该患者为老年人，输注速度以 20～40 滴/分为宜。

2. 每天监护患者全身情况，如出现低热、口腔炎、嗜睡，主要考虑为参芪扶正注射液的不良反应。

记录人：×××

2017 年 04 月 25 日

2017-04-26

症状体征：

患者体力状况较差，较昨日无明显改善，精神可，睡眠可，饮食可，大小便无异常，仍有咳嗽，较昨日无明显变化，无痰，无胸痛、咯血、呼吸困难，无头晕、头痛，无声嘶，全身无水肿，无骨痛，颈部未扪及淋巴结肿大。

实验室检查结果：

无相关实验室检查。

辅助检查结果：

病理示：免疫组化 CK（+）、CK7（+）、NapsinA（+）、TTF-1（+）、Ki-67（+，5%）、

PAX-8（－）、CD10（部分+）、Vimentin（弱+）、P63（部分+）、CK5/6（－）。（右锁骨上窝淋巴结活检）符合腺癌，结合免疫表型和临床考虑肺腺癌转移。

治疗方案调整：

根据患者影像学、病理资料，可诊断为右肺腺癌（T4N3M1b Ⅳ期），双肺转移，多发淋巴结转移，骨转移，无手术指征。加做 EGFR 基因检测，视结果再决定下一步治疗方案。

治疗方案分析：

《NCCN 肿瘤学临床实践指南：非小细胞肺癌（2017·V4）》中明确指出，对于转移性疾病，应用足够的组织进行分子检测确定其组织学亚型，该患者检测结果确定为腺癌，根据指南，腺癌、大细胞癌或非小细胞癌特指型应先做 EGFR 变异检测（1 类证据）或 ALK 检测，根据突变结果选择治疗方案。故该患者加做 EGFR 基因检测合理。

记录人：×××
2017 年 04 月 26 日

2017-04-29

症状体征：

患者体力状况仍较差，较之前稍许改善，精神可，睡眠可，饮食可，大小便无异常，仍有咳嗽，较之前无明显变化，无痰，无胸痛、咯血、呼吸困难，无头晕、头痛，无声嘶，全身无水肿，无骨痛，颈部未扪及淋巴结肿大。

实验室检查结果：

无相关实验室检查。

辅助检查结果：

病理：未发现存在 EGFR 基因第 18、19、20、21 号外显子靶位突变。

治疗方案调整：

患者咳嗽仍未控制到满意的程度，今日加用复方甲氧那明止咳。

用药目的	药物名称	用法用量	起止日期
止咳	复方甲氧那明胶囊 1 粒	p.o. tid	25/4～3/5

药物治疗方案分析

患者咳嗽尚未控制到满意程度，有指征加用止咳药物。复方甲氧那明为复方制剂，每粒胶囊中含有盐酸甲氧那明 12.5mg，那可丁 7mg，氨茶碱 25mg，马来酸氯苯那敏 2mg。其中盐酸甲氧那明可抑制支气管痉挛，缓解哮喘发作时的咳嗽；那可丁为外周性止咳药，可抑制咳嗽；氨茶碱亦可抑制支气管痉挛，还可抑制支气管黏膜肿胀，缓解哮喘发作时的咳嗽，使痰易咳出；马来酸氯苯那敏则具有抗组胺作用。该患者已使用中枢性镇咳药磷酸可待因，为达协同作用加用药物应当选择作用机制不同的外周性镇咳药，由于本院尚无外周性止咳药物的单方制剂，故选择含有外周止咳药那可丁的复方甲氧那明胶囊合理。但该药说明书建议 15 岁以上成人一日 3 次，一次 2 粒，且《咳嗽的诊断与治疗指南（2009 版）》

中亦推荐那可丁的用法为一日 3 次，一次 15mg，故药师认为该患者使用复方甲氧那明胶囊剂量过小，建议每日 3 次，每次 2 粒。

药学监护计划：

疗效监测：

每天监测患者咳嗽的缓解情况。

不良反应监护：

1. 每天监护患者的皮肤反应，如出现皮疹、皮肤发红、瘙痒，可能为复方甲氧那明引起。

2. 每天监护患者消化道反应，如出现恶心、呕吐、食欲不振，可能为复方甲氧那明引起。

3. 每天监护患者全身反应，如出现眩晕、心悸、排尿困难，可能为复方甲氧那明引起。

记录人：×××

2017 年 04 月 29 日

2017-04-30

症状体征：

患者体力状况仍较差，较之前稍许改善，精神可，睡眠可，饮食可，大小便无异常，仍有咳嗽，较之前无明显变化，无痰，无胸痛、咯血、呼吸困难，无头晕、头痛，无声嘶，全身无水肿，无骨痛，颈部未扪及淋巴结肿大。

实验室检查结果：

无。

辅助检查结果：

无。

治疗方案调整：

患者诊断右肺腺癌（T4N3M1b Ⅳ期），双肺转移，多发淋巴结转移，骨转移，未发现存在 EGFR 基因突变。决定采用 PP 方案（培美曲塞+卡铂）行晚期肺癌一线化疗，具体为培美曲塞 0.8g d1，卡铂 0.45g d1，并于化疗过程中给予止吐护胃等治疗。

用药目的	药物名称	用法用量	起止日期
化疗	培美曲塞二钠冻干粉针 0.8g+NS 100ml	ivgtt　qd	30/4
	卡铂注射液 0.45g+5% GS 250ml	ivgtt　qd	30/4
预处理	地塞米松片 8mg	p.o.　qd	30/4～1/5
	维生素 B_{12} 注射液 1mg	im　qd	30/4
止吐	注射用托烷司琼 5mg+NS 100ml	ivgtt　qd	30/4～3/5
护胃	注射用奥美拉唑 40mg+NS 100ml	ivgtt　qd	30/4～3/5
抗肿瘤辅助治疗	艾迪注射液 60ml+NS 250ml	ivgtt　qd	30/4～3/5

药物治疗方案分析：

化疗方案及预处理方案的评价与分析：

根据 KPS 评分标准对患者的功能状态进行评估，其精神状态良好，体力稍差，食欲食量良好，睡眠情况良好，大小便正常，无疼痛情况，症状轻，生活可自理，可以从事轻体力活动，故 ECOG PS 评分为 1 分，<2 分。

该患者病理明确为右肺腺癌 T4N3M1b Ⅳ期，双肺转移，多发淋巴结转移，骨转移，且未发现存在 EGFR 基因突变。实验室检查结果提示其无骨髓抑制，肝肾功能正常，查体提示其无感染、发热及出血倾向等严重并发症，结合患者的 KPS 评分状况可知患者无明显化疗禁忌，有行化疗的指征。

根据《NCCN 肿瘤学临床实践指南：非小细胞肺癌（2017.V4）》，该患者诊断为右肺腺癌 T4N3M1b Ⅳ期，双肺转移，多发淋巴结转移，骨转移，属于播散型转移性肺腺癌，经评估无法行手术治疗，且不存在 EGFR 突变，一线治疗应根据患者的 KPS 评分选择化疗或最佳支持治疗，患者入院时 ECOG PS 评分为 1 分，根据指南可选择含铂两药化疗（1类证据）或贝伐单抗+化疗（如果符合标准）或西妥昔单抗/长春瑞滨/顺铂（2B 类证据）。关于含铂两药的选择，指南指出，与顺铂/吉西他滨比较，在组织学类型非鳞癌的患者中顺铂/培美曲塞有更好的疗效并减少的毒性。与顺铂/培美曲塞比较，鳞癌患者中顺铂/吉西他滨有更好的疗效。顺铂或卡铂与以下任何一种药物联用都是有效的：紫杉醇，多西他赛，吉西他滨，依托泊苷，长春碱，长春瑞滨，培美曲塞，或白蛋白结合紫杉醇。该患者为腺癌，使用培美曲赛+卡铂化疗，药物品种选择合理。

《中国原发性肺癌诊疗规范（2015 年版）》推荐 PP 方案中培美曲塞的剂量为 $0.5g/m^2$ d1，卡铂的用量为 $0.4g/m^2$ d1，该患者体表面积为 $1.60m^2$，具体化疗方案为培美曲塞 0.8g d1，卡铂 0.45g d1，培美曲塞的实际使用量为推荐剂量的 100%，用法用量适宜，但卡铂的实际用量仅为推荐的 70%，剂量偏小。

培美曲塞是一种结构上含有核心为吡咯嘧啶基团的抗叶酸制剂，通过破坏细胞内叶酸依赖性的正常代谢过程，抑制细胞复制，从而抑制肿瘤的生长。人群药效学分析，使用单药培美曲塞的患者，如果其基线检查时胱硫醚或高半胱氨酸浓度高，那么其绝对粒细胞计数下降会更严重，而叶酸和维生素 B_{12} 可以降低胱硫醚或高半胱氨酸这两种底物的浓度。故接受培美曲塞治疗同时应接受叶酸和维生素 B_{12} 的补充治疗，可以预防或减少治疗相关的血液学或胃肠道毒性，具体方法：第一次给予培美曲塞治疗开始前 7 天至少服用 5 次日剂量的叶酸或含有叶酸的复合维生素制剂，一直服用整个治疗周期，在最后 1 次培美曲塞给药后 21 天可停服。患者还需在第一次培美曲塞给药前 7 天内肌内注射维生素 B_{12} 一次，以后每 3 个周期肌内注射一次，以后的维生素 B_{12} 可与培美曲塞用药同一天进行。叶酸给药剂量：350～1000μg，常用剂量是 400μg；维生素 B_{12} 剂量 1000μg。未服用皮质类固醇药物的患者，应用本品皮疹发生率较高，预服地塞米松（或相似药物）可以降低皮肤反应的发生率及其严重程度，给药方法：地塞米松 4mg 口服，每日 2 次，培美曲塞给药前 1天，给药当天和给药后一天连服 3 天。

由上述可知，该患者有使用多维元素片、地塞米松片和维生素 B_{12} 注射液的指征，且选择药物品种合理。其中多维元素片的用法用量及疗程符合说明书推荐；但地塞米松片建议化疗前一天即开始服用，且用法改为 4mg p.o. bid；维生素 B_{12} 注射液用法用量符合推荐，但由于是第一次使用，其时机选择不当，建议于化疗前 7 天内使用。

止吐药物的评价与分析：

该患者使用的是卡铂+培美曲塞的联合化疗方案，其中卡铂为中致吐风险的化疗药，培美曲塞为低致吐风险的化疗药，《肿瘤治疗相关呕吐防治指南（2014 版）》明确提出，化疗所致恶心呕吐的治疗原则之一是对于多药方案，应基于催吐风险最高的药物来选择用药，即对于该患者，应基于中致吐风险的卡铂来选择预防性止吐治疗方案。该指南中推荐预防中致吐风险化疗药（本例中的卡铂）的急性呕吐和延迟性呕吐处理上均需联合使用多种止吐药物，该患者使用止吐药是有指征的。

《肿瘤治疗相关呕吐防治指南（2014 版）》中推荐预防中致吐风险化疗药（本例中的卡铂）的急性呕吐及延迟性呕吐处理上均应该使用 5-HT_3 RA+地塞米松±NK-1RA±劳拉西泮±H_2 受体拮抗剂或质子泵抑制剂联合止吐，且该指南指出，末剂化疗后，接受中催吐风险药物进行化疗的患者，恶心、呕吐风险至少持续 2 天，因此在整个风险期，均需对呕吐予以防护。即在化疗日至化疗结束后第 2 天均需使用 5-HT_3 RA+地塞米松±NK-1RA±劳拉西泮±H_2 受体拮抗剂或质子泵抑制剂预防急性呕吐。

但同时该指南亦提出关于中度致吐性化疗方案所致恶心和呕吐的预防：推荐第 1 天采用 5-HT_3 RA 联合地塞米松，第 2 和第 3 天继续使用地塞米松。对于卡铂≥300mg/m^2 所致恶心呕吐预防的推荐级别为 1 级，即化疗日给予 5-HT_3 RA+地塞米松预防急性呕吐，而化疗后第 1～3 天给予地塞米松预防迟发性呕吐。

药师分析上述两种给药方案均可。综上所述，该患者使用托烷司琼+地塞米松+奥美拉唑来预防卡铂+培美曲塞联合化疗可能产生的急性呕吐及延迟性呕吐，符合指南推荐。于治疗当天化疗前使用，给药时机选择也是合理的。该病例中，托烷司琼及奥美拉唑的用法用量及疗程均符合指南推荐，但地塞米松的使用时间过短，应使用至 5 月 3 日。

肿瘤辅助用药的评价与分析：

在患者已使用参芪扶正注射液和康艾注射液的情况下加用辅助抗肿瘤药艾迪注射液。艾迪注射液的主要成分是斑蝥、人参和黄芪，其中人参、黄芪有健脾补气的效用，而斑蝥所含斑蝥素有抗肿瘤作用。至此，三种中成药注射剂的主要成分均为人参和黄芪，建议选择其中一种即可。

药学监护计划：

疗效监测：

1. 每天监测患者咳嗽的改善情况。

2. 每天监测患者体力及精神状态变化情况。

3. 每天监测患者是否出现胸痛、咯血、呼吸困难及其他肺部体征，颈部是否出现可扪及的淋巴结肿大，是否出现声嘶、颈面部水肿、头痛及骨痛。

不良反应监护：

1. 每天监护患者消化系统情况，若出现食欲减退、恶心、呕吐，首先考虑是卡铂的不良反应，其次考虑是培美曲塞的不良反应。

2. 每天监护皮肤黏膜情况，若出现皮疹、脱屑、黏膜炎，首先考虑是培美曲塞的不良反应。

3. 每3天监护血常规，如出现白细胞、中性粒细胞、血小板下降，首先考虑是卡铂的不良反应，其次考虑是培美曲塞的不良反应。

4. 每3天监护综合生化，如出现转氨酶、胆红素升高，首先考虑是培美曲塞的不良反应，其次考虑是卡铂的不良反应。如出现肌酐值升高，尿酸升高，首先考虑是卡铂的不良反应，其次考虑是培美曲塞的不良反应。

记录人：×××
2017 年 04 月 30 日

2017-05-03

症状体征：

患者体力较之前有明显改善，精神可，睡眠可，胃口稍差，轻度恶心，无呕吐。大小便无异常，咳嗽较之前有显著改善，无痰，无胸痛、咯血、呼吸困难，无头晕、头痛，无声嘶，全身无水肿，无骨痛，颈部未扪及淋巴结肿大。无皮疹、脱屑、黏膜炎。

实验室检查结果：

无。

辅助检查结果：

无。

治疗方案调整：

患者4月30日行PP方案的化疗，过程顺利，未出现明显不良反应，今日出院。

出院带药：

多维元素片，1片，p.o.，qd。

可待因桔梗片，124mg，p.o.，tid。

用药教育：

可待因桔梗片：止咳药。每日3次，每次2片，由于凌晨交感神经作用弱，副交感神经作用相对较强，故咳嗽尤其明显。嘱患者服用磷酸可待因的方法为早上2片，晚上2片，凌晨咳嗽频繁时再服用2片。服药过程中如出现腹部不适、恶心、呕吐，可将该药于饭后服用，一段时间后会自然缓解。

多元维素片：为减轻化疗毒副作用的辅助药。一日1次，一次1片。

饮食及生活方式指导：

注意休息，饮食以清淡为主，加强营养，如仍感觉恶心及食欲不佳，建议食用流质及半流质等易消化食物，少食多餐。平日应注意多饮水，多吃水果蔬菜等高纤维食物，适当运动并做腹部按摩，预防便秘。

随访计划：

出院后复查血常规 2 次/周，如果白细胞低于 $3 \times 10^9/L$，中性粒细胞低于 $1.5 \times 10^9/L$，给予升白细胞治疗，血小板低于 $60 \times 10^9/L$，给予升血小板治疗，3 周后返院，肿瘤科随诊。

记录人：×××

2017 年 05 月 03 日

药物治疗总结

治疗原则和治疗方案：

患者黎××，女性，58 岁。因"反复咳嗽 8 月余，加重 2 月，发现肺部占位 1 周"于 2017-04-21 步行入病房。入院后行锁骨上淋巴结穿刺活检，病理结果确诊为右肺腺癌（T4N3M1b Ⅳ期）双肺转移，多发淋巴结转移，骨转移，且 EGFR 未发现存在突变，经评估无法行手术。故查无化疗禁忌后行一线第一程化疗，具体方案为培美曲塞 0.8g d1，卡铂 0.45g d1，过程顺利，出院。

具体体会如下：该患者入院后行相关检查，结果确诊为右肺腺癌 T4N3M1b Ⅳ期，双肺转移，多发淋巴结转移，骨转移，未发现存在 EGFR 突变，诊断明确，经评估无法进行手术，且患者 PS 评分及各器官功能良好，行一线化疗，有明确指征。具体化疗方案：培美曲塞 0.8g d1，卡铂 0.45g d1，方案中药物品种的选择符合指南对无 EGFR 突变的转移性肺腺癌的治疗推荐，但卡铂用量仅为标准计量的 70%，存在剂量过小可能影响疗效的情况。另外培美曲塞的预处理方案符合其说明书推荐，但使用时机上存在一定的不适宜。在化疗过程中予托烷司琼、地塞米松止吐、奥美拉唑护胃，指征明确，药物品种选择和疗程方面亦符合指南的推荐，但地塞米松作为预防延迟性呕吐的药物之一，使用疗程不够。入院时患者干咳频繁，使用可待因桔梗片和复方甲氧那明后其咳嗽得到明显缓解。整个住院期间，患者同时使用了三种主要成分均为人参、黄芪的中成药注射液作为肿瘤辅助用药，视为无必要，建议选择其中一种即可。

药学监护、用药指导：

疗效监测的重点：

咳嗽缓解的程度，患者体力及精神状态变化情况。是否出现胸痛、咯血、呼吸困难及其他肺部体征，颈部是否出现可扪及的淋巴结肿大，是否出现声嘶、颈面部水肿、头痛及骨痛。

不良反应监护的重点：

胃肠道反应包括食欲减退、恶心呕吐的情况；是否出现皮疹脱屑和黏膜炎；血常规中三系细胞数目是否有降低；肝肾功能检查中转氨酶、胆红素及肌酐值是否升高。

临床药师在本次治疗中的作用：

1. 结合患者病情及要求，根据相关治疗指南，对患者癌症多学科综合治疗方案的合理性进行分析。

2. 根据患者的个人具体情况，对化疗药物可能出现的不良反应进行积极预防并密切关注。

3. 对肿瘤辅助治疗中存在的药物选择不适宜、药物联用不适宜及使用疗程不适宜等方面进行药学监护。

记录人：×××

2017 年 05 月 03 日

临床带教老师评语
本药历能够及时、全面地记录、分析肺腺癌进展患者的基本诊疗过程，参与患者基本用药方案选定，能分析疗效和用药的关系，能预见药物可能出现的不良反应，并给出相应预防对策，能够详尽记录患者药学监护细节。 <div align="right">签字：×××</div>
药学带教老师评语
药历记录全面，学员已掌握了肺腺癌患者的一线治疗原则。在书写时注意不用罗列药物的药理学特点，针对患者的用药和可能出现的不良反应进行监护，监护重点放在发生率高的不良反应上。 <div align="right">签字：×××</div>

（陈舞燕　韩佩妍）

工作药历 4：

住院患者工作药历

姓名：韦××　　　出生年月：1965 年 01 月 02 日　　　性别：男 ☑　女 □

民族：汉族　　　入院科室：肿瘤内科　　　入院时间：2017 年 06 月 20 日

身高体重：168cm，72kg　　　是否吸烟：是☑　否□

出院时间：2017 年 06 月 29 日

食物药物过敏史：否认食物、药物过敏史

联系方式：133×××××××

付费方式：基本医保☑　公费医疗□　自费□　职业：无业人员

教育程度：小学以下□　小学□　初中☑　高中技校□　中专□　大专□　大学及以上□

入院诊断：

1.右肺腺癌Ⅳ期　　　多发淋巴结转移　　　胸膜转移

2.高血压

出院诊断：

1.右肺腺癌Ⅳ期　　　多发淋巴结转移　　　胸膜转移

2.高血压

既往病史及用药史：

否认结核、传染病史，否认糖尿病史，高血压病史 3 年，最高 180/120mmHg，口服氨氯地平 5mg qd，氯沙坦 40mg qd，自诉血压控制平稳。否认手术、外伤史，否认输血史，预防接种史不详。

现病史：

患者于 2016-10 无明显诱因感胸前疼痛，呈间断性，可自行缓解，无进行性加重，未予重视。2016-03-04 爬楼梯后感气促、呼吸困难，体力活动受限，2017-03-07 入×××附属医院，诊断为：（1）肺癌？（2）胸腔积液；（3）高血压。03-08 行胸腔积液引流，引流出约 3000ml 暗红色液体，胸腔积液生化：乳酸脱氢酶 160U/L，胸腔积液常规：CEA 92.80mg/ml，支气管镜病理结果未回，住院期间具体药物治疗不详。2017-03-30 在笔者所在医院行胸腔镜活检：（胸腔镜取材）镜下形态结合免疫表型符合肺低分化腺癌浸润。2017-04-04、2017-04-26 行 PP 方案晚期肺癌姑息化疗，具体为培美曲塞 0.8g d1，顺铂 40mg d1、30mg d2～3，过程顺利，复查胸部 CT 疗效评价：SD。考虑继续 PP 方案化疗，但患者因经济原因，强烈要求更换化疗方案（原 PP 方案中培美曲塞非当地医保报销药物），2017-05-26 予吉西他滨，顺铂化疗（吉西他滨为当地医保报销药物），过程顺利。今为进一步治疗来笔者所在医院就诊，门诊以"肺癌"收入院。院外期间，患者精神状态良好，体力情况可，食欲食量良好，睡眠情况良好，近期体重无明显增减，大便正常，小便正常，述胸部轻度疼痛，不影响睡眠，NRS 评分 1 分。

药物治疗总结：

治疗原则和治疗方案：

患者，男性，52 岁。因"确诊右肺腺癌近 3 个月，返院化疗"于 2017-6-20 步行入病房。根据患者病史及诊疗过程，结合其相关检查结果，即刻行第 4 程化疗并同时给予多烯磷脂酰胆碱护肝治疗，具体方案：吉西他滨 1.6g d1 d8，顺铂 40mg d1～3，前半程化疗后患者出现Ⅲ度骨髓抑制，给予 rhG-CSF 后白细胞及中性粒细胞恢复，顺利完成后半程化疗，无其他明显不良反应，出院。

具体体会如下：该患者曾行胸腔镜组织活检，病理提示腺癌，行胸部 CT 检查，结果提示存在多发淋巴结转移及胸膜转移，最终诊断为右肺腺癌Ⅳ期，淋巴结转移，胸膜转移，诊断明确，经评估无法进行手术。此次入院相关检查结果示患者 PS 评分、血液系统及肾功能均良好，但转氨酶上升至正常上限 2 倍以上，肝功能可能无法耐受化疗，此时即刻开始化疗存在一定的不合理性。建议先行护肝治疗，待转氨酶水平降至标准后再行化疗。患者具体化疗方案：吉西他滨 1.6g d1 d8，顺铂 40mg d1～3，方案中药物品种的选择及用法、用量、疗程均符合指南对转移性肺腺癌治疗的推荐。在化疗过程中予托烷司琼、地塞米松、苯海拉明止吐、奥美拉唑护胃，指征明确，但在具体的药物品种选择和地塞米松的用法、用量及各药使用疗程方面存在一定的不合理，针对不同致吐风险的化疗药物采取同样的止吐药物方案也是不适宜的。患者完成前半程化疗后出现Ⅲ度骨髓抑制，但并未出现 FN，使用 rhG-CSF 视为无必要。另外，入院时患者由于转氨酶升高，使用多烯磷脂酰胆碱注射液护肝治疗，指征明确，药物的选择及用法用量均符合相关指南及说明书推荐。但 6 月 26 日后至出院前未再复查肝功能，进行再评估。

药学监护、用药指导：

1. 疗效监测的重点　肝功能检查中转氨酶水平的变化情况。胸部疼痛缓解的程度。是否出现咳嗽、咳痰、咯血、呼吸困难及其他肺部体征，颈部是否出现可扪及的淋巴结肿大，是否出现声嘶，颈面部水肿，头痛及骨痛。复查胸部 CT 了解原发灶的情况。

2. 不良反应监护的重点　胃肠道反应包括食欲减退、恶心呕吐的情况；是否出现耳鸣或听力减退；小便是否通畅，有无血尿。血常规中三系细胞数目是否有降低；肝肾功能检查中转氨酶、胆红素及肌酐值是否升高。

临床药师在本次治疗中的作用：

1. 结合患者病情及要求，根据相关治疗指南，对患者癌症多学科综合治疗方案的合理性进行分析。

2. 根据患者的个人具体情况，对化疗药物可能出现的不良反应进行积极预防并密切关注。

3. 对肿瘤辅助治疗中存在的药物选择不适宜、药物联用不适宜及使用疗程不适宜等方面进行药学监护。

治疗需要的随访计划及应自行检测的指标：

1. 患者出院后应加强营养，并遵守医嘱约定时间回医院复查。为下一阶段的治疗做准备。

2. 出院后每 3 天复查一次血常规，若 $WBC < 3 \times 10^9/L$，$NEU < 1.5 \times 10^9/L$，$PLT < 75 \times 10^9/L$，立即于当地医院行升白细胞、升血小板治疗。

签名：×××

该患者同期教学药历比较：

教学药历

建立日期：2017 年 06 月 21 日　　　　　　　　　　　　　　建立人：×××

姓名	韦××	性别	男	出生日期	1965 年 01 月 02 日	住院号	××××××
住院时间：2017 年 06 月 20 日				出院时间：2017 年 06 月 29 日			
籍贯：广东省××		民族：汉族		工作单位：无			
手机号码：133×××××××			联系地址：广东省××××××××××				
身高（cm）	168	体重（kg）		72	体重指数		25.5
血型	未提供	血压（mmHg）		143/95	体表面积		$1.86m^2$
不良嗜好（烟、酒、药物依赖）			长期吸烟史，>20 包/年				

主诉：

确诊右肺腺癌近 3 月，返院化疗。

现病史：

患者于 2016-10 无明显诱因感胸前疼痛，呈间断性，可自行缓解，无进行性加重，未予重视。2017-03-04 登楼后感气促、呼吸困难，体力活动受限，2017-03-07 入广东某高校附属医院，诊断为（1）肺癌？（2）胸腔积液；（3）高血压。03-08 行胸腔积液引流，引流出约 3000ml 暗红色液体。胸腔积液生化：乳酸脱氢酶 160U/L，胸腔积液常规：CEA 92.80mg/ml，支气管镜病理结果未回，住院期间具体药物治疗不详。2017-03-30 在笔者所在医院行胸腔镜活检：（胸腔镜取材）镜下形态结合免疫表型符合肺低分化腺癌浸润。2017-04-04、2017-04-26 行 PP 方案晚期肺癌姑息化疗，具体：培美曲塞 0.8g d1，顺铂 40mg d1、30mg d2～3，过程顺利，复查胸部 CT 疗效评价：SD。考虑继续 PP 方案化疗，但患者因经济原因，强烈要求更换化疗方案（原 PP 方案中培美曲塞非当地医保报销药物），2017-05-26 予吉西他滨，顺铂化疗（吉西他滨为当地医保报销药物），过程顺利。今为进一步治疗来笔者所在医院就诊，门诊以"肺癌"收入院。院外期间，患者精神状态良好，体力情况可，食欲食量良好，睡眠情况良好，近期体重无明显增减，大小便正常，述胸部轻度疼痛，不影响睡眠，NRS 评分 1 分。

查体：

体温：36.4℃，脉搏：68 次/分，呼吸：18 次/分，血压：142/84mmHg，查体：PS 1 分，NRS 评分 1 分，部位：胸部。营养良好，全身皮肤黏膜无黄染，全身浅表淋巴结未触及。颈软无抵抗，气管居中，胸廓未见异常，右侧胸壁轻压痛，NRS：1 分，胸骨无压痛，左肺呼吸音清，右中下肺呼吸音弱，未闻及干湿啰音，右中下肺叩诊呈浊音。心脏、腹部查体未及异常。脊柱、四肢活动自如，无畸形，双下肢无水肿。病理性反射未引出。

辅助检查：

2017-03-07，笔者所在医院，胸腔积液彩超：右侧胸腔大量积液。

2017-03-10，笔者所在医院，胸部 CT 检查：右肺散在数个不规则结节状病灶，大小约为 1.3cm，右肺门区、纵隔多发肿大淋巴结，考虑为肿瘤性病灶可能性大。仍需与感染性病灶相鉴别。

2017-05-26，笔者所在医院，胸部 CT：（1）右肺中叶内侧段近胸膜处结节，较前缩小，符合周围型肺癌并侵及胸膜，右肺胸膜及纵隔内多发结节影及肿大淋巴结，考虑为右肺周围型肺癌并多发转移灶。（2）双肺多发炎症，较前吸收；左肺上叶下舌段、右肺中叶内侧段及双肺下叶多发支气管扩张并感染。（3）右侧胸腔积液，部分包裹；双侧胸膜增厚。（4）右侧第 3～6 肋多发密度增高影，考虑为转移瘤。

既往病史：

否认结核、传染病史，否认糖尿病史，高血压病史 3 年，最高 180/120mmHg，口服氨氯地平、氯沙坦，自诉血压控制平稳。否认手术、外伤，否认输血史，预防接种史不详。

既往用药史：

氨氯地平片 5mg，qd；缬沙坦片 40mg，qd。

个人史：

出生并长期居住在本地，否认毒物、射线接触史，否认疫区旅游和居住史。长期吸烟史，>20 包/年。

家族史：

否认家族性遗传病史，否认家族性肿瘤病史。

伴发疾病与用药情况：

高血压：氨氯地平片 5mg qd；缬沙坦片 40mg qd。

过敏史：

否认食物过敏史，否认药物过敏史。

药物不良反应及处置史：

无。

入院诊断：

1. 右肺腺癌Ⅳ期　　多发淋巴结转移　　胸膜转移

2. 高血压

出院诊断：

1. 右肺腺癌Ⅳ期　　多发淋巴结转移　　胸膜转移

2. 高血压

初始治疗方案：

1. 进一步完善相关检查，包括血、尿、粪常规，心电图，B超。

2. 请上级医师指导下一步诊治。

初始治疗方案分析：

患者确诊为右肺腺癌Ⅳ期，多发淋巴结转移，胸膜转移，经评估无法手术，已于2017-04-04、2017-04-26、2017-05-26顺利完成三次化疗，前两次具体为培美曲塞 0.8g d1，顺铂 40mg d1、30mg d2～3；第三次具体为吉西他滨 1.6g d1、d8，顺铂 40mg d1～3，现为行下程化疗入院。初始治疗方案中，首先是评定患者具有独立功能，能维持正常生活和工作的能力；测量患者非静息状态下维持正常机体功能的能力，采用的是ECOG PS评分（5分）法。其次是检查患者是否存在化疗禁忌。这符合《中国-2015-MIMS恶性肿瘤用药指南-肺癌》中提出的化疗需符合一定的指征。根据该指南，患者精神状态良好，体力情况良好，食欲食量良好，睡眠情况良好，体重无明显变化，大小便正常，无疼痛情况，咳嗽，症状轻，生活可自理，可以从事轻体力活动，故ECOG PS评分为1分，<2分；且患者无感染、发热及出血倾向等严重并发症。现已做相关检查待结果，如结果提示患者无明显的骨髓抑制；肝肾功能基本正常（或实验室指标低于正常上限的2倍）即有指征进行化疗。

初始药物治疗监护计划：

未用药。

其他主要治疗药物：

用药目的	药物名称	用法用量	起止日期
化疗	吉西他滨注射液 1.6g+NS 100ml	ivgtt　qd	21/6
	顺铂注射液 40mg+NS 500ml	ivgtt　qd	21/6～23/6
止吐	注射用托烷司琼 5mg+地塞米松磷酸钠注射液 5mg+NS 100ml	ivgtt　qd	21/6
	注射用托烷司琼 5mg+NS 100ml	ivgtt　qd	21/6～24/6
	苯海拉明注射液 20mg	im　qd	21/6

护胃	奥美拉唑肠溶片 20mg	p.o.　qd	21/6～24/6
护肝	多烯磷脂酰胆碱注射液 20mg+5% GS 250ml	ivgtt　qd	21/6～29/6
抗肿瘤辅助治疗	香菇多糖注射液 1mg+NS 100ml	ivgtt　qd	21/6～29/6
	康艾注射液 40ml+NS 250ml	ivgtt　qd	21/6～29/6
	艾迪注射液 60ml+NS 250ml	ivgtt　qd	21/6～29/6
升白细胞	重组人粒细胞集落刺激因子注射液 300μg	i.h.　qd	27/6～28/6
化疗	吉西他滨注射液 1.6g+NS 100ml	ivgtt　qd	29/6
止吐	注射用托烷司琼 5mg+地塞米松磷酸钠注射液 5mg+NS 100ml	i.v　qd	29/6
抗过敏	苯海拉明注射液 20mg	im　qd	29/6
护胃	奥美拉唑肠溶片 20mg	p.o.　qd	29/6

药物治疗日志

患者韦××，52 岁，男性，入院时间：2017 年 6 月 20 日，入院诊断：右肺腺癌Ⅳ期，多发淋巴结转移，胸膜转移

2017-06-21

症状体征：

患者精神可，睡眠可，饮食可，大小便无异常，述胸部轻度疼痛，不影响睡眠，NRS 评分 1 分。无咳嗽、咳痰，无咯血、呼吸困难，无头晕、头痛，无声嘶，全身无皮疹、水肿，无骨痛，颈部未扪及淋巴结肿大。

实验室检查结果：

大、小便常规未见明显异常。

血常规：HGB 105g/L↓，余项正常。

血生化检查：AST 106 U/L↑，ALT 121 U/L↑，ALB 35.7g/L↓，总钙 2.12mmol/L↓。

辅助检查结果：

腹部彩超检查：（1）肝实质回声密集；（2）胰腺回声增强；（3）胆、脾未见明显异常。

治疗方案调整：

患者诊断右肺腺癌Ⅳ期，既往行 2 周期 PP 方案化疗，复查提示病情稳定，考虑继续 PP 方案化疗，但患者因经济原因，强烈要求更换为 GP 方案。此次入院完善相关检查，无明显化疗禁忌，今日行化疗，具体为吉西他滨 1.6g d1、d8，顺铂 40mg d1～3，注意化疗反应。

用药目的	药物名称	用法用量	起止日期
化疗	吉西他滨注射液 1.6g+NS 100ml	ivgtt　qd	21/6
	顺铂注射液 40mg+NS 500ml	ivgtt　qd	21/6～23/6

止吐	注射用托烷司琼 5mg+地塞米松磷酸钠注射液 5mg+NS 100ml	ivgtt qd	21/6
	注射用托烷司琼 5mg+NS 100ml	ivgtt qd	21/6~24/6
	苯海拉明注射液 20mg	im qd	21/6
护胃	奥美拉唑肠溶片 20mg	p.o. qd	21/6~24/6
护肝	多烯磷脂酰胆碱注射液 20mg+5% GS 250ml	ivgtt qd	21/6~29/6
抗肿瘤辅助治疗	香菇多糖注射液 1mg+NS 100ml	ivgtt qd	21/6~29/6
	康艾注射液 40ml+NS 250ml	ivgtt qd	21/6~29/6
	艾迪注射液 60ml+NS 250ml	ivgtt qd	21/6~29/6

药物治疗方案分析：

化疗方案的评价与分析：

初始治疗中，患者的 KPS 评分及查体结果均显示其无明显化疗禁忌。今日实验室检查结果提示该患者无骨髓抑制，肾功能正常。但肝功能指标中，ALT 和 AST 均超出正常上限 2 倍，提示患者肝功能异常，其肝脏可能不能耐受化疗，故暂无行化疗的指征，选择此时即给患者化疗不合理。临床药师会诊后建议应先给予患者护肝降酶治疗，后每 2~3 日复查一次肝功能，待 ALT 和 AST 低于正常值上限的 2 倍后再行化疗。

根据《NCCN 肿瘤学临床实践指南：非小细胞肺癌（2017.V4）》，该患者诊断为右肺腺癌Ⅳ期，多发淋巴结转移，胸膜转移，属于晚期转移性非小细胞肺癌，经评估无法行手术治疗，一线治疗应根据患者的 KPS 评分、病理类型及 EGFR 基因突变的情况选择化疗、靶向治疗或最佳支持治疗，患者入院时 ECOG PS 评分为 1 分，病理诊断为肺腺癌，由于经济原因拒绝行 EGFR 基因检测以至其 EGFR 基因状态不明。根据指南可选择两药化疗（1 类证据）或西妥昔单抗/长春瑞滨/顺铂（2B 类证据）。两药化疗指南推荐选择顺铂或卡铂联合紫杉醇、多西他赛、吉西他滨、长春瑞滨、依托泊苷、培美曲赛（仅用于非鳞癌）其中的一种。该患者前两程选择培美曲塞、顺铂方案行晚期肺癌姑息化疗，过程顺利，复查胸部 CT 疗效评价：SD。本考虑继续该方案化疗，但患者因经济原因，强烈要求更换化疗方案（原 PP 方案中培美曲塞非当地医保报销药物），故第 3 程化疗开始选择吉西他滨，顺铂（现方案中吉西他滨为当地医保报销药物）化疗，此次化疗继续使用吉西他滨，顺铂方案，药物品种选择合理。

《中国原发性肺癌诊疗规范（2015 年版）》推荐 GP 方案中吉西他滨的剂量为 1~1.25g/m^2 d1、d8，顺铂的用量为 75mg/m^2，第 1 天使用，该患者体表面积 1.86m^2，具体化疗方案为吉西他滨 1.6g d1、d8，顺铂 40mg d1~3，吉西他滨的实际使用量为推荐剂量的 86%，顺铂的实际使用总剂量为推荐的 86%，两种药物的用法用量合理。

止吐药物的评价与分析：

该患者使用的是顺铂、吉西他滨的联合化疗方案，其中顺铂为高致吐风险的化疗药，吉西他滨为低致吐风险的化疗药，《肿瘤治疗相关呕吐防治指南（2014 版）》中明确提出，化疗所致恶心呕吐的治疗原则之一是对于多药方案，应基于致吐风险最高的药物来选择药，即对于该患者，应基于高致吐风险的顺铂来选择预防性止吐治疗方案。该指南中推荐预防高致吐风险化疗药（本例中的顺铂）的急性呕吐和延迟性呕吐处理均需联合使用多种止吐药物，该患者使用止吐药是有指征的。

由于在急性呕吐中主要是 5-HT 和 P 物质起介导作用，而在延迟性呕吐中，P 物质及化疗导致的细胞损伤及炎症因子的释放起主导作用，故对于预防急性呕吐和预防延迟性呕吐的推荐用药是不同的。《肿瘤治疗相关呕吐防治指南（2014 版）》中推荐预防高致吐风险化疗药（本例中的顺铂）的急性呕吐处理上应该使用 5-HT$_3$ RA+地塞米松+NK-1RA±劳拉西泮±H$_2$ 受体拮抗剂或质子泵抑制剂联合止吐，而预防高致吐风险化疗药（本例中的顺铂）的延迟性呕吐应使用地塞米松+NK-1RA±劳拉西泮±H$_2$ 受体拮抗剂或质子泵抑制剂。且该指南指出，末剂化疗后，接受高致吐风险药物进行化疗的患者，恶心、呕吐风险至少持续 3 天，因此在整个风险期，均需对呕吐予以防护。即在化疗日使用 5-HT$_3$ RA+地塞米松+NK-1RA±劳拉西泮±H$_2$ 受体拮抗剂或质子泵抑制剂预防急性呕吐，化疗结束后第 1～3 天使用地塞米松+NK-1RA±劳拉西泮±H$_2$ 受体拮抗剂或质子泵抑制剂预防迟发型呕吐。

但同时该指南亦提出关于多日化疗所致恶心及呕吐的预防：5-HT$_3$RA 联合地塞米松是预防多日化疗所致恶心呕吐的标准治疗，通常主张在化疗期间每日使用第一代 5-HT$_3$RA，地塞米松应连续使用至化疗结束后 2～3 天；且在《MASCC/ESMO 止吐指南（2013）》也指出，对于接受多日顺铂化疗的患者，应该给予 5-HT$_3$ RA+地塞米松防治急性恶心呕吐，给予地塞米松预防延迟性恶心呕吐。即化疗日给予 5-HT$_3$ RA+地塞米松预防急性呕吐，而化疗后第 1～3 天给予地塞米松预防迟发性呕吐。

药师分析由于相当一部分医院未引进 NK-1RA 类药物，故根据各医院的自身药物品种，上述两种给药方案均可。综上所述，该患者使用托烷司琼、地塞米松、奥美拉唑来预防顺铂、吉西他滨联合化疗可能产生的急性呕吐，符合指南推荐。于治疗当天化疗前使用，给药时机选择也是合理的。而苯海拉明虽然并不是指南推荐的用于高致吐风险化疗药急性呕吐的预防性药物，但由于该院无 NK-1RA 类药物，故加用不同止吐机制的药物苯海拉明来增强预防急性呕吐的效果，视为合理。

该病例中，托烷司琼、苯海拉明及奥美拉唑的用法用量符合指南推荐，但地塞米松用量过小，且托烷司琼的使用时间过长，地塞米松的使用时间过短，根据上述指南，地塞米松用于预防高致吐风险药物的急性呕吐时，推荐用法为 20mg qd，用于预防高致吐风险药物的延迟性呕吐时，推荐用法则为 8mg bid，而托烷司琼主要用于预防急性呕吐，所以仅于化疗日使用即可，该患者 23 日完成所有化疗则需停用，无须用至 24 日。而地塞米松既需用于预防急性呕吐又需用于预防迟发性呕吐，所以应于化疗日使用至化疗结束后 3 天，即 21 日使用至 26 日。

护肝方案的评价与分析：

该患者无饮酒史，无肝炎及其他肝病史，入院相关检查未提示其心、肺功能异常，B超检查提示肝回声密集；患者 5 月 26 日首次使用吉西他滨，现出现转氨酶升高，肝功能异常出现在使用吉西他滨之后的 5～90 天内，患者未定期复查肝功能，其转氨酶的具体变化曲线不得而知；吉西他滨说明书示可观察到肝功能指标的变化，包括 AST、ALT、γ-谷氨酰胺转肽酶和碱性磷酸酶的升高，而胆红素水平的变化则鲜有报告。肝功能异常十分常见，但是多为轻度、一过性的。上述三个条件符合《肿瘤药物相关性肝损伤防治专家共识（2014 版）》中药物性肝损伤的诊断标准，因此该患者可以诊断为药物性肝损伤，有使用护肝药的指征。

《肿瘤药物相关性肝损伤防治专家共识（2014 版）》中对如何治疗药物性肝损伤亦有详细阐述：临床上用于药物性肝损伤治疗的药物众多，种类繁杂，含中成药在内有数百种之多。与其他原因所致的肝损伤相同，目前尚无专门针对抗肿瘤药物引起的肝损害特异的有效药物，临床上凡是用于护肝的药物原则上均可以用于治疗抗肿瘤药物引起的药物性肝损伤。对于间歇性静脉使用的细胞毒性化疗药物导致的肝损伤，急性期建议使用 1～2 种解毒护肝药+抗炎护肝药治疗，待血清生化指标稳定或好转，可以改为抗炎护肝药，必需磷酯类药物等治疗。而多烯磷脂酰胆碱注射液属于必需磷酯类药物，其可提供高剂量容易吸收利用的高能多烯磷脂酰胆碱，这些多烯磷脂酰胆碱在化学结构上与重要的内源性磷脂一致，而且在功能上优于后者。它们主要进入肝细胞，并以完整的分子与肝细胞膜及细胞器膜相结合，另外，这些磷脂分子尚可分泌入胆汁。因此，多烯磷脂酰胆碱注射液具有以下生理功能：通过直接影响膜结构使受损的肝功能和酶活力恢复正常；调节肝脏的能量平衡；促进肝组织再生；将中性脂肪和胆固醇转化成容易代谢的形式；稳定胆汁。可用于治疗各种类型的肝病，脂肪肝，胆汁阻塞，中毒，预防胆结石复发，手术前后的治疗，妊娠中毒，银屑病等。综上所述，该患者选择多烯磷脂酰胆碱注射液治疗吉西他滨所致药物性肝损伤，药物品种选择合理。

多烯磷脂酰胆碱注射液的用法用量符合说明书推荐。

肿瘤辅助用药的评价与分析：

对于肿瘤辅助用药，目前尚缺乏这方面用药的标准和规范，又无严格的评价方法，且缺少这方面用药规范的培训和教育。目前更多的是处于"各自为政，经验优先"的状态，用药指征无法评价。

根据《新编药物学》（第 16 版）将抗肿瘤辅助药物分为生物反应调节剂及免疫功能增强剂、止吐药、促进白细胞增生药和中药制剂。该病例中，医生为患者选择了中药制剂康艾注射液、艾迪注射液和香菇多糖注射液。康艾注射液及艾迪注射液均批准为肝癌、肺癌、肠癌等的辅助用药。艾迪注射液的主要成分是斑蝥、人参和黄芪；康艾注射液的主要成分为黄芪、人参及苦参素。两种中药制剂主要成分人参及黄芪相同，均为健脾补气用，艾迪中的斑蝥所含斑蝥素有抗肿瘤作用，对该患者有益，而康艾中的苦参素有抗病毒及升高白细胞的作用，对该患者暂无可用之处，故对于该患者该两种药物功效相似，建议选择其中一种即可。而香菇多糖注射液的主要成分香菇多糖是一种具有免疫调节作用的抗肿瘤辅助药物，能促进 T、B 淋巴细胞增殖，提高 NK 细胞活性，且对动物肿瘤有一定抑制作用，主要用于恶性肿瘤的辅助治疗。适应证明确，品种选择合理。

康艾及艾迪注射液的用法用量均符合说明书推荐。但香菇多糖说明书示其用法为每次 1mg，加入 250ml 生理盐水或 5%葡萄糖注射液中滴注，或用 5%葡萄糖注射液 20ml 稀释后静注,每周两次。该患者使用 100ml 生理盐水做溶媒,量过少,建议使用 250ml 生理盐水或 5%葡萄糖注射液,另外该患者每日使用一次香菇多糖注射液频次太高,建议一周使用两次即可。

药学监护计划:

疗效监测:

1. 每天监测患者胸部疼痛的改善情况。

2. 每天监测患者是否出现咳嗽、咳痰、咯血、呼吸困难及其他肺部体征,颈部是否出现可扪及的淋巴结肿大,是否出现声嘶、颈面部水肿、头痛及骨痛。

3. 3 天复查一次肝功能,监测转氨酶的下降情况。

4. 本次化疗完成后复查胸部 CT 监测原发病灶的变化,以及是否有新的病灶出现。

不良反应监护:

1. 每天监护患者消化系统情况,若出现食欲减退、恶心、呕吐,首先考虑是顺铂的不良反应,其次考虑是吉西他滨的不良反应。

2. 每天监护患者听力情况,如出现耳鸣或听力减退,主要考虑为顺铂的不良反应。

3. 每天监护患者泌尿系统情况,如出现小便不畅,血尿,首先考虑是顺铂的不良反应,其次考虑是吉西他滨的不良反应。

4. 每天监护神经毒性,如出现运动失调、肌痛、感觉异常或癫痫,首先考虑是顺铂的不良反应,其次考虑是吉西他滨的不良反应。

5. 每 3 天监护血常规,如出现白细胞、中性粒细胞、血小板下降,首先考虑是吉西他滨的不良反应,其次考虑是顺铂的不良反应。

6. 每 3 天监护肾功能,如出现肌酐值升高,尿酸升高,首先考虑是顺铂的不良反应,其次考虑是吉西他滨的不良反应。

记录人:×××

2017 年 06 月 21 日

2017-06-24

症状体征:

患者精神可,睡眠可,饮食差,轻度恶心,无呕吐,大小便无异常,胸部疼痛较之前有所缓解,无咳嗽咳痰,无咯血、呼吸困难,轻度头晕,无头痛,无声嘶,全身无皮疹、水肿,无骨痛,颈部未扪及淋巴结肿大。

实验室检查结果:

肝功能 7 项:AST 70U/L↑, ALT 90U/L↑, ALB 39.1g/L↓, DBIL 9.2μmol/L↑, TBIL 22.7μmol/L↑。

辅助检查结果:

无相关辅助检查。

治疗方案调整:

无相关治疗方案调整。

治疗方案分析及监护计划：

患者诊断右肺腺癌Ⅳ期，多发淋巴结转移，胸膜转移，GP 方案前半程化疗结束，及时复查血常规，若无明显骨髓抑制，可按期完成吉西他滨 1.6g d8 治疗。另患者复查肝功能提示转氨酶有所下降，而胆红素略有升高，继续护肝治疗及抗肿瘤辅助治疗。

记录人：×××

2017 年 06 月 24 日

2017-06-26

症状体征：

患者精神可，睡眠可，食欲仍较差，无恶心、呕吐，大小便无异常，胸部疼痛已完全缓解，无咳嗽、咳痰，无咯血、呼吸困难，无头晕、头痛，无声嘶，全身无皮疹、水肿，无骨痛，颈部未扪及淋巴结肿大。

实验室检查结果：

肝功能 7 项：AST 58U/L↑，ALT 74U/L↑，ALB 39.3g/L↓，DBIL 8.0μmol/L↑。

血常规：WBC 3.1×10^9/L↓，NEU 1.76×10^9/L↓，HGB 99g/L↓。

辅助检查结果：

无。

治疗方案调整：

无相关治疗方案调整。

治疗方案分析及监护计划：

肝功能复查结果提示患者转氨酶进一步下降，胆红素较前亦有所下降，但仍高于正常上限，继续护肝治疗。血常规复查结果提示患者出现Ⅰ度骨髓抑制，暂不做处理，明天继续复查血常规。

记录人：×××

2017 年 06 月 26 日

2017-06-27

症状体征：

患者精神可，睡眠可，大小便无异常。食欲仍较差，但较前几日有稍许改善，无明显恶心、呕吐。轻度头晕乏力，无头痛、发热。无咳嗽、咳痰，无胸痛、咯血、呼吸困难，无声嘶，全身无皮疹、水肿，无骨痛，颈部未扪及淋巴结肿大。

实验室检查结果：

血常规：WBC 2.0×10^9/L↓；NEU 0.76×10^9/L↓；HGB 96g/L↓；PLT 92×10^9/L↓。

辅助检查结果：

无。

治疗方案调整：

今日为 GP 方案化疗第 6 日，血常规复查结果提示患者白细胞、中性粒细胞及血红蛋白进一步下降，同时血小板也开始下降，出现Ⅲ度骨髓抑制。明日给予重组人粒细胞集落刺激因子（rhG-CSF）升白细胞，28 日复查血常规，如白细胞升高至大于 10×10^9/L，则按原定计划完成第 8 天的吉西他滨化疗，如白细胞未达标准则暂停化疗等待白细胞恢复。

用药目的	药物名称	用法用量	起止日期
升白细胞	重组人粒细胞集落刺激因子注射液 300μg	i.h. qd	27/6～28/6

药物治疗方案分析：

升白药物使用的评价与分析：

《中国重组人粒细胞集落刺激因子在肿瘤化疗中的临床应用专家共识（2015 年版）》中给出了治疗性应用 rhG-CSF 的建议：对于接受预防性使用 rhG-CSF 的患者出现 FN 后，应继续使用 rhG-CSF 治疗。对于未接受预防使用 rhG-CSF 的患者，如果存在不良因素应考虑使用 rhG-CSF 治疗。不良因素包括重度中性粒细胞减少（ANC＜0.1×10^9/L）或持续时间较长的中性粒细胞减少（＞10 天）、年龄大于 65 岁、原发肿瘤控制不佳、肺炎、败血症、侵袭性真菌感染或其他临床感染、治疗期间或既往治疗过程中发生过中性粒细胞减少症等。由上述描述可知，rhG-CSF 治疗性使用仅应用于患者出现 FN 的情况。而 FN 的定义为中性粒细胞绝对值低于 0.5×10^9/L，或中性粒细胞低于 1.0×10^9/L，且预计在 48h 内将低于 0.5×10^9/L，同时患者单次口内温度≥38.3℃或≥38.0℃且持续 1h 以上，或腋温＞38.5℃且持续 1h 以上。该患者未出现发热，且中性粒细胞计数为 1.73×10^9/L，不属于 FN 的情况，无指征治疗性使用 rhG-CSF。

rhG-CSF 说明书示其用于化疗所致的中性粒细胞减少症的成年患者，推荐用法为在开始化疗后 2～5μg/kg，每日一次皮下或静脉注射给药。该患者 72kg，使用 rhG-CSF 300μg，i.h.，qd，用法用量符合说明书推荐。

药学监护计划：

疗效监测：

1. 每日监测患者白细胞及中性粒细胞的恢复情况。

2. 每日监测患者精神及体力的恢复情况。

不良反应监护：

1. 每日监护患者肌肉骨骼系统，如出现肌肉酸痛、骨痛、腰痛、胸痛，考虑是 rhG-CSF 引起的不良反应。

2. 每日监护患者的全身反应，如出现发热或头痛、乏力加重，考虑是 rhG-CSF 引起的不良反应。

记录人：×××
2017 年 06 月 27 日

2017-06-29

症状体征：

患者精神可，睡眠可，食欲一般，大小便无异常。无明显恶心、呕吐。头痛、乏力情况较前有所好转。其余同前。

实验室检查结果：

血常规：WBC $13.94×10^9/L↑$；NEU $11.95×10^9/L↓$；HGB 93g/L↓；PLT $71×10^9/L↓$。

辅助检查结果：

无。

治疗方案调整：

今日血常规结果示患者骨髓抑制较前好转，按预定计划行第8日化疗，化疗后办理出院。

用药目的	药物名称	用法用量	起止日期
化疗	吉西他滨注射液 1.6g+NS 100ml	ivgtt qd	29/6
止吐	注射用托烷司琼 5mg+地塞米松磷酸钠注射液 5mg+NS 100ml	i.v qd	29/6
	苯海拉明注射液 20mg	im qd	29/6
护胃	奥美拉唑肠溶片 20mg+NS 100ml	ivgtt qd	29/6

药物治疗方案分析：

化疗药的评价与分析：

患者前半程化疗结束，现行第8天化疗，给予吉西他滨1.6g。根据2015《MIMS恶性肿瘤用药指南：肺癌》所述，化疗需符合一定的指征。现前半程化疗完成，需重新评估患者的情况。现其精神状态良好，体力情况良好，症状轻，生活可自理，可以从事轻体力活动，故ECOG PS评分为1分，<2分；且经查体患者无感染、发热及出血倾向等严重并发症。今日血常规结果示使用粒细胞集落刺激因子后患者骨髓抑制缓解，但化疗药物吉西他滨和顺铂的不良反应除骨髓抑制外还包括肝肾毒性，且患者前次化疗结束后就出现转氨酶升高，入院护肝治疗后才有所好转，故临床药师建议复查肝肾功能，如未出现明显损害明日方可行第8天化疗。

止吐药的使用评价与分析：

吉西他滨为低致吐风险化疗药，根据《肿瘤治疗相关呕吐防治指南（2014版）》，低致吐风险的化疗药无须常规预防延迟性呕吐，但需要常规预防急性呕吐。因此该患者有使用止吐药物的指征。该指南推荐，为预防低致吐风险化疗药所致急性呕吐，使用以下单药预防：如地塞米松、5-HT$_3$RA或多巴胺受体拮抗剂，可加或不加质子泵抑制剂或H$_2$受体抑制剂。根据指南，该患者无须同时使用托烷司琼、地塞米松磷酸钠和苯海拉明三种止吐药，建议选择其中一种即可。用法用量及疗程符合指南推荐。

出院带药：

无。

饮食及生活方式指导：

注意休息，饮食以清淡为主，加强营养，如仍感觉恶心及食欲不佳，建议食用流质及半流质等易消化食物，少食多餐。

随访计划：

出院后复查血常规2次/周，如果白细胞低于$3×10^9/L$，中性粒细胞低于$1.5×10^9/L$，给予升白细胞治疗，血小板低于$60×10^9/L$，给予升血小板治疗，3周后返院，笔者所在科随诊。

记录人：×××

2017 年 06 月 29 日

药物治疗总结

治疗原则和治疗方案：

　　患者韦××，男性，52 岁。因"确诊右肺腺癌近 3 个月，返院化疗"于 2017-06-20 步行入病房。根据患者病史及诊疗过程，结合其相关检查结果，即刻行第 4 程化疗并同时给予多烯磷脂酰胆碱护肝治疗，具体方案为吉西他滨 1.6g d1、d8，顺铂 40mg d1～3，前半程化疗后患者出现Ⅲ度骨髓抑制，给予 rhG-CSF 后白细胞及中性粒细胞恢复，顺利完成后半程化疗，无其他明显不良反应，出院。

　　具体体会如下：该患者曾行胸腔镜组织活检，病理提示腺癌，行胸部 CT 检查，结果提示存在多发淋巴结转移及胸膜转移，最终诊断为右肺腺癌Ⅳ期，淋巴结转移胸膜转移，诊断明确，经评估无法进行手术。此次入院相关检查结果示患者 PS 评分、血液系统及肾功能均良好，但转氨酶上升至正常上限 2 倍以上，肝功能可能无法耐受化疗，此时即刻开始化疗存在一定的不合理。建议先行护肝治疗，待转氨酶水平降至标准后再行化疗。患者具体化疗方案为吉西他滨 1.6g d1、d8，顺铂 40mg d1～3，方案中药物品种的选择及用法用量疗程均符合指南对转移性肺腺癌治疗的推荐。在化疗过程中予托烷司琼、地塞米松、苯海拉明止吐，奥美拉唑护胃，指征明确，但在具体的药物品种选择和地塞米松的用法用量及各药使用疗程方面存在一定的不合理，针对不同致吐风险的化疗药物采取同样的止吐药物方案也是不适宜的。患者完成前半程化疗后出现Ⅲ度骨髓抑制，但并未出现 FN，使用 rhG-CSF 视为无必要。另外，入院时患者由于转氨酶升高，使用多烯磷脂酰胆碱注射液护肝治疗，指征明确，药物的选择及用法用量均符合相关指南及说明书推荐。但 6 月 26 日后至出院前未再复查肝功能进行再评估。

药学监护、用药指导：

　　疗效监测的重点：

　　肝功能检查中转氨酶水平的变化情况。胸部疼痛缓解的程度。是否出现咳嗽咳痰、咯血、呼吸困难及其他肺部体征，颈部是否出现可扪及的淋巴结肿大，是否出现声嘶，颈面部水肿，头痛及骨痛。复查胸部 CT 了解原发灶的情况。

　　不良反应监护的重点：

　　胃肠道反应包括食欲减退、恶心呕吐的情况；是否出现耳鸣或听力减退；小便是否通畅，有无血尿。血常规中三系细胞数目是否有降低；肝肾功能检查中转氨酶、胆红素及肌酐值是否升高。

临床药师在本次治疗中的作用：

　　1. 结合患者病情及要求，根据相关治疗指南，对患者癌症多学科综合治疗方案的合理性进行分析。

　　2. 根据患者的个人具体情况，对化疗药物可能出现的不良反应进行积极预防并密切关注。

3. 对肿瘤辅助治疗中存在的药物选择不适宜、药物联用不适宜及使用疗程不适宜等方面进行药学监护。

记录人：×××

2017 年 06 月 29 日

临床带教老师评语

本药历能够及时、全面地记录、分析肺腺癌进展患者的基本诊疗过程，参与患者基本用药方案选定，能分析疗效和用药的关系，能预见药物可能出现的不良反应，并给出相应预防对策，能够详尽记录患者药学监护细节。

签字：×××

药学带教老师评语

药历记录全面，学员已经掌握了肺腺癌患者的一线治疗原则。在书写时注意不用罗列药物的药理学特点，针对患者的用药和可能出现的不良反应进行监护，监护重点放在发生率高的不良反应上。

签字：×××

（陈盛阳　韩金娣）

工作药历 5：

住院患者工作药历

姓名：潘×× 　　出生年月：1945 年 11 月 07 日　　性别：男 ☑　女 □

民族：汉族　　入院科室：肿瘤内科　　入院时间：2017 年 08 月 01 日

身高体重：174cm，60kg　　是否吸烟：是□　否☑

出院时间：2017 年 08 月 03 日

食物药物过敏史：否认食物、药物过敏史

联系方式：137×××××××××

付费方式：基本医保☑　公费医疗□　自费□　职业：无业人员

教育程度：小学以下□　小学☑　初中□　高中技校□　中专□　大专□　大学及以上□

入院诊断：

1. 乙状结肠癌术后　　肺转移，左下肺楔形切除术后，肺转移消融治疗后　　肝转移，肝转移瘤射频消融治疗后　　胸膜转移

2. 高血压

3. 前列腺剔除术后

4. 多发性肝囊肿

出院诊断:

1. 乙状结肠癌术后　　　肺转移,左下肺楔形切除术后,肺转移消融治疗后　　　肝转移,肝转移瘤射频消融治疗后　　　胸膜转移

2. 高血压

3. 前列腺剔除术后

4. 多发性肝囊肿

既往病史及用药史:

既往有高血压病史 20 年,最高血压达 170/70mmHg,规律服用“厄贝沙坦、氨氯地平”控制血压,血压控制于 140~150/70~88mmHg。既往因前列腺增生肥大于外院行“前列腺剔除术”。否认肝炎、结核、传染病史,否认糖尿病史,否认外伤史,否认输血史,预防接种史不详。其中厄贝沙坦片 0.15g qd,氨氯地平片 5mg qd。

现病史:

患者于 2015-11 于广州某大学肿瘤医院行肠镜,发现“乙状结肠癌”(未见报告单),行 PET-CT 提示结肠癌,左下肺小结节?(未见报告单),于 2015-12 行“结肠癌切除术”,术后规律化疗 8 次(具体不详)。2016-08 行“左下肺楔形切除术”。2016-11、2017-04 针对肝、肺转移灶行多次“微波消融治疗”(具体不详)。2017-06 患者开始偶有痰中带血丝,2017-06-22 于广州某大学肿瘤医院复查 CT,示“右下胸膜明显增厚,左侧胸膜多发增厚结节,考虑转移,较前增大增多。肝 S4 病灶,考虑消融术后改变,后缘心尖稍低密度区,考虑复发;肝 S6 新见结节,考虑转移。乙状结肠吻合口未见肿物,右旁系膜区结节,可疑转移”。2017-07-12 于笔者所在医院行第 1 周期 XELOX 方案化疗,具体为奥沙利铂 150mg d1,卡培他滨 1.5g bid d1~14 q3w 化疗。今为求进一步诊治,门诊以“乙状结肠癌术后,肺、肝转移消融治疗后”收入肿瘤内科。自上次出院以来,患者精神、睡眠、胃纳一般,大小便正常,体重无明显下降,偶有咳嗽、咳痰,痰中带血丝。

药物治疗总结:

治疗原则和治疗方案:

患者,男性,72 岁。因“乙状结肠癌术后 1 年余,返院化疗”于 2017-08-01 步行入病房。诊断:(1)乙状结肠癌术后,肺转移,左下肺楔形切除术后,肺转移消融治疗后,肝转移,胸膜转移,肝转移瘤射频消融治疗后;(2)高血压;(3)前列腺剔除术后;(4)多发性肝囊肿。结合患者病史及诊疗过程,查无化疗禁忌后行第 2 程化疗,具体方案为奥沙利铂 150mg d1,卡培他滨 1.5g bid d1~14 化疗,过程顺利,出院。

具体体会如下:患者于 2015-11 确诊结肠癌伴肺转移、肝转移,经评估原发灶及转移灶可切除,遂于 2015-12 行结肠癌切除术,随后行 6 程术后辅助化疗,并于 2016-08 行左下肺楔形切除术,且于 2016-11 和 2016-04 针对肝、肺转移灶行多次微波消融治疗。但 2017 年 6 月患者开始偶有痰中带血丝,复查 CT 提示其新发胸膜转移灶、肠系膜转移灶,且肝发现新发转移病灶。结合患者病史及临床表现、辅助检查结果,诊断其为乙状结肠癌术后,肺转移,左下肺楔形切除术后,肺转移消融治疗后,肝转移,胸膜转移,肝转移瘤射频消融治疗后。属于不可切除性同时性转移性结肠癌,依据相关指南可知该患者有化疗指征。选择方案为奥沙利铂 150mg d1,卡培他滨 1.5g bid d1~14,品种选择符合相关指南推荐,但奥沙利铂的用

量偏小。在化疗过程中予托烷司琼、地塞米松、甲氧氯普胺及苯海拉明止吐，奥美拉唑及西咪替丁护胃，指征明确，但由于卡培他滨及奥沙利铂各为低致吐和中致吐的药物，加用甲氧氯普胺和苯海拉明视为无必要，联用奥美拉唑和西咪替丁无必要，且地塞米松剂量过大，止吐药使用疗程过短。

药学监护、用药指导：

1. 疗效监测的重点　患者痰中带血症状的缓解情况。患者每日大便的次数及性状。是否出现腹痛及腹部不适，里急后重感、肛门下坠感、便不尽感及肛门疼痛。每周监测患者有无体重明显下降、消瘦、乏力及面色苍白，发热。2周期化疗结束监测各转移病灶的变化情况。

2. 不良反应监护的重点　胃肠道反应包括恶心呕吐、腹泻及黏膜炎的情况；外周神经毒性包括肢体末端感觉障碍、异常、疼痛的情况；手足皮肤反应包括肿胀或红斑，脱屑、皲裂、硬结样水疱或严重的疼痛的情况。血常规中三系细胞数目是否有降低。

临床药师在本次治疗中的作用：

1. 结合患者病情及要求，根据相关治疗指南，对患者癌症多学科综合治疗方案的合理性进行分析。

2. 根据患者的个人具体情况，对化疗药物可能出现的不良反应进行积极预防并密切关注。

3. 对肿瘤辅助治疗中存在的药物选择不适宜、药物联用不适宜及使用疗程不适宜等方面进行药学监护。

治疗需要的随访计划和应自行检测的指标：

1. 患者出院后应加强营养，并遵守医嘱约定时间回医院复查。为下一阶段的治疗准备。

2. 出院后每 3 天复查一次血常规，若 $WBC<3\times10^9/L$，$NEU<1.5\times10^9/L$，$PLT<75\times10^9/L$，立即于当地医院行升白细胞、升血小板治疗。

签名：×××

该患者同期教学药历比较：

教学药历

建立日期：2017 年 08 月 01 日

建立人：×××

姓名	潘××	性别	男	出生日期	1945 年 11 月 07 日	住院号	××××××
住院时间：2017 年 08 月 01 日				出院时间：2017 年 08 月 03 日			
籍贯：广东××		民族：汉族		工作单位：无			
手机号码：137××××××××				联系地址：广东省惠州市××××××××			
身高（cm）		174	体重（kg）		60	体重指数	19.8
血型		未提供	血压（mmHg）		165/78	体表面积	1.75m²
不良嗜好（烟、酒、药物依赖）				无吸烟、饮酒史			
主诉：							
乙状结肠癌术后 1 年余，返院化疗。							

现病史：

患者于 2015-11 于××××肿瘤医院行肠镜检查发现"乙状结肠癌"（未见报告单），行 PET-CT 提示结肠癌，左下肺小结节？（未见报告单），于 2015-12 行"结肠癌切除术"，术后规律化疗 8 次（具体不详）。2016-08 行"左下肺楔形切除术"。2016-11、2017-04 针对肝、肺转移灶行多次"微波消融治疗"（具体不详）。2017-06 患者开始偶有痰中带血丝，2017-06-22 于××××肿瘤医院复查 CT，示"右下胸膜明显增厚，左侧胸膜多发增厚结节，考虑转移，较前增大增多。肝 S4 病灶，考虑消融术后改变，后缘心尖稍低密度区，考虑复发；肝 S6 新见结节，考虑转移。乙状结肠吻合口未见肿物，右旁系膜区结节，可疑转移"。2017-07-12 于笔者所在医院行第 1 周期 XELOX 方案化疗，具体为奥沙利铂 150mg d1，卡培他滨 1.5g bid d1～14 q3w 化疗。今为求进一步诊治，门诊以"乙状结肠癌术后，肺、肝转移消融治疗后"收入肿瘤内科。自上次出院以来，患者精神、睡眠、胃纳一般，大小便正常，体重无明显下降，偶有咳嗽、咳痰，痰中带血丝。

查体：

体温：36.6℃，脉搏：78 次/分，呼吸：18 次/分，血压：142/80mmHg，查体：PS 评分 1 分。营养良好，全身皮肤黏膜无黄染，全身浅表淋巴结未触及。颈软无抵抗，气管居中。左肺呼吸音清，左下肺呼吸音弱，未闻及干湿啰音。心脏、腹部查体未及异常。肛门指检未触及肿块，指套无染血。脊柱、四肢活动自如，无畸形，双下肢无水肿。病理性反射未引出。

辅助检查：

2017-06-22，××××肿瘤医院，CT 检查提示乙状结肠癌术后、肺转移、肝转移消融术后，对比 2017-04-05 片：左肺尖斑片，考虑为消融术后改变，较前稍缩小；右肺尖紧贴胸膜斑片灶，考虑消融术后改变。双上肺肺尖、右下肺外基底段斑片及类结节，较前变化不大。双侧胸腔少量积液，右下胸包裹性积液，内见少许积气，右下胸膜明显增厚，左侧胸膜多发增厚结节，考虑转移，较前增大增多。肝 S4 病灶，考虑消融术后改变，后缘心尖稍低密度区，考虑复发；肝 S6 新见结节，考虑转移。乙状结肠吻合口未见肿物，右旁系膜区结节，可疑转移。肝 S5 小囊肿；前列腺增生并钙化。

既往病史：

既往有高血压病史 20 年，最高血压达 170/70mmHg，规律服用"厄贝沙坦、氨氯地平"控制血压，血压控制于 140～150/70～88mmHg。既往因前列腺增生肥大于外院行"前列腺剔除术"。否认肝炎、结核、传染病史，否认糖尿病史，否认外伤史，否认输血史，预防接种史不详。

既往用药史：

厄贝沙坦片 0.15g，qd。

氨氯地平片 5mg，qd。

个人史：

出生并长期居住在本地，否认毒物、射线接触史，否认疫区旅游和居住史。无烟酒嗜好。父母已故，原因不明。兄弟姐妹健在。

家族史： 　　否认家族性遗传病史，否认家族性肿瘤病史。

伴发疾病与用药情况： 　　高血压，厄贝沙坦 0.15g qd，氨氯地平 5mg qd。

过敏史： 　　否认食物过敏史，否认药物过敏史。

药物不良反应及处置史： 　　无。

入院诊断： 　　1. 乙状结肠癌术后　　肺转移，左下肺楔形切除术后，肺转移消融治疗后　　　　肝转移，肝转移瘤射频消融治疗后　　胸膜转移 　　2. 高血压 　　3. 前列腺剔除术后 　　4. 多发性肝囊肿

出院诊断： 　　1. 乙状结肠癌术后　　肺转移，左下肺楔形切除术后，肺转移消融治疗后　　　　肝转移，肝转移瘤射频消融治疗后　　胸膜转移 　　2. 高血压 　　3. 前列腺剔除术后 　　4. 多发性肝囊肿

初始治疗方案： 　　1. 完善三大常规、肝肾功能、腹部超声、心电图等检查。 　　2. 继续规律降压治疗，待检查结果回报后决定下一步抗肿瘤治疗方案。 　　3. 请示上级医师指导下一步诊治。

药物治疗方案（8月1日）：

用药目的	药物名称	用法用量	起止日期
降压	厄贝沙坦片 0.15g	p.o.　qd	1/8～3/8
	氨氯地平片 5mg	p.o.　qd	1/8～3/8

初始治疗方案分析：

　　降压药使用的评价与分析：

　　患者 71 岁，有高血压病史 20 年，属于高血压的特殊类型，即老年性高血压。《高血压合理用药指南》中指出，老年患者随着年龄增加，动脉弹性功能下降，血管顺应性降低，导致脉压增大；同时血浆 RAAS 活性随年龄增长呈下降趋势，表现为低肾素，盐敏感性增强。同时，心排血量、肾灌流量和 GFR 亦逐渐降低，此外，老年人随年龄增长糖耐量减低，胰岛素抵抗增加。老年高血压患者主要表现为收缩压升高、脉压增大，约 2/3 的老年性高血压为单纯收缩期血压升高。血压波动大，晨峰现象明显，昼夜节律异常，非杓型或超构型改变增多。老年高血压患者多合并冠状动脉疾病、卒中、左室肥厚/心力衰竭等多种并发症，临床上多器官受损、代谢障碍等多见。故老年高血压患者心脑血管疾病风险增加，而降压治疗获益也十分明确。治疗的最终目标是最大限度地降低心血管并发症和死亡的总体风险。除强调血压达标以外，需要干预所有可逆转心血管危险因素、靶器官损伤和并存临床疾病。近年来系列临床试验证明，老年高血压经降压治疗后可显著降低卒中、心力衰竭和心肌梗死的发生率及心血管疾病总死亡率。因此，国内外指南均强调了对老年高血压降压治疗的意义。综上所述，该患者有使用降压药的指征。

由于老年高血压的病理生理特点导致临床表现特殊，因此降压治疗药物的选择与使用应充分考虑其特殊性。老年高血压降压药物的选择应遵循平稳、有效、安全、不良反应少、服用简单方便、依从性好的原则。该患者最高血压 170/70mmHg，属于老年单纯收缩期高血压。《高血压合理用药指南》中提出，该类型高血压治疗应以改善血管顺应性、保护内皮功能及减轻靶器官损伤为出发点，在监控舒张压的基础上控制收缩压，最大限度地降低心脑血管风险。改善大动脉顺应性，强调"优化反射波"，即减缓脉搏波的传导。从药物选择上看，RAAS 抑制剂（ACEI/ARB）、长效 CCB 对脉搏波传导速度具有改善作用，而β受体阻滞剂是负性作用。因此，老年单纯收缩期高血压患者宜选择长效 CCB、ARB、ACEI或利尿剂，根据血压情况单选或联合。氨氯地平是长效二氢吡啶类 CCB，国内外多项临床研究证实此类药物在老年高血压治疗中的优势。CCB 有利尿、排钠及抗动脉粥样硬化作用；同时通过其直接扩张血管作用以对抗增高的外周血管阻力。长效 CCB 氨氯地平可以平稳降压，减少血压波动。而厄贝沙坦为 ARB 类药物，具有逆转左室肥厚，改善心脏功能；减少蛋白尿，保护肾脏；抑制血管重塑，改善血管内皮功能和动脉顺应性，保护血管等作用。特别适用于伴有冠心病、心力衰竭、糖尿病和肾性高血压的患者。综上所述，该患者选择氨氯地平和厄贝沙坦降压，品种选择适宜。

老年高血压降压药强调个体化，结合患者年龄、体质、靶器官功能状态、合并疾病等选择合理的药物和剂量。《高血压合理用药指南》中对老年高血压降压目标值亦作出了阐述，起始治疗血压≥150/90mmHg。降压目标值：≥65 岁患者血压应降至＜150/90mmHg，如能耐受可进一步降至＜150/90mmHg。该患者使用氨氯地平 5mg qd 及厄贝沙坦 150mg qd 联合降压，血压控制于 140～150/70～88mmHg，用法用量符合说明书推荐，亦符合患者的降压需求。

初始药物治疗监护计划：

疗效监测：

每天 3 次监测患者的血压是否达标（＜150/90mmHg）。

不良反应监护：

1. 每天监测患者的神经系统情况，如患者出现眩晕或直立性眩晕，首先考虑是厄贝沙坦的不良反应，其次考虑是氨氯地平的不良反应。

2. 每天监测患者的胃肠道系统情况，如患者出现恶心、呕吐及腹痛，首先考虑是厄贝沙坦的不良反应，其次考虑是氨氯地平的不良反应。

3. 每天监测患者的血管及骨骼肌情况，如患者出现直立性低血压，骨骼肌疼痛，则考虑是厄贝沙坦的不良反应。

4. 每天监测患者的全身反应，如患者出现头痛、水肿、疲劳、嗜睡、潮红，则考虑是氨氯地平的不良反应。

5. 每天监测患者的心脏反应，如患者出现心悸，则考虑是氨氯地平的不良反应。

其他主要治疗药物：

用药目的	药物名称	用法用量	起止日期
化疗	奥沙利铂注射剂 150mg+5%GS 500ml	ivgtt qd	2/8
	卡培他滨片 1.5g	p.o. bid	2/8～3/8
止吐	地塞米松磷酸钠注射液 20mg+5% GS 10ml	i.v qd	2/8
	托烷司琼葡萄糖注射液 100ml	ivgtt qd	2/8
	苯海拉明注射液 20mg	im qd	2/8
	甲氧氯普胺注射液 20mg+NS 100ml	ivgtt qd	2/8
护胃	奥美拉唑钠冻干粉针 40mg+NS 100ml	ivgtt qd	2/8
	西咪替丁注射液 0.4g+NS 100ml	ivgtt qd	2/8

药物治疗日志

患者潘××，71岁，男性，入院时间：2017-08-01，入院诊断：（1）乙状结肠癌术后，肺转移，左下肺楔形切除术后，肺转移消融治疗后，肝转移，胸膜转移，肝转移瘤射频消融治疗后；（2）高血压；（3）前列腺剔除术后；（4）多发性肝囊肿。

2017-8-2

症状体征：

患者一般状况良好，未诉不适，精神、食欲、睡眠可，小便无异常。大便每日1～2次，性状无改变，无腹痛及腹部不适，无里急后重、肛门下坠、便不尽感及肛门疼痛。近期体重无明显下降，无消瘦、乏力、面色苍白、发热。全身浅表淋巴结无肿大。腹部可见陈旧性手术瘢痕，愈合良好，腹部柔软，无压痛、反跳痛，腹部无包块，肠鸣音未见异常。左腋中线约第5肋间可见长约4.0cm手术瘢痕，左侧腋后线约第6肋间可见1个直径约1.0cm手术瘢痕，愈合良好。偶有咳嗽、咳痰，痰中带血丝。

实验室检查结果：

血常规，大、小便常规，综合生化，凝血四项均未见明显异常。

辅助检查结果：

无相关辅助检查。

治疗方案调整：

患者乙状结肠癌术后多发转移诊断明确，曾行肺转移灶切除术及肝、肺转移灶射频消融治疗，此次入院为继续行抗肿瘤治疗，无明确禁忌，于今日行第2周期XELOX方案化疗，具体为奥沙利铂150mg d1，卡培他滨1.5g bid d1～14化疗，嘱患者避免冷刺激，注意化疗副作用。

用药目的	药物名称	用法用量	起止日期
化疗	奥沙利铂注射剂 150mg+5%GS 500ml	ivgtt qd	2/8
	卡培他滨片 1.5g	p.o. bid	2/8～3/8
止吐	地塞米松磷酸钠注射液 20mg+5%GS 10ml	i.v qd	2/8
	托烷司琼葡萄糖注射液 100ml	ivgtt qd	2/8
	苯海拉明注射液 20mg	im qd	2/8
	甲氧氯普胺注射液 20mg+NS 100ml	ivgtt qd	2/8
护胃	奥美拉唑钠冻干粉针 40mg+NS 100ml	ivgtt qd	2/8
	西咪替丁注射液 0.4g+NS 100ml	ivgtt qd	2/8

药物治疗方案分析

患者状态评估：

患者诊断为乙状结肠癌术后，肺转移，左下肺楔形切除术后，肺转移消融治疗后，肝转移，胸膜转移，肝转移瘤射频消融治疗后。初始治疗方案中，首先评定患者具有独立功能，能维持正常生活和工作的能力；测量患者非静息状态下维持正常机体功能的能力，采用的是 ECOG PS 评分（5 分）法。这符合 2015《MIMS 恶性肿瘤用药指南：结直肠癌》中提出的 KPS 评分有助于判断患者是否可耐受手术、化疗或放疗，指导制订适当的治疗方案，以判断预后。根据该指南，该患者精神状态良好，体力情况良好，食欲食量良好，睡眠情况良好，体重无明显变化，大、小便正常。症状轻，生活可自理，可以从事轻体力活动，故 ECOG PS 评分为 1 分，<3 分；且患者无感染、发热及出血倾向等严重并发症。

化疗方案的评价与分析：

实验室检查结果提示该患者无骨髓抑制，肝肾功能正常，结合上述查体及 KPS 评分可知该患者身体状态良好，无明显化疗禁忌。

患者于 2015-11 确诊结肠癌伴肺转移、肝转移，经评估原发灶及转移灶可切除，《NCCN 肿瘤学临床实践指南：结肠癌（2015 年第 2 版）》中提出，对于可切除的同时仅有肝和（或）肺转移，有三种治疗方案：第一，行结肠切除术，同期或分期切除肝或肺转移瘤；第二，使用化疗方案 FOLFIRI/FOLFOX/CapeOXB±贝伐单抗或 FOLFIRI/FOLFOX±帕尼单抗或 FOLFIRI±西妥昔单抗（KRAS、NRAS 基因野生型）新辅助治疗（2～3 个月），随后同期或分期行结肠切除术及转移瘤切除；第三、行结肠切除术，随后用方案 FOLFIRI/FOLFOX/CapeOXB±贝伐单抗或 FOLFIRI/FOLFOX±帕尼单抗或 FOLFIRI±西妥昔单抗（KRAS、NRAS 基因野生型）化疗（2～3 个月），随后转移瘤分期切除。该患者于 2015-12 行结肠癌切除术，随后行 6 程术后辅助化疗，并于 2016-08 行左下肺楔形切除术，且于 2016-11 和 2017-04 针对肝、肺转移灶行多次微波消融治疗。其整体治疗方案符合 NCCN 指南推荐。但 2017-06 月患者开始偶有痰中带血丝，复查 CT 提示其新发胸膜转移灶、肠系膜转移灶，且肝发现新发转移病灶。 根据患者的病史、临床症状及上述辅助检查结果，诊断其为乙状结肠癌术后，肺转移，左下肺楔形切除术后，肺转移消融治疗后，肝转移，胸膜转移，肝转移瘤射频消融治疗后，诊断明确，经评估其转移灶无法切除。属于不可切除的异时性转移。根据《NCCN 肿瘤学临床实践指南：结肠癌（2015 年第 2 版）》，该患者既往 12 个月之前行 FOLFOX 辅助化疗，此时应选择有效的化疗方案行化疗。综上所述，该患者有行化疗的指征。

《中国结直肠癌诊疗规范（2015 版）》中对复发或转移性结直肠癌化疗也做了详细的阐述。目前，治疗晚期或转移性结直肠癌使用的的药物：5-Fu 亚叶酸钙、伊立替康、奥沙利铂、卡培他滨和靶向药物，包括西妥昔单抗（推荐用于 Ras 基因野生型患者）和贝伐单抗。（1）在治疗前推荐检测肿瘤 Ras 基因状态，上皮生长因子受体（EGFR）不推荐作为常规检查项目。（2）联合化疗应当作为能耐受化疗的转移性结直肠癌患者的一、二线治疗。推荐以下化疗方案：FOLFOX/FOLFIRI±西妥昔单克抗（推荐用于 Ras 基因野生型患者），FOLFOX/FOLFIRI/CapeOX±贝伐单抗。（3）三线以上化疗的患者推荐试用靶向药物或参加开展的临床试验。对在一、二线治疗中没有选用靶向药物的患者也可考虑伊立替康联合靶向药物治疗。（4）不能耐受联合化疗的患者，推荐方案 5-Fu/亚叶酸钙±靶向药物，或 5-Fu 持续灌注，或卡培他滨单药。不适合 5-Fu/亚叶酸钙的晚期结直肠癌患者可考虑雷替曲塞单药治疗。（5）晚期患者若一般状况或脏器功能状况很差，推荐最佳支持治疗，不建议化疗。该患者选用 CapeOX 方案化疗，药物品种选择合理，符合指南推荐。

《NCCN 肿瘤学临床实践指南：直肠癌（2015 年第 2 版）》中对 CapeOX 方案中各药物的使用剂量做了相关推荐：奥沙利铂 $130mg/m^2$ iv 2h d1，卡培他滨 $850\sim1000mg/m^2$ bid p.o. d1$\sim$14，随后休息 7 天，每 3 周重复。该患者体表面积 $1.75m^2$，按上述推荐，奥沙利铂的剂量应为 227mg，卡培他滨的剂量应为 1457$\sim$1750mg，而该患者 CapeOX 方案中各药物的剂量具体为奥沙利铂 150mg d1，卡培他滨 1.5g bid d1$\sim$14，用量分别为推荐剂量的 66% 和 100%，卡培他滨的剂量合适但奥沙利铂的剂量偏小，用法均符合指南推荐。

止吐药物的评价与分析：

该患者使用的是奥沙利铂+卡培他滨的联合化疗方案，其中奥沙利铂为中致吐风险的化疗药，卡培他滨为低致吐风险的化疗药，《肿瘤治疗相关呕吐防治指南（2014 版）》中明确提出，化疗所致恶心呕吐的治疗原则之一是对于多药方案，应基于催吐风险最高的药物来选择用药，即对于该患者，应基于中致吐风险的奥沙利铂来选择预防性止吐治疗方案。该指南中推荐预防中致吐风险化疗药（本例中的奥沙利铂）的急性呕吐和延迟性呕吐处理上均需联合使用多种止吐药物，该患者使用止吐药是有指征的。

由于在急性呕吐中主要是 5-HT 和 P 物质起介导作用，而在延迟性呕吐中，P 物质及化疗导致的细胞损伤及炎症因子的释放起主导作用，故对于预防急性呕吐和预防延迟性呕吐的推荐用药是不同的。《肿瘤治疗相关呕吐防治指南（2014 版）》中推荐预防中致吐风险化疗药（本例中的奥沙利铂）的急性呕吐处理上应该使用 5-HT$_3$RA+地塞米松±NK-1RA±劳拉西泮±H$_2$ 受体拮抗剂或质子泵抑制剂联合止吐，而预防中致吐风险化疗药（本例中的奥沙利铂）的延迟性呕吐应使用 5-HT$_3$RA+地塞米松±NK-1RA±劳拉西泮±H$_2$ 受体拮抗剂或质子泵抑制剂。且该指南指出，末剂化疗后，接受中度催吐风险药物进行化疗的患者，恶心、呕吐风险至少持续 2 天，因此在整个风险期，均需对呕吐予以防护。即在化疗日及完成化疗后两日应使用 5-HT$_3$ RA+地塞米松±NK-1RA±劳拉西泮±H$_2$ 受体拮抗剂或质子泵抑制剂预防急性呕吐及延迟性呕吐。综上所述，该患者使用托烷司琼+地塞米松+苯海拉明+甲氧氯普胺+奥美拉唑+西咪替丁来预防奥沙利铂+卡培他滨联合化疗可能产生的急性呕吐，不符合指南推荐，使用的止吐药品种过多，苯海拉明及甲氧氯普胺的使用视为无必要。而西咪替丁和奥美拉唑均通过抑制胃酸分泌来保护胃黏膜，其联用视为无必要，建议选择其中一种即可。止吐药于治疗当天化疗前开始使用，给药时机选择合理，但患者未使用止吐药物预防化疗方案的延迟性呕吐，不符合指南推荐。

该病例中，托烷司琼、苯海拉明、甲氧氯普胺、西咪替丁及奥美拉唑的用法用量符合说明书推荐，但地塞米松 20mg qd 用量过大，建议 8mg qd。

药学监护计划：

疗效监测：

1. 每天监测患者痰中带血症状的改善情况。

2. 每天监测患者是否出现大便次数改变，大便性状改变，是否出现腹痛及腹部不适，是否出现里急后重感、肛门下坠感、便不尽感及肛门疼痛。

3. 每周监测患者有无体重明显下降、消瘦、乏力及面色苍白，发热。

4. 2 周期化疗结束监测各转移灶的变化情况。

不良反应监护：

1. 每天监护患者消化系统情况，若出现厌食、恶心、呕吐、腹泻、黏膜炎，首先考虑是奥沙利铂的不良反应，其次考虑是卡培他滨的不良反应。

2. 每天监护神经毒性，如出现肢体末端感觉障碍和（或）感觉异常、疼痛，首先考虑是奥沙利铂的不良反应，其次考虑是卡培他滨的不良反应。

3. 每天监护皮肤毒性，如出现手足综合征、皮炎，则考虑是卡培他滨的不良反应。

4. 每 3 天监护血常规，如出现白细胞、中性粒细胞、血小板下降，则考虑是奥沙利铂的不良反应。

记录人：×××

2017 年 08 月 02 日

2017-08-03

症状体征：

患者一般状况可，未诉明显不适，精神及体力良好。食欲一般，无恶心、呕吐、黏膜炎。睡眠情况一般。小便正常。大便每日 1～2 次，性状无改变，无腹痛及腹部不适，无里急后重、肛门下坠、便不尽感及肛门疼痛。无乏力、面色苍白、发热。腹部可见陈旧性手术瘢痕，愈合良好，腹部柔软，无压痛、反跳痛，腹部无包块，肠鸣音未见异常。左腋中线约第 5 肋间可见长约 4.0cm 手术瘢痕，左侧腋后线约第 6 肋间可见 1 个直径约 1.0cm 手术瘢痕，愈合良好。偶有咳嗽、咳痰，痰中带血丝，较昨日无显著改善。无肢体末端感觉障碍和（或）感觉异常、疼痛。手足无皮肤肿胀或红斑，脱屑、皲裂、硬结样水疱或严重的疼痛。

实验室检查结果：

无相关实验室检查。

辅助检查结果：

无相关辅助检查。

治疗方案调整：

患者顺利完成静脉化疗部分，未出现明显不良反应，继续口服化疗，今日办理出院。

出院带药：

卡培他滨片，1.5g，p.o.，bid，12天。

兰索拉唑肠溶胶囊，30mg，p.o.，qd，14天。

氨氯地平片，5mg，p.o.，qd，14天。

厄贝沙坦片，0.15g，p.o.，qd，14天。

用药教育：

1. 卡培他滨片 为化疗药。服用方法：一次3片，每日早晚各一次，应在餐后30min内用水吞服。从出院后第一天算起，连续服用11天，停药7天，返院。服用此药期间可能出现厌食、恶心、呕吐，皮肤色素沉着、脱屑及疲劳、昏睡，属于该药的不良反应，停药后可自行缓解，如严重至不可耐受，应立即停药并咨询医生。

2. 兰索拉唑肠溶胶囊 为护胃药。服用方法：一日1次，一次1片，服用时应整片吞服，不可嚼碎。

3. 氨氯地平片 为降压药。服用方法：一日1次，一次1片，每天早上10点左右服用。服用此药过程中应每天监测血压，如血压大于150/90mmHg或小于90/60mmHg，应立即就医。服药期间如出现水肿和头痛，可能为该药的不良反应，如一段时间后不能自行缓解，应及时咨询医生或药师。

4. 厄贝沙坦片 为降压药。服用方法：一日1次，一次1片，每天下午4点左右服用。服用此药过程中应每天监测血压，如血压大于150/90mmHg或小于90/60mmHg，应立即就医。服药过程中如出现眩晕、疲劳，可能为该药的不良反应，一段时间后如无法自行缓解应咨询医生或药师。

饮食及生活方式指导：

1. 改善饮食结构 增加膳食纤维摄入，多摄入植物性食物，多食用水果、蔬菜、谷物、禽类和鱼类，少食用红色肉类、精致粮食和高糖。

2. 戒烟、限制酒精摄入量。

3. 尽量进行适当的体力活动或锻炼，维持健康的体重。

4. 适当补充钙剂和维生素D，血叶酸水平如降低，可适量补充叶酸。

随访计划：

出院后复查血常规2次/周，如果白细胞低于3×10^9/L，中性粒细胞低于1.5×10^9/L，给予升白细胞治疗，血小板低于60×10^9/L，给予升血小板治疗，3周后返院，笔者所在科随诊。

记录人：×××

2017 年 08 月 03 日

药物治疗总结

治疗原则和治疗方案：

　　患者潘××，男性，71 岁。因"乙状结肠癌术后 1 年余，返院化疗"于 2017-08-01 步行入病房。诊断：（1）乙状结肠癌术后，肺转移，左下肺楔形切除术后，肺转移消融治疗后，肝转移，胸膜转移，肝转移瘤射频消融治疗后；（2）高血压；（3）前列腺剔除术后；（4）多发性肝囊肿。结合患者病史及诊疗过程，查无化疗禁忌后行第 2 程化疗，具体方案为奥沙利铂 150mg d1，卡培他滨 1.5g bid d1～14 化疗，过程顺利，出院。

　　具体体会如下：患者于 2015-11 确诊结肠癌伴肺转移、肝转移，经评估原发灶及转移灶可切除，遂于 2015-12 行结肠癌切除术，随后行 6 程术后辅助化疗，并于 2016-08 行左下肺楔形切除术，且于 2016-11 和 2017-04 针对肝、肺转移灶行多次微波消融治疗。但 2017-06 患者开始偶有痰中带血丝，复查 CT 提示其新发胸膜转移灶、肠系膜转移灶，且肝发现新发转移病灶。结合患者病史及临床表现、辅助检查结果，诊断其为乙状结肠癌术后，肺转移，左下肺楔形切除术后，肺转移消融治疗后，肝转移，胸膜转移，肝转移瘤射频消融治疗后。属于不可切除性同时性转移性结肠癌，依据相关指南可知该患者有化疗指征。选择方案为奥沙利铂 150mg d1，卡培他滨 1.5g bid d1～14，品种选择符合相关指南推荐，但奥沙利铂的用量偏小。在化疗过程中予托烷司琼、地塞米松、甲氧氯普胺及苯海拉明止吐，奥美拉唑及西咪替丁护胃，指征明确，但由于卡培他滨及奥沙利铂各为低致吐和中致吐的药物，加用甲氧氯普胺和苯海拉明视为无必要，联用奥美拉唑和西咪替丁无必要，且地塞米松剂量过大，止吐药使用疗程过短。

药学监护、用药指导：

　　疗效监测的重点：

　　1. 患者痰中带血症状的缓解情况。

　　2. 患者每日大便的次数及性状。是否出现腹痛及腹部不适，里急后重感、肛门下坠感、便不尽感及肛门疼痛。

　　3. 每周监测患者有无体重明显下降、消瘦、乏力及面色苍白，发热。

　　4. 2 周期化疗结束监测各转移病灶的变化情况。

　　不良反应监护的重点：

　　1. 胃肠道反应包括恶心呕吐、腹泻及黏膜炎的情况。

　　2. 外周神经毒性包括肢体末端感觉障碍、异常、疼痛的情况。

　　3. 手足皮肤反应包括肿胀或红斑，脱屑、皲裂、硬结样水疱或严重的疼痛的情况。

　　4. 血常规中三系细胞数目是否有降低。

临床药师在本次治疗中的作用：

　　1. 结合患者病情及要求，根据相关治疗指南，对患者癌症多学科综合治疗方案的合理性进行分析。

2. 根据患者个人的具体情况，对化疗药物可能出现的不良反应进行积极预防并密切关注。

3. 对肿瘤辅助治疗中存在的药物选择不适宜、药物联用不适宜及使用疗程不适宜等方面进行药学监护。

记录人：×××

2017 年 08 月 03 日

临床带教老师评语

该药历能及时全面地记录乙状结肠癌术后患者的基本病史、病程及患者的用药情况，并基本能依据乙状结肠癌临床诊疗指南及相关文献分析该患者的化疗方案、XELOX 方案的药学监护等。在书写药历时应更加详细地关注化疗方案可能引起的不良反应及具体的监护计划。

签字：×××

药学带教老师评语

药历记录全面，学员已经掌握了乙状结肠癌患者的一线治疗原则。在书写时注意不用罗列药物的药理学特点，针对患者的用药和可能出现的不良反应进行监护，监护重点放在发生率高的不良反应上。

签字：×××

（陈盛阳 庞 强）

工作药历 6：

住院患者工作药历

姓名：朱×× 出生年月：1969 年 09 月 23 日 性别：男 □ 女 ☑

民族：汉族 入院科室：肿瘤内科 入院时间：2017 年 08 月 03 日

身高体重：160cm，60kg 是否吸烟：是□ 否☑

出院时间：2017 年 08 月 08 日

食物药物过敏史：否认食物、药物过敏史

联系方式：136×××××××

付费方式：基本医保☑ 公费医疗□ 自费□ 职业：无业人员

教育程度：小学以下□ 小学□ 初中☑ 高中技校□ 中专□ 大专□ 大学及以上□

入院诊断：

1. 右乳浸润性导管癌ⅡA 期术后复发

2. 肝血管瘤

出院诊断：

1. 右乳浸润性导管癌ⅡA 期术后复发 骨转移

2. 肝血管瘤

既往病史及用药史：

否认肝炎、结核病史及其接触史，否认高血压、糖尿病史，否认中毒、外伤史，自诉1995年因"胃出血"于××市人民医院输O型血400ml，1999年3月、9月于妇幼保健院行"人流术"，否认特殊食物、药物过敏史，预防接种史不详。2015到2017年间行6疗程化疗，方案为：AC×6周期，q21d（多柔比星60mg、环磷酰胺600mg），过程顺利。后患者行他莫昔芬内分泌治疗至今。

现病史：

患者，女，47岁，因"乳腺癌术后近4年，腰痛半年"。于2017-08-03入院，入院诊断：（1）右乳浸润性导管癌ⅡA期术后复发；（2）肝血管瘤。患者于2013-10-12在全麻下行右侧乳腺癌改良根治术+前哨淋巴结活检术。既往行6周期AC方案（阿霉素+环磷酰胺）术后辅助化疗，他莫昔芬内分泌治疗至今。2017-02患者开始出现腰痛，阵发性，针刺样，放射至小腿前外侧，腰椎CT：腰4椎体骨质改变，考虑新生物，转移病灶可能性大（1.9cm×3.0cm×2.1cm）。入院后予完善血常规、大小便常规、心电图、腹部B超、胸部CT、全身骨显像等相关检查，结果：血常规：WBC $6.69×10^9$/L，NEU $4.48×10^9$/L，HGB 130g/L，PLT $204×10^9$/L。超声：（1）右侧乳腺切除术后、左侧乳腺增生；（2）脂肪肝；（3）胰腺回声增强；（4）胆、脾未见明显异常。骨ECT：（1）第4腰椎见新发明显浓聚影，考虑为骨转移灶；（2）右侧第6前肋轻度浓聚影，建议定期复查；（3）骨骼其他部位未见明显异常。胸部CT：（1）右侧乳腺切除术后，术区未见肿瘤复发征象；（2）右肺上叶尖段结节状致密影，左肺上叶尖后段结节状磨玻璃状密度增高影，考虑转移可能性大；（3）肝右后叶上端海绵状血管瘤，与2014-02-10腹部CT片比较，病灶未见改变；（4）重度脂肪肝。复查胸部CT、骨ECT提示病情进展，于2017-08-07行TX方案全身化疗，具体为多西他赛120mg d1，卡培他滨3g d1~14，辅以唑来膦酸治疗和预防骨相关事件。化疗期间以康艾、艾迪增强免疫治疗，予奥美拉唑护胃、托烷司琼止吐等对症支持治疗。患者整个治疗过程顺利，未出现恶心、呕吐、发热、手麻等症状。患者入院时存在腰、小腿痛，NRS评分2分，住院期间患者未予任何止痛药治疗，疼痛基本可耐受。于2017-08-08带卡培他滨出院。出院诊断：（1）右乳浸润性导管癌ⅡA期术后复发，骨转移；（2）肝血管瘤。

药物治疗总结：

完整治疗过程的总结性分析意见：

1. 治疗原则分析　患者为（1）右乳浸润性导管癌ⅡA期术后复发，骨转移；（2）肝血管瘤，根据《中国抗癌协会乳腺癌诊治指南与规范（2015版）》，晚期乳腺癌常用的联合化疗方案包括环磷酰胺、多柔比星和5-Fu（FAC/CAF）；5-Fu、表柔比星和环磷酰胺（FEC）；环磷酰胺、吡柔比星和5-Fu（CTF）；多柔比星、环磷酰胺（AC）；表柔比星、环磷酰胺（EC）；多柔比星联合多西他赛或紫杉醇（AT）；环磷酰胺、氨甲蝶呤和5-Fu（CMF）；多西他赛联合卡培他滨；吉西他滨联合紫杉醇。对于三阴性乳腺癌，可选择吉西他滨加卡铂或顺铂。该患者使用多西他赛联合卡培他滨（XT）化疗方案，药物品种选择合理。

《MIMS ONCOLOGY 恶性肿瘤用药指南：乳腺癌》中提出了XT方案的具体用法用量：多西他赛75mg/m² d1，卡培他滨950mg/m²，每天2次口服，第1~14天使用，每3周重复。该患者体表面积1.64m²，使用化疗方案多西他赛120mg d1，卡培他滨3g d1~14，用法用量适宜。

2. 针对 XT 方案的预防用药 《肿瘤治疗相关呕吐防治指南（2014 版）》明确提出，化疗所致恶心呕吐的治疗原则之一是对于多药方案，应基于催吐风险最高的药物来选择用药，即对于该患者，应基于低致吐风险来选择预防性止吐治疗方案。虽然该指南对于低致吐风险化疗药的延迟性恶心、呕吐不推荐使用止吐药物预防，但对于低致吐风险化疗药的急性恶心、呕吐，推荐使用单药预防。因此，该患者有使用止吐药物的指征。

《肿瘤治疗相关呕吐防治指南（2014 版）》推荐，预防低致吐风险化疗药的急性呕吐处理上应该使用以下单药预防：地塞米松、5HT$_3$ 拮抗剂或多巴胺受体拮抗剂（如甲氧氯普胺）。根据以上描述，该患者使用托烷司琼联合苯海拉明预防多西他赛+卡培他滨的急性恶心、呕吐不符合指南推荐，仅需单用托烷司琼即可。于治疗当天化疗前使用，给药时机选择合理。托烷司琼的用法用量符合指南推荐，于化疗日使用以预防化疗所致急性呕吐，使用疗程也合理。

临床药师在本次治疗中参与药物治疗工作的总结：

在整个治疗过程中，临床药师深入了解医师制订该治疗方案的意义，根据患者的治疗情况评估潜在的风险，同时制订相应的药学监护计划并付诸实施。重点对卡培他滨、多西他赛及唑来膦酸的不良反应及使用注意事项进行了药学监护，积极治疗化疗期间不良反应的发生。考虑到化疗药物对机体的冲击，住院期间对患者进行了耐心疏导，嘱其在化疗过程中有可能出现乏力、无食欲等症状，尽量保持乐观愉悦心情。同时对患者进行用药指导的日常宣教，在患者的治疗中发挥了积极的作用。住院期间，患者未出现恶心呕吐、发热、手麻等症状。因患者采用的 TX 方案中多西他赛的剂量为 120mg，剂量偏低，且常规预防性服用了地塞米松，未发生体液潴留、过敏反应。患者本周期静脉化疗部分顺利完成，出院时患者病情控制可，临床药师顺利完成了此次药学监护。

患者出院后继续治疗方案和用药指导：

1. 服药疗程：卡培他滨需连用 2 周，间歇 1 周，3 周为 1 疗程。用药时间：2017-08-03～2017-08-16。

2. 服药时间与方法：卡培他滨需分早晚 2 次，饭后 30min 吞服。

3. 化疗药物对多脏器有毒副作用，定期复查生化、血常规。密切监视患者生命体征变化。若出现身体不适应及时通知医护人员。

4. 其他注意事项：低盐低脂饮食、少食多餐，进餐时间规律，适度运动。

治疗需要的随访计划和应自行检测的指标：

1. 出院后继续按计划口服卡培他滨片，每次 2 片，每日 2 次。化疗药物对多脏器有毒副作用，且多数滞后，出院后若出现身体不适及时通知医护人员。

2. 出院后每周复查血常规 2 次，如果白细胞低于 3×10^9/L，中性粒细胞低于 1.5×10^9/L，给予升白细胞治疗，血小板低于 60×10^9/L，给予升血小板治疗。

3. 2017-08-28 返院复诊，不适随诊。

签名：×××

该患者同期教学药历比较：

教学药历

建立日期：2017 年 08 月 04 日　　　　　　　　　　　　　建立人：×××

姓名	朱××	性别	女	出生日期	1969 年 09 月 23 日	住院号	××××××

住院时间：2017 年 08 月 03 日	出院时间：2017 年 08 月 08 日

籍贯：广东××	民族：汉族	工作单位：无

手机号码：136×××××××	联系地址：广东省广州市×××××××

身高（cm）	160	体重（kg）	60	体重指数	23.44
血型	O 型	血压（mmHg）	129/79	体表面积	1.60m²

不良嗜好（烟、酒、药物依赖）	无

主诉：

乳腺癌术后 4 年，腰痛半年。

现病史：

患者于 2013-10-12 在全麻下行右侧乳腺癌改良根治术+前哨淋巴结活检术，术后患者恢复良好。术后病理结果：（1）（右乳腺浸润性导管癌癌灶剔除）术后，残腔周围异物肉芽肿形成，未见癌组织残留；（2）乳头、四侧切缘、基底切缘及皮瓣四侧切缘未见癌；（3）（前哨）淋巴结癌转移（1/2），（右侧腋窝）淋巴结未见癌转移（0/8）；免疫组化：ER（-），PR（-），Her-2（+～2+），EGFR（-），VEGF（3+）。分别于 2013-10-19、2013-11-09、2013-11-30、2013-12-24、2014-01-16、2014-02-07 行术后 6 疗程化疗，方案为 AC×6 周期，q21d（多柔比星 60mg、环磷酰胺 600mg），过程顺利。后患者行他莫昔芬内分泌治疗至今。2017-02 患者开始出现腰痛，阵发性，针刺样，放射至小腿前外侧，就诊于当地医院，行腰椎 CT，腰 4 椎体骨质改变，考虑新生物，转移病灶可能性大（1.9cm×3.0cm×2.1cm），现患者为求进一步治疗入院。患者发病以来精神状态良好，食欲、睡眠好，大小便无明显异常，体重无明显改变。

入院查体：

体温：36.6℃，脉搏：89 次/分，呼吸：18 次/分，血压：129/79mmHg。NRS 评分 2 分，部位：腰、左小腿。右侧乳房缺如，右侧胸壁可见一自腋前线至胸骨旁长约 15cm 横行手术瘢痕，未见渗液、渗血，皮瓣无发黑、坏死，未扪及皮下积液。左侧乳房未扪及明显肿物，表面皮肤无红肿、溃烂及水肿，挤压乳头未见明显溢液，双侧腋窝及双侧锁骨上未触及明显肿大淋巴结。

辅助检查：

本院，病理结果：（1）（右乳腺浸润性导管癌癌灶剔除）术后，残腔周围异物肉芽肿形成，未见癌组织残留；（2）乳头、四侧切缘、基底切缘及皮瓣四侧切缘未见癌；（3）（前哨）淋巴结癌转移（1/2），（右侧腋窝）淋巴结未见癌转移（0/8）；免疫组化：ER（-），PR（-），Her-2（+～2+），EGFR（-），VEGF（3+）。

本院，骨扫描：骨骼显像未见骨转移征象。

既往病史：

否认肝炎、结核病史及其接触史，否认高血压、糖尿病史，否认中毒、外伤史，自诉1995年因"胃出血"于××市人民医院输O型血400ml，1999年3月、9月于妇幼保健院行"人流术"，否认特殊食物、药物过敏史，预防接种史不详。

既往用药史：

多柔比星60mg、环磷酰胺600mg，q21d，共6周期；他莫昔芬10mg，bid。

个人史：

出生并长期居住在本地，否认毒物、射线接触史，否认疫区旅游和居住史。无烟酒嗜好。无生食鱼虾史，冶游史不详；月经14岁4/25，2017-05-15。丈夫体健。

家族史：

否认家族性遗传史病，否认家族性肿瘤病史。

伴发疾病与用药情况：

无伴发疾病及相关用药史。

过敏史：

否认食物、药物过敏史。

药物不良反应及处置史：

无。

入院诊断：

1.右乳浸润性导管癌ⅡA期术后复发

2.肝血管瘤

出院诊断：

1.右乳浸润性导管癌ⅡA期术后复发

2.肝血管瘤

初始治疗方案：

药物治疗方案（8月3日）：

未用药

初始治疗方案分析：

患者，女，47岁，因"乳腺癌术后近4年，腰痛半年"。于2017-08-03入院，入院诊断：（1）右乳浸润性导管癌ⅡA期术后复发；（2）肝血管瘤。患者于2013-10-12在全麻下行右侧乳腺癌改良根治术+前哨淋巴结活检术。既往行6周期AC方案术后辅助化疗，他莫昔芬内分泌治疗至今。2017-02患者开始出现腰痛，阵发性，针刺样，放射至小腿前外侧，腰椎CT：腰4椎体骨质改变，考虑新生物，转移病灶可能性大（1.9cm×3.0cm×2.1cm），现患者为求进一步治疗入院。入院后予完善血常规、大小便常规、心电图、腹部B超、胸部CT、全身骨显像等相关检查，目前暂未予任何药物治疗，计划检查结果回报后综合评估病情后拟定下一步诊疗方案。此外，患者目前腰痛，阵发性，针刺样，放射至小腿前外侧，NRS评分2分，考虑到患者骨痛相对较轻，可耐受，可暂时不给予止痛，尽注意观察。一旦患者出现无法耐受的疼痛，应行相应的止痛治疗。

初始药物治疗监护计划：

1. 每日监护患者生命体征　体温、呼吸、脉搏、血压、心率。监护脉搏、血压、心率，以便评估用药方案及药物剂量。

2. 告知患者

（1）因脂肪饮食可以改变内分泌环境，加强或延长雌激素对乳腺上皮细胞的刺激，嘱低脂肪饮食。

（2）若腰、左小腿部位疼痛严重，难以入睡，请告知医生、护士或医师。

其他主要治疗药物：

用药目的	药物名称	用法用量	起止日期
止吐	注射用托烷司琼 5mg+地塞米松磷酸钠注射液 10mg+NS 100ml	ivgtt　qd	7/8
	地塞米松 10mg+5% GS 10ml	ivgtt　qd	6/8
	苯海拉明注射液 20mg	im　qd	7/8
护胃	NS 100ml+奥美拉唑 40mg	ivgtt　qd	7/8～8/8
	兰索拉唑肠溶胶囊 30mg	ivgtt　qd	6/8
化疗	NS 500ml+多西他赛注射液 120mg	ivgtt　qd	7/8
	卡培他滨片 1.5g	p.o.　bid	3/8～16/8
肿瘤辅助用药	NS 250ml+康艾注射液 40ml	ivgtt　qd	7/8～8/8
	NS 250ml+艾迪注射液 60ml	ivgtt　qd	7/8～8/8
止吐	NS 10ml+托烷司琼冻干粉针 5mg	ivgtt　qd	8/8
	5% GS 10ml+地塞米松 10mg	ivgtt　qd	8/8
抗骨转移	NS 100ml+ 唑来膦酸注射液 4mg	ivgtt　qd	8/8

药物治疗日志

2017-08-04

主诉：

患者诉腰痛，阵发性针刺样，放射至小腿外侧，NRS 评分 2 分，精神、食欲、睡眠可、大小便正常。

查体：

基本同前。

检查：

血常规：WBC 6.69×10^9/L，NEU 4.48×10^9/L，HGB 130g/L，PLT 204×10^9/L。

超声：（1）右侧乳腺切除术后、左侧乳腺增生；（2）脂肪肝；（3）胰腺回声增强；（4）胆、脾未见明显异常。

诊疗经过：

　　患者乳腺癌术后，既往行术后辅助化疗、内分泌治疗，病情曾控制可，此次入院患者诉腰痛半年，可复查胸部 CT、全身骨扫描。

　　未予药物治疗。

记录人：×××

2017 年 08 月 04 日

2017-08-06

主诉：

　　患者精神、睡眠可，诉仍有腰痛，疼痛可忍受，无恶心、呕吐，无心痛、头晕，无胸闷、气促等不适。

查体：

　　右侧乳房缺如，右侧胸壁可见一自腋前线至胸骨旁长约 15.0cm 的横行手术瘢痕，未见渗液、渗血，皮瓣无发黑、坏死，未扪及皮下积液。左侧乳房未扪及明显肿物，表面皮肤无红肿、溃烂及水肿，挤压乳头未见明显溢液，双侧腋窝及双侧锁骨上未触及明显肿大淋巴结。

检查：

　　骨 ECT：（1）第 4 腰椎见新发明显浓聚影，考虑为骨转移灶；（2）右侧第 6 前肋轻度浓聚影，建议定期复查；（3）骨骼其他部位未见明显异常。

　　胸部 CT：（1）右侧乳腺切除术后，术区未见肿瘤复发征象；（2）右肺上叶尖段结节状致密影，左肺上叶尖后段结节状磨玻璃状密度增高影，考虑转移可能性大；（3）肝右后叶上端海绵状血管瘤，与 2014-02-10 腹部 CT 片比较，病灶未见改变；（4）重度脂肪肝。

诊疗经过：

　　患者骨 ECT、胸部 CT 提示疾病进展，下一步拟行 TX 方案（多西他赛+卡培他滨）姑息性治疗，今日予口服地塞米松 10mg 进行多西他赛预处理，予兰索拉唑肠溶胶囊 30mg 抑酸处理。

记录人：×××

2017 年 08 月 06 日

2017-08-07

主诉：

　　患者诉仍有腰痛，疼痛可忍受，精神、睡眠可，无恶心、呕吐，无头痛、头晕，无胸闷、气促等不适。

查体：

　　基本同前。

诊疗经过：

　　患者乳腺癌术后复发诊断明确，既往行术后辅助化疗、内分泌治疗，复查胸部 CT、全身骨扫描提示病情进展，于今日行 TX 方案全身化疗，具体为多西他赛 120mg d1，卡培他滨 3g d1～14，辅以奥美拉唑护胃、托烷司琼止呕等对症支持治疗，辅以唑来膦酸治疗和预防骨相关事件。

分析与监护计划：

用药分析：

抗肿瘤治疗评价：该患者右侧乳腺癌改良根治术后近 4 年，既往行 6 周期 AC 术后辅助化疗，并接受他莫昔芬内分泌治疗。2017-02 患者开始出现腰痛，阵发性，针刺样，放射至小腿前外侧，腰椎 CT 示：腰 4 椎体骨质改变，考虑新生物，转移病灶可能性大（1.9cm× 3.0cm×2.1cm）。患者诊断明确，骨 ECT、胸部 CT 提示疾病进展；目前患者一般情况可，血常规、肝肾功能正常，无化疗禁忌，遂给予复发性乳腺癌姑息性治疗 TX 方案（多西他赛、卡培他滨）；因患者已发生骨转移，出现骨痛，化疗同时辅以唑来膦酸治疗。全身多处转移的复发性乳腺癌应以全身治疗为主，其中化疗、内分泌治疗、分子靶向治疗作为复发转移性乳腺癌的基本药物治疗。化疗方案的选择：（1）辅助治疗仅用内分泌治疗而未化疗的患者可以选择 CMF、CAF 或 AC 方案。（2）辅助化疗未用过蒽环类和紫杉类化疗的患者，如 CMF 辅助治疗失败的患者，首选 AT 方案；部分辅助治疗用过蒽环类和（或）紫杉类化疗，但临床未判定耐药和治疗失败的患者也可选用 AT 方案。（3）蒽环类辅助治疗失败的患者，推荐的联合化疗方案为 XT（卡培他滨联合多西他赛）和 GT（吉西他滨联合紫杉醇）方案。（4）紫杉类治疗失败的患者，目前尚无标准方案推荐，紫杉类和蒽环类治疗失败的患者，单药治疗可以考虑卡培他滨、长春瑞滨、吉西他滨，联合化疗可以考虑 GP（吉西他滨联合铂类）、NP（长春瑞滨联合铂类）、NX（长春瑞滨联合卡培他滨）。与单药化疗相比，联合化疗通常有更好的客观缓解率和进展时间。该患者应用化疗药物蒽环类治疗后出现疾病进展，故选择 XT 方案作为姑息治疗。本方案拟行 2 周期，后复查胸腹部 CT，与治疗前的基线检查结果对比，如果复查评价后证明治疗方案有效，应当重复原有治疗；如果为肿瘤进展，则应停止原有治疗，再序贯设计二线，甚至三线、更多线的方案。这就是"效不更方，无效必改"治疗理念。

乳腺癌骨转移的治疗方法：（1）缓解疼痛，恢复功能，改善生活质量；（2）预防和治疗骨相关事件；（3）控制肿瘤进展，延长生存期。针对上述目标用于治疗乳腺癌骨转移的方法主要包括化疗、内分泌治疗、分子靶向治疗、双膦酸盐治疗、手术治疗、放射治疗、镇痛及其他支持治疗。在化疗、内分泌及分子靶向治疗等全身性抗肿瘤治疗的基础上，加用双膦酸盐类可以预防和治疗骨相关事件；合理的局部治疗可以更好地控制骨转移症状，如手术是治疗单发骨转移病灶的积极手段，放射治疗是有效的局部治疗手段。该患者骨 ECT 提示第 4 腰椎见新发明显浓聚影，考虑为骨转移灶；右侧第 6 前肋轻度浓聚影，建议定期复查；其他部位未见明显异常。拟在化疗基础上给予双膦酸盐预防骨相关事件。双膦酸盐在肿瘤骨转移方面的应用主要基于其与骨具有高度亲和力，能被优先转运至骨代谢活跃部位，从而被破骨细胞摄取，可以抑制破骨细胞介导的骨重吸收作用，抑制破骨细胞成熟，抑制成熟破骨细胞的功能，抑制破骨细胞在骨质吸收部位的聚集，抑制肿瘤细胞扩散、浸润和黏附于骨基质。因此，此类药物主要适用于高钙血症、骨痛及治疗和预防骨相关事件。其中三代双膦酸盐因其在侧链上引入含氮杂环结构，在疗效方面表现出更强的抗骨吸收活性，代表药物有唑来膦酸，抑制骨吸收活性是伊班膦酸的 44 倍，帕米膦酸的 850 倍，氯膦酸的 16 700 倍；且使用剂量更小，给药更方便；不良反应也更少。故该患者选择唑来膦酸用于抗骨转移治疗。考虑到患者骨痛相对较轻，可耐受，目前已予唑来膦酸治疗，可暂时不给予止痛，仅注意观察。一旦患者出现无法耐受的疼痛，应行相应的止痛治疗。

药学监护：

卡培他滨常见副作用为手足综合征、腹泻、白细胞减少、乏力及口腔炎，针对该药需要进行以下监护：

1. 手足综合征（手掌-足底感觉迟钝或化疗引起肢端红斑） 是一种皮肤毒性反应，（中位出现时间为 79 天，范围为 11～360 天），严重程度为 1～3 度。若出现 2 度或 3 度手足综合征应中断使用卡培他滨，直至恢复正常或严重程度降至 1 度。发生过 3 度手足综合征后，再次使用卡培他滨时剂量应减低。治疗期间注意患者是否出现手足麻木、感觉迟钝、无痛感，或疼痛感，皮肤肿胀或红斑，脱屑、皲裂、硬结样水疱等不良反应，同时嘱患者避免手足的频繁摩擦和过度受压，并避免进行较重的体力劳动和激烈的运动。注意穿宽松、舒适的鞋子，加强足部皮肤护理。

2. 口腔炎 检查患者口腔黏膜情况，早发现口腔炎及口腔溃疡，尽早给予核黄素磷酸钠等药物进行处理。发现口腔炎的患者要注意是否合并真菌感染，若有真菌感染，即予咽拭子培养，给予抗真菌药物。

3. 血常规 卡培他滨可引起 3 度或 4 度中性粒细胞减少、血小板减少或血红蛋白降低。因此，出院后口服卡培他滨的同时务必每周至少复查一次血常规。

多西他赛常见副作用为过敏反应、体液潴留、脱发等，针对该药需要进行以下监护：

1. 过敏反应 多西他赛因含有增溶剂吐温 80 而常出现过敏反应。通常发生在开始滴注几分钟内，轻反应为皮疹，多发于手、足，严重者可出现胸闷、背痛、呼吸困难、低血压、支气管痉挛、全身红斑等。用药前详细询问患者有无过敏史，使用前一定常规预防性使用抗过敏药物（地塞米松），对高敏体质者，可同时加用抗组胺药。备好抢救药品，一旦发生过敏反应则应立即停止给药并积极进行抢救。对发生严重过敏反应者不可再次使用该药。针对该患者，通过检测其在给药过程中，脉搏、血压（30min 检查一次，共 8 次）波动变化来判断，以便及时预防多西他赛不良反应发生。

2. 体液潴留 据报道，部分患者用多西他赛后，可因毛细血管通透性增加而发生体液潴留综合征，表现为进行性外周水肿、胸腔积液和腹水，停药后可逐渐消失。化疗前，可选糖皮质激素（地塞米松）作预防性用药。在治疗的疗程中，以及其后续周期治疗中，应该全面评估患者病情进展以判断药物治疗效果，同时随时计算化疗药物治疗以来的累加剂量以更好地监护药物不良反应。

3. 脱发 多西他赛治疗后 10～15 天会引起不同程度的脱发，脱发会给患者外观带来变化和沉重的心理压力。在化疗前向患者解释清楚，化疗药作用于毛囊，会引起暂时性脱发，停药后 1～2 个月均可恢复再生。嘱患者化疗期间防止头发受到过冷、过热刺激，避免过分洗头和用力梳头，不要染发或烫发，避免使用电吹风。

唑来膦酸使用过程中的药学监护：

1. 发热是唑来膦酸最常见的不良反应之一，常于静脉滴注后出现。

2. 在使用双膦酸盐前，应检测患者血清电解质，重点关注血肌酐、血清钙、膦酸盐、镁等指标。

3. 鉴于有文献报道少数患者在长期使用双膦酸盐后发生下颌骨坏死，因此，在使用双膦酸盐前应注意患者口腔检查，嘱患者每日口腔清洁，服药期间尽量避免包括拔牙在内的口腔手术操作。另外，化疗、使用激素、口腔卫生差合并牙周病变和牙周脓肿等因素会增加下颌骨坏死发生风险，用药过程应注意。

4. 停药指征　使用过程中监测到明确与双膦酸盐相关的严重不良反应。治疗过程中肿瘤恶化，出现其他脏器转移，并危及生命。需要注意的是，经过其他治疗骨痛缓解不是停药指征。

记录人：×××

2017 年 08 月 07 日

2017-08-08

主诉：

患者一般情况可，诉仍有腰痛，余未诉不适。

查体：

基本同前。

诊疗经过：

患者已结束静脉给药部分化疗，情况稳定，今日带药出院继续口服给药部分化疗。

出院带药方案：

卡培他滨片 1.5g，p.o. bid（2017-08-16 止）。

记录人：×××

2017 年 08 月 08 日

药物治疗总结

完整治疗过程的总结性分析意见：

患者，女，47 岁，因"乳腺癌术后近 4 年，腰痛半年"。于 2017-08-03 入院，入院诊断：（1）右乳浸润性导管癌ⅡA 期术后复发；（2）肝血管瘤。患者于 2013-10-12 在全麻下行右侧乳腺癌改良根治术+前哨淋巴结活检术。既往行 6 周期 AC 方案术后辅助化疗，他莫昔芬内分泌治疗至今。2017-02 患者开始出现腰痛，阵发性，针刺样，放射至小腿前外侧，腰椎 CT：腰 4 椎体骨质改变，考虑新生物，转移病灶可能性大（1.9cm×3.0cm×2.1cm）。入院后予完善血常规、大小便常规、心电图、腹部 B 超、胸部 CT、全身骨显像等相关检查，血常规：WBC $6.69×10^9$/L，NEU $4.48×10^9$/L，HGB 130g/L，PLT $204×10^9$/L。超声：（1）右侧乳腺切除术后、左侧乳腺增生；（2）脂肪肝；（3）胰腺回声增强；（4）胆、脾未见明显异常。骨 ECT：（1）第 4 腰椎见新发明显浓聚影，考虑为骨转移灶；（2）右侧第 6 前肋轻度浓聚影，建议定期复查；（3）骨骼其他部位未见明显异常。胸部 CT：（1）右侧乳腺切除术后，术区未见肿瘤复发征象；（2）右肺上叶尖段结节状致密影，左肺上叶尖后段结节状磨玻璃状密度增高影，考虑转移可能性大；（3）肝右后叶上端海绵状血管瘤，与 2014-02-10 腹部 CT 片比较，病灶未见改变；（4）重度脂肪肝。复查胸部 CT、骨 ECT 提示病情进展，于 2017-08-07 行 TX 方案全身化疗，具体为多西他赛 120mg d1，卡培他滨 3g d1～14，辅以唑来膦酸治疗和预防骨相关事件。化疗期间以康艾、艾迪增强免疫治疗，予奥美拉唑护胃、托烷司琼止呕等对症支持治疗。患者整个治疗过程顺利，未出现恶心、呕吐、发热、手麻等症状。患者入院时存在腰痛、小腿痛，NRS 评分 2 分，住院期间患者未予任何止痛药治疗，疼痛基本可耐受。2017-08-08 患者带卡培他滨出院。出院诊断：（1）右乳浸润性导管癌ⅡA 期术后复发，骨转移；（2）肝血管瘤。

临床药师在本次治疗中参与药物治疗工作的总结：

在整个治疗过程中，临床药师深入了解医师制订该治疗方案的意义，根据患者的治疗情况评估潜在的风险，同时制订相应的药学监护计划并付诸实施。重点对卡培他滨、多西他赛及唑来膦酸的不良反应及使用注意事项进行了药学监护，积极治疗化疗期间不良反应的发生。考虑到化疗药物对机体的冲击，住院期间对患者进行了耐心疏导，嘱在化疗过程中可能出现乏力、无食欲等症状，尽量保持乐观愉悦心情。同时对患者进行用药指导的日常宣教，在患者的治疗中发挥了积极的作用。住院期间，患者未出现恶心呕吐、发热、手麻等症状。因患者采用的 TX 方案中多西他赛的剂量为 120mg，剂量偏低，且常规预防性服用了地塞米松，未发生体液潴留、过敏反应。患者本周期静脉化疗部分顺利完成，出院时患者病情控制可，临床药师顺利完成了此次药学监护。

患者出院后继续治疗方案和用药指导：

1. 服药疗程 卡培他滨需连用 2 周，间歇 1 周，3 周为 1 疗程。用药时间：2017-08-03 至 2017-08-16。

2. 服药时间与方法 卡培他滨需分早晚 2 次，饭后 30min 吞服。

3. 化疗药物对多脏器有毒副作用，定期复查生化、血常规。密切监视患者生命体征变化。若出现身体不适及时通知医护人员。

4. 其他注意事项 低盐低脂饮食、少食多餐，进餐时间规律，适度运动。

治疗需要的随访计划和应自行检测的指标：

1. 出院后继续按计划口服卡培他滨片，每次 2 片，每日 2 次。化疗药物对多脏器有毒副作用，且多数滞后，出院后若出现身体不适及时通知医护人员。

2. 出院后每周复查血常规 2 次，如果白细胞低于 $3 \times 10^9/L$，中性粒细胞低于 $1.5 \times 10^9/L$，给予升白细胞治疗，血小板低于 $60 \times 10^9/L$，给予升血小板治疗。

3. 2017-08-28 返院复诊，不适随诊。

记录人：×××

2017 年 08 月 08 日

临床带教老师评语
本药历能够及时、全面地记录、分析乳腺癌患者的基本诊疗过程，参与患者基本方案选定，能够分析疗效和用药的关系。 　　　　　　　　　　　　　　　　　　　　　　　　　　　　　　签字：×××

药学带教老师评语
本药历针对晚期转移性乳腺癌患者进行药学监护。药历完整地记录了患者治疗经过、相关辅助检查结果，对治疗进行了适当的分析，并根据治疗药物特点和患者情况制订了个体化的重点药学监护内容。通篇药历未出现药品名称、给药途径错误、缺项等原则问题，说明药师基本掌握药历书写方法。但监护点仍需细化到具体指标、具体监测周期。 　　　　　　　　　　　　　　　　　　　　　　　　　　　　　　签字：×××

　　　　　　　　　　　　　　　　　　　　　　　　　　（骆　岸　陈盛阳）

工作药历 7：

住院患者工作药历

姓名：成×× 　　出生年月：1960 年 10 月 02 日 　　性别：男 ☑　女 □

民族：汉族 　　入院科室：肿瘤内科 　　入院时间：2017 年 10 月 08 日

身高体重：173cm，70kg 　　是否吸烟：是☑ 否□

出院时间：2017 年 10 月 16 日

食物药物过敏史：否认食物、药物过敏史

联系方式：133×××××××××

付费方式：基本医保☑　公费医疗□　自费□　职业：无业人员

教育程度：小学以下□　小学□　初中☑　高中技校□　中专□　大专□　大学及以上□

入院诊断：

1. 胃腺癌术后 　　多发淋巴结转移

2. 胃大部切除术后

3. 慢性乙型病毒性肝炎

出院诊断：

1. 胃腺癌术后 　　多发淋巴结转移

2. 胃大部切除术后

3. 慢性乙型病毒性肝炎

既往病史及用药史：

　　否认肝炎、结核、传染病史，否认高血压、糖尿病史，手术史如上述，否认其他手术、外伤史，否认输血史、否认食物、药物过敏史。预防接种史不详。2016-08～2016-12 行 6 周期 XELOX 方案，具体为奥沙利铂 0.2g d1，卡培他滨 1.5g bid d1～14，过程顺利。2017-04、

2017-07 行 2 周期 XP（卡培他滨、顺铂）方案化疗，过程顺利。

现病史：

患者，57 岁，男性，于 2012 年因确诊为"胃癌"于当地医院行毕 I 式胃大部切除术，术程顺利，术后未行化疗等其他抗肿瘤治疗。2016-08 患者因"反复上腹痛 1 年"就诊于×××附属医院，查上腹部增强 CT，行左锁骨上淋巴结穿刺活检提示，胃癌伴多发淋巴结转移，查无明显禁忌，2016-08～2016-12 行 6 周期 XELOX 方案，具体为奥沙利铂 0.2g d1，卡培他滨 1.5g bid d1～14，过程顺利。2016-12 复查上腹部增强 CT 示左侧叶间胸膜结节样增厚，右锁骨上淋巴结稍肿大；腹腔、腹膜后多发小结节状高密度影，考虑淋巴结钙化。2017-04、2017-07 行 2 周期 XP 方案化疗，过程顺利。2017-09 患者无明显诱因反复出现上腹部胀痛，进食及休息不能缓解，无恶心呕吐，无发热寒战等其他不适，今为进一步治疗来笔者所在医院就诊，门诊于 2017-10-08 以"胃癌"收入院，共住院 9 天，于 2017-10-06 出院。

药物治疗总结：

完整治疗过程的总结性分析意见：

1. 治疗原则分析 患者为胃癌术后，晚期患者 5 年生存率不足 5%，中国作为胃癌的高发国家，因胃癌死亡人数约占全球 50%，高比例的术后复发转移则是造成其死亡率高的主要原因之一。关于胃癌辅助化疗的研究，显示术后辅助化疗较单独手术可改善胃癌患者 3 年生存率，并可以降低 22% 死亡风险，从而奠定了术后辅助化疗在胃癌综合治疗中的地位。术后化疗方案中尤以 5-Fu 联合铂类为一线推荐。该患者既往已接受过卡培他滨联合铂类的化疗，然而效果不佳。多西他赛联合铂类治疗方案用于胃癌术后，属二线治疗，近年来，该方案用于胃癌术后化疗的疗效越来越得到学术界的认可，许多临床研究表明两药联合使用可发挥协同作用，提高了患者的治疗效果。有助于改善患者的生活质量。该患者排除化疗禁忌后开始给予多西他赛联合奈达铂进行化疗。该方案选择合理，且方案中各药的给药剂量恰当。

2. 针对 DP 方案的预防用药及药学监护 使用 DP 方案的过程中常因恶心、呕吐等胃肠道反应而导致化疗难以顺利完成，严重影响患者治疗进程及预后，该患者在执行 DP 方案化疗的过程中使用托烷司琼联合地塞米松预防恶心呕吐的发生。整个化疗过程中，患者未诉恶心呕吐。化疗前一天开始口服地塞米松预防多西他赛导致的皮疹及体液潴留的发生，并且嘱患者密切关注四肢是否出现水肿、皮疹，尿量是否减少，整个治疗周期中，患者未出现皮疹、体液潴留等不良反应。

肾脏是奈达铂排泄的主要器官，所以肾毒性是大剂量奈达铂化疗的主要不良反应之一，用后可致血清尿素氮及肌酐升高，多为可逆性，个别严重者可致不可逆肾衰竭。因此，奈达铂的溶媒量应该足够大，并且充分水化，每次 80～100mg/m^2 溶于溶媒中，溶媒量至少为 300ml 静脉滴注后再补液 1000～1500ml，而且需要嘱患者大量饮水，促进毒性药物排出，以防止尿酸结晶形成造成肾功能损害。化疗期间每日水摄入量维持在 3000～3500ml，使尿量维持在 2500ml 以上，水化过程中注意观察液体超负荷病症并及时处理，定期监测血清电解质、肾功能情况，同时观察 24h 尿量及尿颜色。必要时给予碳酸氢钠碱化尿液，别嘌醇抑制尿酸的形成，监测尿液的酸碱度，pH 保持在 6.5～7.0。此外，患者在化疗过程中使用了奥美拉唑，抑制酸分泌，起到保护胃黏膜的作用，防止因使用地塞米松而导致的胃黏膜损伤，从而提高肿瘤患者的生活质量。

临床药师在本次治疗中参与药物治疗工作的总结：

1. 患者为胃癌术后患者，此次入院复查腹部 CT，了解病情后予以第 1 周期 DP 方案化疗，化疗前临床药师对患者予以用药教育，嘱患者化疗过程中大量饮水，监测每天尿量以保证每天出入量。化疗过程顺利，患者未诉明显不适。

2. 该患者化疗前一天已口服地塞米松，而化疗当天及化疗后予以静脉给予地塞米松，依据多西他赛说明书，临床药师建议其依旧使用口服地塞米松预防体液潴留，从化疗前一天开始服用，共服用 3 天，而不应改为静脉给予。

3. 康艾注射液联合化疗协同抗肿瘤，能提高患者的生存质量，减轻化疗的毒副作用这一结论并没有大型临床研究数据予以支持，因此临床药师建议对该中药注射剂的使用应该谨慎对待。

4. 该治疗方案中，托烷司琼与地塞米松配伍使用，通过查阅两者的说明书及相关文献发现，托烷司琼及地塞米松的说明书中均未提到两者存在配伍禁忌，但有个别文献报道两药物配伍使用存在配伍禁忌，故临床药师建议托烷司琼与地塞米松联合应用时，应尽可能不将两种药物配在同一注射器内，同时用药前观察液体有无浑浊、沉淀、变色现象，以确保患者安全，减少护患纠纷。

治疗需要的随访计划和应自行检测的指标：

1. 患者出院后应加强营养，并遵守医嘱约定时间回医院复查。为下一阶段的治疗做准备。

2. 出院后每 3 天复查一次血常规，若 $WBC < 3 \times 10^9/L$，$NEU < 1.5 \times 10^9/L$，$PLT < 75 \times 10^9/L$，立即于当地医院行升白细胞、升血小板治疗。

签名：×××

该患者同期教学药历比较：

教学药历

建立日期：2017 年 10 月 09 日　　　　　　　　　　　　　　建立人：×××

姓名	成××	性别	女	出生日期	1960 年 10 月 02 日	住院号	××××××
住院时间：2017 年 10 月 08 日				出院时间：2017 年 10 月 16 日			
籍贯：江西××		民族：汉族		工作单位：无			
手机号码：133××××××××				联系地址：江西省赣州市××××××××			
身高（cm）		173	体重（kg）		70	体重指数	23.39
血型		O 型	血压（mmHg）		100/68	体表面积	$1.87m^2$
不良嗜好（烟、酒、药物依赖）			吸烟 40 年，约每日一包，2010 年起戒烟，无酗酒史，否认药物依赖史。				
主诉： 　　胃癌术后 5 年，腹痛 1 月余。							

现病史：

患者 2012 年因确诊 "胃癌"于当地医院行毕Ⅰ式胃大部切除术，术程顺利，术后未行化疗等其他抗肿瘤治疗。2016-08 患者因"反复上腹痛 1 年"就诊于江西省某医学院附属医院查上腹部增强 CT，提示胃大部切除术后改变，术区未见明确占位，腹腔及腹膜后多发钙化淋巴结并淋巴结肿大。查颈部超声：（1）左侧颈部及锁骨上多发肿大淋巴结伴钙化，建议进一步检查；（2）右侧颈部淋巴结可见，行左锁骨上淋巴结穿刺活检，病理示转移性腺癌。综合检查结果，诊断为胃癌伴多发淋巴结转移，查无明显禁忌，2016-08～2016-12 行 6 周期 XELOX 方案，具体为奥沙利铂 0.2g d1，卡培他滨 1.5g bid d1～14，过程顺利。2016-12 复查上腹部增强 CT：胃部呈术后改变，可见金属吻合口影，术区未见明确肿块征象，左侧叶间胸膜结节样增厚，右锁骨上稍肿大淋巴结节：请与旧片结合；腹腔，腹膜后多发结节状高密度影，考虑淋巴结钙化。2017-04、2017-07 行 2 周期 XP 方案化疗，过程顺利。2017-09 患者无明显诱因下反复出现上腹部胀痛，进食及休息不能缓解，无恶心呕吐，无发热寒战等其他不适，今为进一步治疗来笔者所在医院就诊，门诊以"胃癌"收入院。自发病以来，患者精神状态良好，体力情况一般，食欲食量一般，睡眠情况良好，近 5 年来体重减轻 15kg，大便正常，小便正常。

查体：

体温：36.2℃，脉搏：74 次/分，呼吸：18 次/分，血压：100/68mmHg。KPS 评分 80 分。营养中等，全身皮肤黏膜无黄染，全身浅表淋巴结节无肿大。颈软无抵抗，气管居中，双肺、心脏查体未及异常。腹平坦，腹正中见一长约 10cm 陈旧性手术切口瘢痕，愈合良好，腹部柔软，无压痛，腹部无包块。肝、脾肋下未触及。脊柱、四肢活动自如，无畸形，双下肢无水肿。病理性反射未引出。

辅助检查：

2016-07-29，某县人民医院，胃镜检查结果提示：毕Ⅰ式胃大部切除术后残余胃吻合口炎。

2016-08，江西某医学院附属医院，上腹部增强 CT：（1）胃大部分切除术后改变，术区未见明确占位，腹腔及腹膜后多发钙化淋巴结显示并淋巴结肿大；（2）胆囊结石并胆囊炎。

2016-08，江西某医学院附属医院，胃镜检查：（1）胃大部分切除术后；（2）吻合口炎；（3）残胃炎。

2016-08，江西某医学院附属医院，颈部超声：（1）左侧颈部及锁骨上多发肿大淋巴结伴钙化，建议进一步检查；（2）右侧颈部淋巴结可见；（3）右侧锁骨上未见明显异常肿大淋巴结。

2016-08-25，江西某市级三甲人民医院，左锁骨上淋巴结穿刺活检，病理（C12599）：左颈部淋巴结穿刺细胞学涂片检查：镜下见增生的瘤细胞，核大、浆少，围成不规则腺样结构。意见：转移性腺癌。

2016-12，江西某医学院附属医院，上腹部增强 CT：胃部呈术后改变，可见金属吻合口影，术区未见明确肿块征象，左侧叶间胸膜结节样增厚，有锁骨上稍肿大淋巴结；结合旧片比较；腹腔、腹膜后多发小结节状高密度影，考虑淋巴结钙化。

2017-07-07，江西某医学院附属医院，胸部、上腹部增强 CT："胃癌术后"复查：（1）胃部分缺如，呈术后改变：胆管轻度扩张；（2）腹腔及腹膜后淋巴结显示及部分淋巴结钙化；（3）脾大；（4）胸部 CT 平扫未见明显异常。

既往病史：

否认肝炎、结核、传染病史，否认高血压、糖尿病史，手术史如上述，否认其他手术、外伤史，否认输血史、否认食物、药物过敏史。预防接种史不详。

既往用药史：

入院前未自行服药。

个人史：

生于江西某县，久居本地，无疫区、疫情、疫水接触史，吸烟 40 年，约每日 1 包，2012 年起戒烟，无酗酒史。

家族史：

否认家族性遗传病史，否认家族性肿瘤病史。

伴发疾病与用药情况：

无伴发疾病及相关用药史。

过敏史：

否认食物、药物过敏史。

药物不良反应及处置史：

无。

入院诊断：

1. 胃腺癌术后　　多发淋巴结转移
2. 胃大部切除术后
3. 慢性乙型病毒性肝炎

出院诊断：

1. 胃腺癌术后　　多发淋巴结转移
2. 胃大部切除术后
3. 慢性乙型病毒性肝炎

初始治疗方案：

药物治疗方案（10 月 09 日）：

用药目的	药物名称	用法用量	起止日期
预处理	地塞米松片 10mg	p.o.　qd	14/10
止痛	吗啡缓释片 30mg	p.o.　q12h	9/10～16/10
护胃	兰索拉唑肠溶胶囊 30mg	p.o.　qd	14/10
抗肿瘤辅助治疗	氨基酸注射液 250ml	p.o.　qd	9/10～16/10
	康艾注射液 40ml+NS 250ml	ivgtt　qd	9/10～16/10

初始治疗方案分析：

该患者为 57 岁男性患者，给予的初始药物治疗包括：

1. 预防过敏及体液潴留　患者入院将进行第 1 周期的 DP 方案化疗，DP 方案中的多西他赛注射液因含有增溶剂吐温 80 而常出现过敏反应，过敏反应是其常见毒副作用，发生率约 39%，其中严重者占 2%，甚至有死亡的报道。通常发生在开始静脉滴注几分钟内，轻反应为皮疹，多发于手、足，严重者可出现胸闷、背痛、呼吸困难、低血压、支气管痉挛、全身红斑等。此外，依据多西他赛的药品说明书及相关文献报道，部分患者使用多西他赛后，可因毛细血管通透性增加而发生体液潴留综合征，有研究表明使用多西他赛治疗前 1 天口服地塞米松可预防过敏及体液潴留的发生。虽然该患者无药物过敏史，但在给予多西他赛之前口服地塞米松预处理是很有必要的。

2. 护胃治疗　该患者在预处理中使用了兰索拉唑抑酸治疗，兰索拉唑是继奥美拉唑之后一种新的质子泵抑制剂。其与奥美拉唑的不同之处是亲脂性较强，可迅速透过壁细胞膜转变为次磺酸和次黄酰胺衍生物而发挥对胃肠道黏膜的保护和修复作用，生物利用率较奥美拉唑提高了 30%，患者口服地塞米松预处理的同时口服兰索拉唑肠溶胶囊，能更好地起到保护胃黏膜的作用。

3. 止痛治疗　患者入院时诉上腹部胀痛，疼痛评分为 6 分，属中度疼痛，故予吗啡缓释片控制疼痛。吗啡主要通过与不同脑区的阿片受体结合，模拟内源性阿片肽的作用，抑制 P 物质的释放，干扰痛觉冲动传入中枢而发挥镇痛作用。吗啡类药物对不同类型阿片受体亲和力及内在活性不完全相同，与脊髓胶质区、丘脑内侧、脑室及导水管周围灰质的阿片受体结合可引起镇痛作用。

4. 辅助治疗　康艾注射液的主要成分为黄芪、人参、苦参，具有补气、增强免疫功能、提高抗肿瘤免疫效应的作用。研究表明，康艾注射液联合化疗治疗晚期肺癌与单纯化疗相比，可减轻化疗所致的白细胞减少，改善疲劳乏力等不适，提高患者的生存质量，因此化疗前给予康艾辅助治疗，能一定程度地增强患者的免疫功能，使其顺利完成本周期化疗。

氨基酸在能量供给充足的情况下，可进入组织细胞，参与蛋白质的合成代谢，获得正氮平衡，并生成酶类、激素、抗体、结构蛋白，促成组织愈合，恢复机体正常生理功能。患者化疗前输注氨基酸，目的是改善患者的营养状况，为化疗作准备。

初始药物治疗监护计划：

1. 每日监护患者生命体征　体温、呼吸、脉搏、血压（每 30min 监测一次，每天检测 8 次）、心率。

2. 复查患者血常规　患者拟行第 1 周期 DP 方案化疗，故在化疗前复查血常规以排除化疗禁忌尤为重要，确保 $WBC \geqslant 3.0 \times 10^9/L$，$NEU \geqslant 1.5 \times 10^9/L$，$PLT \geqslant 60 \times 10^9/L$，$RBC \geqslant 2 \times 10^{12}/L$，$HGB \geqslant 80g/L$，方可执行化疗方案。

3. 使用地塞米松的药学监护　应用 DP 方案前一天予以地塞米松预处理，虽然地塞米松的剂量较小，但激素类药物易引起消化性溃疡，因此给予兰索拉唑肠溶胶囊保护胃黏膜。依据多西他赛的说明书，除有禁忌证外，所有使用多西他赛治疗的患者在治疗前均必须预服药物，此类药物只能包括口服糖皮质激素类，如地塞米松，在多西他赛静脉滴前一天服用，每天 16mg（如每日 2 次，每次 8mg），持续 3 天。该患者在使用多西他赛的前一天口服地塞米松 10mg 进行预处理，剂量偏小，且仅用一天。临床药师建议在使用多西他赛之前应严格按照其说明书中提供的方法进行规范的预处理。

4. 使用兰索拉唑的药学监护　在使用兰索拉唑过程中可能出现间质性肺炎（<0.1%），表现为发热、咳嗽、呼吸困难、肺部呼吸音异常等，应迅速终止用药，实施胸部 X 线检查，并给予肾上腺皮质激素等适当处理。

5. 吗啡缓释片为缓释制剂，因此临床药师嘱患者服药时必须整片吞服，不要掰开、咀嚼或碾碎，否则会导致潜在性致死剂量的吗啡快速释放和吸收。此外，服用阿片类止痛药可引起便秘，因此临床药师在患者服药过程中嘱患者多饮水，可进食香蕉、蜂蜜等食物以保持大便通畅。

其他主要治疗药物：

用药目的	药物名称	用法用量	起止日期
化疗	奈达铂 100mg+NS 500ml	ivgtt　qd	15/10
	多西他赛 120mg+NS 500ml	ivgtt　qd	15/10
止吐	注射用托烷司琼 5mg+地塞米松磷酸钠注射液 10mg+NS 100ml	ivgtt　qd	15/10
	地塞米松 10mg+5% GS 10ml	ivgtt　qd	16/10
护胃	奥美拉唑 40mg+NS 100ml	ivgtt　qd	15/10～16/10
保护心肌	磷酸肌酸钠 1g+NS 250ml	ivgtt　qd	15/10～16/10

药物治疗日志

患者，57 岁，男性，于 2012 年因确诊为"胃癌"于当地医院行毕 I 式胃大部切除术，术程顺利，术后未行化疗等其他抗肿瘤治疗。2016-08 患者因"反复上腹痛 1 年"就诊于江西某医学院附属医院，查上腹部增强 CT，行左锁骨上淋巴结穿刺活检：胃癌伴多发淋巴结转移，查无明显禁忌，2016-08～2016-12 行 6 周期 XELOX 方案，具体为奥沙利铂 0.2g d1，卡培他滨 1.5g bid d1～14，过程顺利。2017-12 复查上腹部增强 CT：左侧叶间胸膜结节样增厚，右锁骨上稍肿大淋巴结；腹腔、腹膜后多发小结节状高密度影，考虑淋巴结钙化。2017-04、2017-07 行 2 周期 XP 方案化疗，过程顺利。2017-09 患者无明显诱因下反复出现上腹部胀痛，进食及休息不能缓解，无恶心呕吐，无发热寒战等其他不适，今为进一步治疗来笔者所在医院就诊。门诊以"胃癌"收入院，经过诊断，为胃癌术后伴多发淋巴结转移，鉴于患者术后已行 6 周期 XELOX 方案及 2 周期 XP 方案化疗，效果均不佳。此次入院拟开始二线治疗方案 DP 方案化疗。

记录人：×××
2017 年 10 月 08 日

2017-10-08

主诉：

患者入院时诉腹部稍有胀痛，无恶心呕吐，无发热寒战，无胸闷胸痛等不适，一般情况可，精神可，睡眠可，饮食可，大小便无异常。

查体：

体温：36.2℃，脉搏：74 次/分，呼吸：18 次/分，血压：100/68mmHg。腹平坦，腹正中见一长约 10.0cm 陈旧性手术切口瘢痕，愈合良好，无腹壁静脉曲张，腹部柔软，无压痛、反跳痛，腹部无包块。肝脾肋下未触及，Murphy 征阴性，肾区无叩击痛，无移动性浊音。肠鸣音未见异常，4 次/分。

分析与监护：

嘱患者加强营养，为后续治疗做准备。

记录人：×××

2017 年 10 月 08 日

2017-10-09

主诉：

患者仍诉腹痛，且较前加重，无恶心呕吐，无发热寒战，无胸闷胸痛等不适，一般情况可，精神可，睡眠可，饮食可，大小便无异常。

查体：

体温：36.4℃，脉搏：74 次/分，呼吸：18 次/分，血压：104/69mmHg。腹平坦，腹正中见一长约 10.0cm 陈旧性手术切口瘢痕，愈合良好，无腹壁静脉曲张，腹部柔软，无压痛、反跳痛，腹部无包块。肝脾肋下未触及，Murphy 征阴性，肾区无叩击痛，无移动性浊音。肠鸣音未见异常，4 次/分。

检查：

血常规：PLT 139×10^9/L；RBC 3.72×10^{12}/L；HGB 124g/L；NEU 4.45×10^9/L；WBC 6.74×10^9/L。

诊疗经过：

患者今日仍诉腹痛，且较前加重，对其进行疼痛评估，NRS 评分 6 分，临床医生给予吗啡缓释片镇痛治疗。此外，给予康艾增强患者免疫功能。给予氨基酸改善患者营养状况。已预约腹部增强 CT，待 CT 结果出来后全面评估病情再考虑后续治疗。

分析及监护计划：

对患者进行疼痛评估，NRS 评分 6 分，属中度疼痛，依据 2010 年 NCCN 疼痛诊疗指南，应先给予吗啡对该患者进行阿片类剂量滴定，确定剂量后再转换成缓控释制剂。此外，康艾注射液联合化疗协同抗肿瘤，能提高患者的生存质量，减轻化疗的毒副作用这一结论并没有大型临床研究数据给予支持，因此临床药师建议对该中药注射剂的使用应谨慎对待，其他用药分析及药学监护计划参照"初始药物治疗分析"及"初始药物治疗监护计划"。

记录人：×××
2017 年 10 月 09 日

2017-10-10

主诉：

患者诉腹痛稍有好转，无恶心呕吐，无发热寒战，无胸闷胸痛等不适，一般情况可，精神可，睡眠可，饮食可，大小便无异常。

查体：

体温：36.5℃，脉搏：74 次/分，呼吸：18 次/分，血压：105/70mmHg。腹平坦，腹正中见一长约 10.0cm 陈旧性手术切口瘢痕，愈合良好，无腹壁静脉曲张，腹部柔软，无压痛、反跳痛，腹部无包块。肝脾肋下未触及，Murphy 征阴性，肾区无叩击痛，无移动性浊音。肠鸣音未见异常，4 次/分。

检查：

生化：ALB 34.9g/L；DBIL 9.0μmol/ L；TBIL 21.7μmol/ L；AST 59U/L；ALT 80U/L；BUN 8.14mmol/L。

诊疗经过：

患者今日腹痛稍有缓解，对其进行疼痛评估，NRS 评分 4 分，继续给予吗啡缓释片镇痛治疗。此外，继续给予康艾增强患者免疫功能及给予氨基酸改善患者营养状况。已预约腹部增强 CT，待 CT 结果出来后全面评估病情再考虑后续治疗。

分析及监护计划：

用药分析及药学监护计划同前一天。

记录人：×××
2017 年 10 月 10 日

2017-10-11 至 2017-10-13

主诉：

患者诉腹痛缓解，无恶心呕吐，无发热寒战，无胸闷胸痛等不适，一般情况可，精神可，睡眠可，饮食可，大小便无异常。

查体：

体温：36.4℃，脉搏：74 次/分，呼吸：18 次/分，血压：101/68mmHg。腹平坦，腹正中见一长约 10.0cm 陈旧性手术切口瘢痕，愈合良好，无腹壁静脉曲张，腹部柔软，无压痛、反跳痛，腹部无包块。肝脾肋下未触及，Murphy 征阴性，肾区无叩击痛，无移动性浊音。肠鸣音未见异常，4 次/分。

检查：

2017-10-13，本院，腹部增强 CT：（1）胃癌术后复查，术区未见明显肿瘤复发；吻合口及胰头周围脂肪间隙模糊，考虑腹膜炎症可能，建议随访复查除外腹膜转移。（2）胆总管下端扩张，主胰腺管稍扩张。（3）脾稍大。（4）腹腔及腹膜后多发钙化淋巴结。（5）前列腺钙化。（6）腹主动脉硬化。

诊疗经过：

患者近几天诉腹痛明显缓解，对其进行疼痛评估，NRS 评分 2～3 分，继续给予吗啡缓释片镇痛治疗。此外，继续给予康艾增强患者免疫功能及给予氨基酸改善患者营养状况。结合患者的 CT 检查结果及其临床表现，考虑患者对以 5-Fu 为基础的一线化疗方案疗效不佳，此次入院给予二线化疗药物多西他赛联合奈达铂治疗，患者已排除化疗禁忌，明天可以开始预处理。

分析及监护计划：

用药分析及药学监护计划同前一天。

记录人：×××

2017 年 10 月 13 日

2017-10-14

主诉：

患者诉腹痛缓解，无恶心呕吐，无发热寒战，无胸闷胸痛等不适，一般情况可，精神可，睡眠可，饮食可，大小便无异常。

查体：

体温：36.5℃，脉搏：74 次/分，呼吸：18 次/分，血压：101/69mmHg。腹平坦，腹正中见一长约 10.0cm 陈旧性手术切口瘢痕，愈合良好，无腹壁静脉曲张，腹部柔软，无压痛、反跳痛，腹部无包块。肝脾肋下未触及，Murphy 征阴性，肾区无叩击痛，无移动性浊音。肠鸣音未见异常，4 次/分。

诊疗经过：

患者今日诉腹痛明显缓解，对其进行疼痛评估，NRS 评分 2 分，继续按时给予吗啡缓释片镇痛治疗。此外，继续给予康艾增强患者免疫功能及给予氨基酸改善患者营养状况。今日给予口服地塞米松及兰索拉唑肠溶胶囊进行预处理。

分析及监护计划：

用药分析及药学监护计划参照"初始药物治疗分析"及"初始药物治疗监护计划"。

记录人：×××

2017 年 10 月 14 日

2017-10-15

主诉：

患者诉腹痛缓解，无恶心呕吐，无发热寒战，无胸闷胸痛等不适，一般情况可，精神可，睡眠可，饮食可，大小便无异常。

查体：

体温：36.4℃，脉搏：74 次/分，呼吸：18 次/分，血压：100/69mmHg。腹平坦，腹正中见一长约 10.0cm 陈旧性手术切口瘢痕，愈合良好，无腹壁静脉曲张，腹部柔软，无压痛、反跳痛，腹部无包块。肝脾肋下未触及，Murphy 征阴性，肾区无叩击痛，无移动性浊音。肠鸣音未见异常，4 次/分。

诊疗经过：

　　患者今日诉腹痛明显缓解，对其进行疼痛评估，NRS 评分 2 分，继续按时给予吗啡缓释片镇痛治疗。此外，继续给予康艾增强患者免疫功能及给予氨基酸改善患者营养状况。昨日已给予口服地塞米松及兰索拉唑肠溶胶囊进行预处理。今日可开始第 1 周 DP 方案化疗，并给予止吐、护胃处理。

用药分析：

　　1. 化疗方案评估　　胃癌在常见恶性肿瘤中排名第四，是第二位常见癌症死因，晚期患者 5 年生存率不足 5%，中国作为胃癌高发国家，因胃癌死亡人数约占全球 50%，高比例的术后复发转移则是造成其死亡率高的主要原因之一。关于胃癌辅助化疗的研究，显示术后辅助化疗较单独手术可改善患者 3 年生存率，并可以降低 22% 的死亡风险，从而奠定了术后辅助化疗在胃癌综合治疗中的地位。5-Fu 一直是胃肠道恶性肿瘤化疗的基石，其单药对晚期胃癌总有效率为 10%～20%。该患者既往已接受过卡培他滨联合铂类的化疗。然而疗效不佳，近年来，多西他赛联合奈达铂用于胃癌手术后化疗的疗效越来越得到学术界的认可，该患者排除化疗禁忌后开始给予多西他赛联合奈达铂进行化疗。

　　多西他赛联合铂类治疗用于胃癌术后治疗属二线治疗，许多临床研究表明两药联合使用可发挥协同作用，提高了患者的治疗效果，有助于改善患者的生活质量。多西他赛为紫杉醇类抗肿瘤药，其细胞内的浓度高于紫杉醇 3 倍，主要通过增强微管蛋白的聚合作用，并抑制微管降解，从而形成较稳定的非功能性的微管束，起到破坏肿瘤细胞有丝分裂的效果。相比原始紫杉醇，多西他赛半衰期要长得多，从而在肿瘤细胞内停留更长的时间。换言之，肿瘤细胞就可以更多吸收多西他赛的药性，因此临床上已广泛用于胃癌术后的二线治疗。奈达铂是新型的第二代铂类化合物，其抗癌机制与顺铂相同，其溶出度约为顺铂的 10 倍。在临床前研究中，奈达铂比顺铂有更好的抗肿瘤活性，临床随机对照研究证实了奈达铂的联合化疗与顺铂的联合化疗有相近的疗效，且奈达铂有更低的胃肠道毒性及肾毒性。综上所述，患者在使用 5-Fu 联合铂类治疗失败后选用多西他赛联合奈达铂的治疗方案合理，且 DP 方案中各药的给药剂量合理恰当。

　　2. 针对胃肠道反应的治疗　　该方案中的多西他赛和奈达铂均能引起不同程度的胃肠道反应，从而导致化疗难以顺利完成，严重影响患者治疗进度及预后，尤其是奈达铂，约有 74.9% 的患者使用奈达铂后出现不同程度的恶心呕吐，因此，有效地控制化疗后出现的恶心呕吐症状是化疗得以顺利进行的关键，该患者在执行该方案化疗之前使用托烷司琼联合地塞米松及苯海拉明预防恶心呕吐及过敏的发生。因托烷司琼可通过选择性地阻断外周神经元的突触前 5-HT$_3$ 受体抑制呕吐反射，同时也可通过直接阻断中枢 5-HT$_3$ 受体而抑制最后区的迷走神经的刺激达到止吐作用，而地塞米松通过抑制前列腺的合成来抑制活性物质的释放，从而达到止吐目的。有研究表明，将 5-HT$_3$ 受体拮抗剂盐酸托烷司琼与传统抗呕吐药物地塞米松联合应用，可使止吐效果得到明显增强，且药物副作用并没有增加。

该治疗方案中，托烷司琼与地塞米松配伍使用，通过查阅两者的说明书及相关文献发现，托烷司琼及地塞米松的说明书中均未提到两者存在配伍禁忌，但有个别文献报道两药配伍使用存在配伍禁忌，故临床药师建议托烷司琼与地塞米松联合应用，应尽可能不将两种药物配在同一注射器内，同时用药前观察液体有无浑浊、沉淀、变色现象，以确保患者安全，减少护患纠纷。虽然该患者化疗前已使用地塞米松预防过敏的发生，但化疗过程中仍需关注患者的变化。

3. 使用多西他赛的过程中可能出现体液潴留，因此除非有禁忌证，在接受多西他赛治疗前需预防使用地塞米松以减轻体液潴留的发生和严重程度。该患者化疗前一天已口服地塞米松，而化疗当天及化疗后静脉给予地塞米松，依据多西他赛说明书，临床药师建议其依旧使用口服地塞米松预防体液潴留，从化疗前一天开始服用，共服用 3 天，而不应改为静脉给予。

4. 肾脏是奈达铂排泄的主要器官，所以肾毒性是大剂量奈达铂化疗的主要不良反应之一，用后可致血清尿素氮及肌酐升高，多为可逆性，个别严重者可致不可逆肾衰竭。因此，奈达铂的溶媒量应该足够大，并且充分水化，每次 80～100mg/m² 溶于溶媒中，溶媒量至少为 300ml。静脉滴注后再补液 1000～1500ml，而且需要嘱患者大量饮水，促进毒性药物排除，以防止尿酸结晶形成造成肾功能损害。化疗期间每日水摄入量维持在 3000～3500ml，使尿量维持在 2500ml 以上，水化过程中注意观察液体超负荷病症并及时处理，定期监测血清电解质、肾功能情况，同时观察 24h 尿量及尿颜色。必要时给予碳酸氢钠碱化尿液和别嘌醇，抑制尿酸的形成，监测尿液的酸碱度，pH 保持在 6.5～7.0。

记录人：×××

2017 年 10 月 15 日

2017-10-16

主诉：

患者未诉明显化疗不适，腹痛已明显缓解，余一般情况可。

查体：

体温：36.6℃，脉搏：74 次/分，呼吸：18 次/分，血压：102/72mmHg。腹平坦。腹正中见一长约 10.0cm 陈旧性手术切口瘢痕，愈合良好，无腹壁静脉曲张，腹部柔软，无压痛、反跳痛，腹部无包块。肝脾肋下未触及，Murphy 征阴性，肾区无叩击痛，无移动性浊音。肠鸣音未见异常，4 次/分。

诊疗经过：

患者昨日已完成本周期 DP 方案化疗，未诉明显化疗不适，今日停用多西他赛，奈达铂。继续予以托烷司琼、地塞米松止吐治疗，奥美拉唑护胃治疗，其他辅助治疗同前一天。患者及家属今日要求出院，经签字同意后安排其出院。

记录人：×××

2017 年 10 月 16 日

出院医嘱：

1. 注意休息，避免劳累，加强营养。

2. 每 3 天复查一次血常规，若 WBC$<3\times10^9$/L，NEU$<1.5\times10^9$/L，PLT$<75\times10^9$/L，立即于当地医院行升白细胞、升血小板治疗。

3. 不适随诊。

记录人：×××

2017 年 10 月 16 日

药物治疗总结

完整治疗过程的总结性分析意见：

该患者为 57 岁男性，于 2012 年因确诊为"胃癌"于当地医院行毕 I 式胃大部切除术，术程顺利，术后未行化疗等其他抗肿瘤治疗。2016-08 患者因"反复上腹痛 1 年"就诊于江西某医学院附属医院，查上腹部增强 CT，行左锁骨上淋巴结穿刺活检，提示胃癌伴多发淋巴结转移，查无明显禁忌，2016-08～2016-12 行 6 周期 XELOX 方案，具体为奥沙利铂 0.2g d1，卡培他滨 1.5g bid d1～14，过程顺利。2016-12 复查上腹部增强 CT：左侧叶间胸膜结节样增厚，右锁骨上淋巴结稍肿大；腹腔、腹膜后多发小结节状高密度影，考虑淋巴结钙化。2017-04、2017-07 行 2 周期 XP 方案化疗，过程顺利。2017-09 患者无明显诱因下反复出现上腹部胀痛，进食及休息不能缓解，无恶心呕吐，无发热寒战等其他不适，今为进一步治疗来笔者所在医院就诊，门诊于 2017-10-08 以"胃癌"收入院，共住院 9 天，于 2017-10-06 出院。该患者住院期间的药物治疗要点包括以下几个方面：

1. 治疗原则分析 患者为胃癌术后，晚期患者 5 年生存率不足 5%，中国作为胃癌的高发国家，因胃癌死亡人数约占全球 50%，高比例的术后复发转移则是造成其死亡率高的主要原因之一。关于胃癌辅助化疗的研究，显示术后辅助化疗较单独手术可改善胃癌患者 3 年生存率，并可以降低 22% 死亡风险，从而奠定了术后辅助化疗在胃癌综合治疗中的地位。术后化疗方案中尤以 5-Fu 联合铂类为一线推荐。该患者既往已接受过卡培他滨联合铂类的化疗，然而效果不佳。多西他赛联合铂类治疗方案用于胃癌术后属二线治疗，近年来，该方案用于胃癌术后化疗的疗效越来越得到学术界的认可，许多临床研究表明两药联合使用可发挥协同作用，提高了患者的治疗效果。有助于改善患者的生活质量。该患者排除化疗禁忌后开始给予多西他赛联合奈达铂进行化疗。该方案选择合理，且方案中各药的给药剂量恰当。

2. 针对 DP 方案的预防用药及药学监护 使用 DP 方案的过程中常因恶心，呕吐等胃肠道反应而导致化疗难以顺利完成，严重影响患者治疗进程及预后，该患者在执行 DP 方案化疗的过程中使用托烷司琼联合地塞米松预防恶心呕吐的发生。整个化疗过程中，患者未诉恶心呕吐。化疗前一天开始予以口服地塞米松预防多西他赛导致的皮疹及体液潴留的发生，并且嘱患者密切关注四肢是否出现水肿、皮疹，尿量是否减少，整个治疗周期中，患者未出现皮疹、体液潴留等不良反应。

肾脏是奈达铂排泄的主要器官，所以肾毒性是大剂量奈达铂化疗的主要不量反应之一。用后可致血清尿素氮及肌酐升高，多为可逆性，个别严重者可致不可逆肾衰竭。因此，奈达铂的溶媒量应该足够大，并且充分水化，每次 80～100mg/m² 溶于溶媒中，溶媒量至少为 300ml，静脉滴注后再补液 1000～1500ml，而且需要嘱患者大量饮水，促进毒性药物排出，以防止尿酸结晶形成造成肾功能损害。化疗期间每日水摄入量维持在 300～3500ml，使尿量维持在 2500ml 以上，水化过程中注意观察液体超负荷病症并及时处理，定期监测血清电解质、肾功能情况，同时观察 24h 尿量及尿颜色。必要时给予碳酸氢钠碱化尿液，别嘌醇抑制尿酸的形成，监测尿液的酸碱度，pH 保持在 6.5～7.0。

此外，患者在化疗过程中使用了奥美拉唑，抑制酸分泌，起到保护胃黏膜的作用，防止因使用地塞米松而导致的胃黏膜损伤，从而提高肿瘤患者的生活质量。

临床药师在本次治疗中参与药物治疗工作的总结：

1. 患者为胃癌术后患者，此次入院复查腹部 CT，了解病情后予以第 1 周期 DP 方案化疗，化疗前临床药师对患者予以用药教育，嘱患者化疗过程中大量饮水，监测每天尿量以保证每天出入量。化疗过程顺利，患者未诉明显不适。

2. 该患者化疗前一天已口服地塞米松，而化疗当天及化疗后静脉给予地塞米松，依据多西他赛说明书，临床药师建议其依旧使用口服地塞米松预防体液潴留，从化疗前一天开始服用，共服用 3 天，而不应改为静脉给予。

3. 康艾注射液联合化疗协同抗肿瘤、能提高患者的生存质量、减轻化疗的毒副作用这一结论并没有大型临床研究数据予以支持，因此临床药师建议对该中药注射剂的使用应该谨慎对待。

4. 该治疗方案中，托烷司琼与地塞米松配伍使用，通过查阅两者的说明书及相关文献发现，托烷司琼及地塞米松的说明书中均未提到两者存在配伍禁忌，但有个别文献报道两药配伍使用存在配伍禁忌，故临床药师建议托烷司琼与地塞米松联合应用时，尽可能不要将两种药物配在同一注射器内，同时用药前观察液体有无浑浊、沉淀、变色现象，以确保患者安全，减少护患纠纷。

治疗需要的随访计划和应自行检测的指标：

1. 患者出院后应加强营养，并遵守医嘱约定时间回医院复查。为下一阶段的治疗准备。

2. 出院后每 3 天复查一次血常规，若 WBC$<3\times10^9$/L，NEU$<1.5\times10^9$/L，PLT$<75\times10^9$/L，立即于当地医院行升白细胞、升血小板治疗。

记录人：×××

2017 年 10 月 16 日

临床带教老师评语

该药历能及时全面地记录胃腺癌术后患者的基本病史、病程及患者的用药情况，并基本能依据胃癌临床诊疗指南及相关文献分析该患者的化疗方案、多西他赛和奈达铂的药学监护等。在书写药历时应更加详细地关注化疗方案可能引起的不良反应及具体的监护计划。

签字：×××

药学带教老师评语

　　药历记录全面，学员已经掌握了肺癌广泛转移患者的一线治疗原则。在书写时注意不用罗列药物的药理学特点，针对患者的用药和可能出现的不良反应进行监护，监护重点放在发生率高的不良反应上。

签字：×××

（陈盛阳　骆　岸）

第四章 药 学 监 护

药学监护计划是药历的重要组成部分和主要内容，据实施监护的时间先后分类，包括初始药学监护和药学监护。从某种意义上说，初始药学监护也是患者诊疗过程中整个药学监护的组成部分，只是从时间上强调了临床药师对患者的首次药学监护，区别于在此后诊疗过程中的药学监护。

初始药学监护是指根据初始治疗方案制订的药物治疗监护计划。针对该治疗方案提出药学监护计划，在内容上包括药物不良反应监护、治疗疗效的监护及依从性的监护等。临床上欲确定监护计划，需要根据治疗方案询问患者病史，查阅体格检查资料、实验室检查和影像学检查的内容。确定监护的时间点，如多久查一次患者的生化，如血常规、肝功能、肾功能等。对于治疗窗窄、不良反应大或长期应用的药物则需要及时做血药浓度检测。例如，肺部感染使用抗菌药物进行抗感染治疗的患者，给予的药学监护计划是咳嗽、咳痰等症状是否好转，黄痰有无转白，体温有无下降，肺部啰音是否减少，血常规中白细胞，尤其是中性粒细胞比例是否下降或者回落到正常，胸部 X 线片有无变化，痰培养结果是否发生变化等。同时观察是否发生药物相关的不良反应，如使用药物对肝功能、肾功能是否有影响，这些内容除了需要认真询问患者相关症状发生变化情况以外，还要进行系统的有针对性的体格检查，同时也要对相应的生物化学等指标进行肝功能、肾功能的监测。应该说，用药监护计划和实施内容贯穿于患者诊疗的全程，并且随着患者的诊治而不断发生变化，这也要求临床药师不断监控患者的疾病诊疗变化，制订出与之适应的监控内容。

用药指导也是药学监护计划的主要内容，结合治疗方案对患者和护士进行用药指导计划。告诉患者药物的服用方法及注意事项，教会患者使用药物、器具的正确用法。告诉护士该药物特点、配制要求、静脉用药的滴速、间隔时间、用药次序、是否避光等。药历上用药指导只要简单记录，不需要过于详细，其详细内容可以发用药指导给患者，必要时需要临床药师面对面示范。

治疗过程中根据新出现的临床诊断、治疗方案制订的药物治疗监护计划，在"药物治疗日志"中记录。其他主要治疗药物则是指初始治疗方案外的主要治疗药物，应随时填写。

下文介绍的药学监护计划，主要是针对前文各章节中已经介绍的"教学药历"或者"工作药历"中的实际案例，结合患者的实际情况进行的药学监护示例介绍。部分基础资料在此不再累述。

第一节　药学监护计划

药学监护计划 1：

住院患者入院药学监护计划

患者姓名	黄××	年龄	37 岁	性别	男
住院号	××××	病区	肿瘤内科	床号	××床

用药监护：

1. 每天监护患者消化系统情况，若出现恶心、呕吐、腹泻、黏膜炎，首先考虑是奥沙利铂的不良反应，其次考虑是 5-Fu 的不良反应。

2. 每天监护神经毒性，如出现肢体末端感觉障碍和（或）感觉异常、疼痛，首先考虑是奥沙利铂的不良反应，其次考虑是 5-Fu 的不良反应。

3. 每天监护皮肤毒性，如出现脱发，注入药物的静脉上升性色素沉着，则考虑是 5-Fu 的不良反应。

4. 每 3 天监护血常规，如出现白细胞、中性粒细胞、血小板下降，首先考虑是奥沙利铂的不良反应，其次考虑是 5-Fu 的不良反应。

其他监护：

1. 每天监护患者大便次数。

2. 每天监测患者是否出现大便性状改变，是否出现腹痛及腹部不适，是否出现里急后重感、肛门下坠感、便不尽感及肛门疼痛。

3. 每周监测患者有无体重明显下降、消瘦、乏力及面色苍白、发热。

4. 每周期化疗后监测血清 CEA 值。

5. 2 周期化疗结束监测结肠肠壁增厚及盆腔肿大淋巴结的变化情况。

临床药师：×××	日期：2017 年 07 月 14 日

（甘　斌）

药学监护计划 2：

住院患者入院药学监护计划

患者姓名	伍××	年龄	49 岁	性别	女
住院号	××××	病区	肿瘤内科	床号	××床

用药监护：

1. 每天监护患者消化系统情况，若出现食欲减退、恶心、呕吐，首先考虑是卡铂的不良反应，其次考虑是多西他赛的不良反应。

2. 每天监护患者听力情况，如出现耳鸣或听力减退，主要考虑为卡铂的不良反应。

3. 每日监测患者的全身反应，如出现发热、感染症状、虚弱、体液潴留，考虑是多西他赛的不良反应。

4. 每 3 天监测血常规，如出现白细胞、中性粒细胞、血小板、血红蛋白下降，首先考虑是卡铂的不良反应，其次考虑是多西他赛的不良反应。

5. 每 3 天监测综合生化，如出现转氨酶、胆红素升高，考虑是卡铂的不良反应。如出现肌酐值升高，尿酸升高，考虑是卡铂的不良反应。

其他监护：

1. 每天监测患者是否出现可扪及的腹部包块，是否出现阴道异常出血，是否出现排尿困难、便秘、肛门坠胀感，是否出现腹痛，是否出现腹壁及下肢水肿。

2. 每天监测患者腹胀的缓解情况。

临床药师：×××	日期：2017 年 08 月 30 日

（甘　斌）

药学监护计划 3：

住院患者入院药学监护计划

患者姓名	孙××	年龄	40 岁	性别	女
住院号	××××	病区	肿瘤内科	床号	××床

用药监护：

1. 每天监护患者消化系统情况，若出现食欲减退、恶心、呕吐，首先考虑是多西他赛的不良反应，其次考虑是吡柔比星的不良反应。

2. 每天监护外周神经毒性，如出现运动失调、肌痛、感觉异常或癫痫，考虑是多西他赛的不良反应。

3. 每日监护患者的全身反应，如出现发热、感染症状、虚弱、体液潴留，考虑是多西他赛的不良反应。

4. 每天监护患者的皮肤反应，如出现脱发，首先考虑是吡柔比星的不良反应，其次考虑是多西他赛的不良反应。如出现皮肤反应，指甲改变，则考虑是多西他赛的不良反应。

5. 每 3 天监护血常规，如出现白细胞、中性粒细胞、血红蛋白减少，首先考虑是多西他赛的不良反应，其次考虑是吡柔比星的不良反应。

6. 每周期化疗后监护心电图，如出现心律失常或非特异性 ST-T 异常，考虑是吡柔比星的不良反应。

其他监护：

1. 每天监护患者左髋部疼痛的变化情况。

2. 每天监护患者体力及精神状态变化情况。

3. 每天监护患者是否出现可扪及的乳房肿块，乳头是否出现溢液，乳房皮肤及乳头乳晕是否出现异常。

4. 每天监护患者锁骨及腋窝是否出现可扪及的肿大淋巴结。	
临床药师：×××	日期：2017 年 06 月 19 日

（甘　斌）

第二节　用药监护记录

用药监护记录 1：

住院患者治疗过程中的用药监护记录

患者姓名	黄××	年龄	37 岁	性别	男
住院号	××××	病区	肿瘤内科	床号	××床

目前用药了解程度

适应证：□好 □较好 ☑一般 □较差 □不理解 用法用量：□好 □较好 □一般 ☑较差 □不理解 注意事项：□好 □较好 □一般 ☑较差 □不理解 不良反应：□好 □较好 □一般 ☑较差 □不理解	**自我药疗效果** □好 □较好 ☑一般 □较差 □不理解 **用药依从性评价** □好 □较好 ☑一般 □较差 □不理解

治疗方案

　　患者诊断直肠癌术后，外院曾不规律行 5-Fu+亚叶酸钙化疗，近期行 MR，考虑术后复发，此次入院排除各项禁忌，拟给予 FOLFOX 方案化疗，具体为奥沙利铂 150mg d1，亚叶酸钙 0.6g d1，5-Fu 0.5g i.v、3.0g 持续药泵内静注 46h d1。

治疗方案评价

　　《中国结直肠癌诊疗规范（2015 版）》中对复发或转移性结直肠癌化疗也做了详细的阐述。目前，治疗晚期或转移性结直肠癌使用的药物：5-Fu/亚叶酸钙、伊立替康、奥沙利铂、卡培他滨和靶向药物，包括西妥昔单抗（推荐用于 Ras 基因野生型患者）和贝伐单抗。（1）在治疗前推荐检测肿瘤 Ras 基因状态，上皮生长因子受体（EGFR）不推荐作为常规检查项目。（2）联合化疗应当作为能耐受化疗的转移性结直肠癌患者的一、二线治疗。推荐以下化疗方案：FOLFOX/FOLFIRI±西妥昔抗（推荐用于 Ras 基因野生型患者），FOLFOX/FOLFIRI/Capeox±贝伐单体。（3）三线以上化疗的患者推荐试用靶向药物或参加开展的临床试验。对在一、二线治疗中没有选用靶向药物的患者也可考虑伊立替康联合靶向药物治疗。（4）不能耐受联合化疗的患者，推荐方案 5-Fu/亚叶酸钙±靶向药物，或 5-Fu 持续灌注，或卡培他滨单药。不适合 5-Fu/亚叶酸钙的晚期结直肠癌患者可考虑雷替曲塞单药治疗。（5）晚期患者若一般状况或脏器功能状况很差，推荐最佳支持治疗，不建议化疗。给患者选用 FOLFOX 方案化疗，药物品种选择合理，符合指南推荐。

《NCCN 肿瘤学临床实践指南-直肠癌（V 2017.2）》中对 FOLFOX 方案中各药物的使用剂量做了相关推荐：奥沙利铂 85mg/m^2 ivgtt 2h d1，亚叶酸钙 400mg/m^2 ivgtt 2h d1，5-Fu 400mg/m^2 i.v d1，然后 1200mg/m^2/d×2 天持续静脉输注（总量 2400mg/m^2，输注 46~48h），每 2 周重复。该患者体表面积 1.57m^2，按上述推荐，奥沙利铂的剂量应为 134mg，亚叶酸钙的剂量应为 628mg，5-Fu 的静脉推注剂量应为 628mg，而 5-Fu 持续输注的剂量应为 3.8g。而该患者 FOLFOX 方案中各药物的剂量具体为奥沙利铂 150mg d1+亚叶酸钙 0.6g d1，5-Fu 0.5g i.v、3.0g 持续药泵内静注 46h d1，用量分别为推荐剂量的 112%、96%、80% 和 79%，奥沙利铂的剂量偏大，而 5-Fu 的剂量偏小，用法均符合指南推荐。

用药监护

疗效监测：

1. 每天监测患者大便次数。

2. 每天监测患者是否出现大便性状改变，是否出现腹痛及腹部不适，是否出现里急后重感、肛门下坠感、便不尽感及肛门疼痛。

3. 每周监测患者有无体重明显下降、消瘦、乏力及面色苍白，发热。

4. 每周期化疗后监测血清 CEA 值。

5. 2 周期化疗结束监测结肠肠壁增厚及盆腔肿大淋巴结的变化情况。

不良反应监护：

1. 每天监护患者消化系统情况，若出现恶心、呕吐、腹泻、黏膜炎，首先考虑是奥沙利铂的不良反应，其次考虑是 5-Fu 的不良反应。

2. 每天监护神经毒性，如出现肢体末端感觉障碍和（或）感觉异常、疼痛，首先考虑是奥沙利铂的不良反应，其次考虑是 5-Fu 的不良反应。

3. 每天监护皮肤毒性，如出现脱发，注入药物的静脉上升性色素沉着，则考虑是 5-Fu 的不良反应。

4. 每 3 天监护血常规，如出现白细胞、中性粒细胞、血小板下降，首先考虑是奥沙利铂的不良反应，其次考虑是 5-Fu 的不良反应。

临床药师：×××　　　　　　　　　　　　　　　日期：2017 年 07 月 14 日

注：依据监护计划设定频率。

（谢利霞）

用药监护记录 2：

住院患者治疗过程中的用药监护记录

患者姓名	伍××	年龄	49 岁	性别	女
住院号	××××	病区	肿瘤内科	床号	××床

目前用药了解程度

	自我药疗效果
适应证：□好 □较好 ☑一般 □较差 □不理解	□好 ☑较好 □一般
用法用量：□好 □较好 □一般 □较差 ☑不理解	□较差 □不理解
注意事项：□好 □较好 □一般 ☑较差 □不理解	**用药依从性评价**
不良反应：□好 □较好 ☑一般 □较差 □不理解	□好 ☑较好 □一般
	□较差 □不理解

治疗方案

　　患者诊断为卵巢浆液性乳头状囊腺癌术后，既往行多次紫杉醇+卡铂化疗，2017-05-10笔者所在医院 MR 提示肿瘤复发并腹腔广泛种植转移，逐渐出现大量腹水，2017-07 予 DP 方案+贝伐单抗化疗后，腹水明显减少。此次入院完善相关检查，无明显化疗禁忌，拟行第 3 周期多西他赛 120mg d1，卡铂 0.45g d1，贝伐单抗 0.4g d1 化疗。

治疗方案评价

　　《NCCN 临床实践指南：卵巢癌（2017.V1）》指出，卵巢癌的化疗方式包括 IV（静脉）或 IP（腹腔化疗）。不同分期的患者推荐给予的化疗周期数是不同的。晚期病例（Ⅱ～Ⅳ期）推荐给予 6～8 个周期化疗，而早期病例推荐给予 3～6 个周期化疗。专家组达成共识并推荐的 i.v 化疗方案：（1）紫杉醇 175mg/m^2 ivgtt 3h，随后卡铂曲线下面积（AUC）5～7.5 ivgtt 1h d1，每 3 周重复，共 6 周期（Ⅰ类推荐）；（2）多西他赛 60～75mg/m^2 ivgtt 1h，随后卡铂 AUC 5～6 ivgtt 1h d1，每 3 周重复，共 6 周期（1 类推荐）；（3）剂量密集紫杉醇 80mg/m^2 ivgtt 1h d1、d8、d15，联合卡铂 AUC 6 ivgtt 1h d1，每 3 周重复，共 6 周期（1 类推荐）。推荐的 IP 方案：紫杉醇 135mg/m^2 ivgtt 24h d1；顺铂 75～100mg/m^2，在紫杉醇Ⅳ完成后的第 2 天经腹腔给药；紫杉醇 60mg/m^2 IP d8 ［最大体表面积（BSA）2.0m^2］；每 3 周重复，共 6 周期（1 类推荐）。该患者选用静脉化疗方案，具体为多西他赛 120mg d1，卡铂 0.45g d1，贝伐单抗 0.4g d1，前两种药物的选择符合指南推荐，但贝伐单抗并非指南推荐用药，用于该患者是否适宜值得商榷。

　　该患者体表面积 1.67m^2，故其多西他赛的推荐给药剂量应为 100.2～125.25mg，其实际用量为指南推荐的 96%～120%，用量符合指南推荐。卡铂的用量按照 AUC 来计算，该患者为女性，体重 60kg，年龄 59 岁，血肌酐 62μmol/L，计算出其肌酐清除率为 81.8ml/min，根据卡铂的计算公式：给药剂量=AUC×（肌酐清除率+25），该患者卡铂的推荐给药剂量应为 534～640mg，其实际用量为推荐用量的 70%～84%，剂量过小。剂量过小可能造成疗效下降，临床药师建议增加卡铂的剂量至 600mg，d1。

用药监护

疗效监测：

　　1.每天监测患者是否出现可扪及的腹部包块，是否出现阴道异常出血，是否出现排尿困难、便秘、肛门坠胀感，是否出现腹痛，是否出现腹壁及下肢水肿。

　　2.每天监测患者腹胀的缓解情况。

不良反应监护：

1. 每天监护患者消化系统情况，若出现食欲减退、恶心、呕吐，首先考虑是卡铂的不良反应，其次考虑是多西他赛的不良反应。

2. 每天监护患者听力情况，如出现耳鸣或听力减退，主要考虑为卡铂的不良反应。

3. 每日监测患者的全身反应，如出现发热、感染症状、虚弱、体液潴留，考虑是多西他赛的不良反应。

4. 每3天监护血常规，如出现白细胞、中性粒细胞、血小板、血红蛋白下降，首先考虑是卡铂的不良反应，其次考虑是多西他赛的不良反应。

5. 每3天监护综合生化，如出现转氨酶、胆红素升高，考虑是卡铂的不良反应。如出现肌酐值升高，尿酸升高，考虑是卡铂的不良反应。

临床药师：×××　　　　　　　　　　　　日期：2017 年 08 月 30 日

注：依据监护计划设定频率。

（谢利霞）

用药监护记录 3：

住院患者治疗过程中的用药监护记录

患者姓名	孙××	年龄	40 岁	性别	女
住院号	××××	病区	肿瘤内科	床号	××床

目前用药了解程度

适应证：□好 □较好 ☑一般 □较差 □不理解 用法用量：□好 □较好 □一般 ☑较差 □不理解 注意事项：□好 □较好 □一般 ☑较差 □不理解 不良反应：□好 □较好 ☑一般 □较差 □不理解	**自我药疗效果** □好 ☑较好 □一般 □较差 □不理解 **用药依从性评价** □好 ☑较好 □一般 □较差 □不理解

治疗方案

患者诊断明确：左乳腺癌术后复发，多发淋巴结转移，骨转移。行全身化疗，方案选择：多西他赛 100mg，吡柔比星 50mg。

治疗方案评价

根据《MIMS ONCOLOGY 恶性肿瘤用药指南-乳腺癌》，晚期乳腺癌首次化疗宜选择蒽环类药物为主的方案，或蒽环类药物联合紫杉类药物；蒽环类药物治疗失败的患者一般首选含紫杉类药物的治疗方案；蒽环类和紫杉类均失败时，可选择长春瑞滨、卡培他滨、吉西他滨、铂类药物等单药或联合化疗。该患者自发病起未曾使用过化疗，此次为首次化疗，故选择蒽环类药物吡柔比星联合紫杉类药物多西他赛进行化疗，药物品种选择合理。

由于指南中推荐的均为多柔比星或表柔比星联合多西他赛或紫杉醇的化疗方案，并未具体给出吡柔比星联合多西他赛方案中各药物的具体剂量，故参照两药说明书的用法用量。吡柔比星说明书示，静脉注射时一般按体表面积一次 $25\sim40mg/m^2$，乳腺癌，联合用药推荐每次 $25\sim40mg/m^2$，每疗程的第一天给药，根据患者血象可间隔 21 天重复使用。多西他赛说明书示其推荐剂量为每三周 $75mg/m^2$ 滴注 1h。该患者体表面积 $1.43m^2$，按上述推荐，吡柔比星的剂量应为 $57\sim71mg$，多西他赛的剂量应为 107mg。使用化疗方案多西他赛 100mg，吡柔比星 50mg，用量分别为推荐剂量的 93% 和 88%，用法用量适宜。

用药监护

疗效监测：

　　1. 每天监测患者左髋部疼痛的变化情况。

　　2. 每天监测患者体力及精神状态变化情况。

　　3. 每天监测患者是否出现可扪及的乳房肿块，乳头是否出现溢液，乳房皮肤及乳头乳晕是否出现异常。

　　4. 每天监测患者锁骨及腋窝是否出现可扪及的肿大淋巴结。

不良反应监护：

　　1. 每天监护患者消化系统情况，若出现食欲减退、恶心、呕吐，首先考虑是多西他赛的不良反应，其次考虑是吡柔比星的不良反应。

　　2. 每天监护外周神经毒性，如出现运动失调、肌痛、感觉异常或癫痫，考虑是多西他赛的不良反应。

　　3. 每天监护患者的全身反应，如出现发热、感染症状、虚弱、体液潴留，考虑是多西他赛的不良反应。

　　4. 每天监护患者的皮肤反应，如出现脱发，首先考虑是吡柔比星的不良反应，其次考虑是多西他赛的不良反应。如出现皮肤反应，指甲改变，则考虑是多西他赛的不良反应。

　　5. 每 3 天监护血常规，如出现白细胞、中性粒细胞、血红蛋白减少，首先考虑是多西他赛的不良反应，其次考虑是吡柔比星的不良反应。

　　6. 每周期化疗后监护心电图，如出现心律失常或非特异性 ST-T 异常，考虑是吡柔比星的不良反应。

临床药师：×××　　　　　　　　　　　　　　日期：2017 年 06 月 19 日

注：依据监护计划设定频率。

（谢利霞）

第三节　用药治疗总结

　　临床药师在参与临床诊疗工作中，记录和书写药物治疗日志需要注意其应能够反映出治疗方案的实施、监测和修改的过程。内容包括药学监护结果、临床药师参与情况及效果、治疗方案的修改等。

　　在药学监护结果方面主要包括疗效、不良反应分析和执行情况。对于疗效、不良反应，主要是通过患者症状、体征和实验室检查结果等反映药学监护的结果。分析药物疗效如何，疗效不佳的原因何在，是否发生药物相关不良反应等。在药学执行情况记录上，主要是体现出记录治疗方案执行情况。如患者是否按时、正确用药，药物和器械使用的方法是否正确，护士是否严格按照使用方法，如是否遵照 bid 或 tid 的给药时间给药，肿瘤化疗方案各个药物的使用次序和滴注速度是否正确。

临床药师参与情况及效果的评价、总结方面，即发现问题，提出建议，付诸实施，获得效果，临床药师在病房参与患者的药物治疗，发现存在的或潜在的问题，及时与医护人员交流，提出意见或建议，临床医师是否接受，最后获得什么效果。对患者做了什么教育或指导，效果如何等。在治疗方案中止或修改方面，病程中治疗方案经常会有改动，如方案的中止或修改，这些改动需要在病程记录中体现，记录中止或修改的原因，分析新方案的合理性，提出修改后方案的药学监护计划和用药指导。

药物治疗总结是对整个治疗过程临床用药的记录、评估、监护、督导和对患者进行治疗药物教育的总体总结，包括出院时对完整治疗过程的总结性分析意见，对治疗原则和治疗方案的反思，治疗方案是否符合疾病特点、患者特点及药物特点，能否进一步提高疗效，能否缩短治疗时间；实际和潜在的药物与药物、药物与食物、药物与实验室检测之间的相互作用，如何解决药物相互作用的矛盾；治疗过程中出现的不良反应能否避免，处理措施是否得当，能否进一步提高。对于药学监护、用药指导的总结而言，主要考虑是否遗漏重要监护指标而影响疗效评估和不良反应的发现，是否存在用药指导缺陷而导致药物疗效不佳或发生不良反应等；药师在本次治疗中参与药物治疗工作的总结，针对药物治疗方案提出意见或建议，向医疗团队其他成员或患者提供的涉及患者药物治疗的相关指导和咨询，效果如何，有无进一步提高的可能性评估；患者出院后继续治疗方案和用药指导，患者在出院后需要继续治疗，一般治疗方案会有改变，如药物调整或给药方法变化，由静脉用药改成口服或口服改成吸入。应进行用药指导，包括用法用量、注意事项、用药疗程、监测指标等。即使住院时使用过的药物，也要对其进行用药指导。因为住院时患者用药由护士按时发药，并根据医嘱开展监测（如血常规、肝肾功能等），患者属于被动接受。出院后需要患者主动掌握药物用法和药学监护。治疗需要的随访计划和应自行检测的指标，除了给予必要的用药指导，还应告知患者随访要求，即门诊随访间隔时间或下次住院时间及门诊检查项目等。

下文介绍住院患者药物治疗总结，主要是针对前文章节中已经介绍的"教学药历"或者"工作药历"中的实际案例，结合患者的实际情况进行的药学治疗总结示例介绍。部分基础资料在此不再累述。

用药治疗总结 1：

住院患者药物治疗总结

患者姓名	黄××	年龄	37 岁	性别	男
住院号	××××	病区	肿瘤内科	床号	××床

药物治疗总结：

治疗原则和治疗方案：

患者，男性，37 岁。因"直肠癌根治术后 1 年余，发现 CEA 进行性升高 6 个月"于

2017 年 07 月 13 日步行入病房。诊断：直肠癌术后复发（$T_3N_1M_0$，ⅢB 期）淋巴结转移。结合患者病史及诊疗过程,查无化疗禁忌后行第 1 程化疗,具体方案为奥沙利铂 150mg d1，亚叶酸钙 0.6g d1，5-Fu 0.5g i.v、3.0g 持续药泵内静注 46h d1，过程顺利，出院。

　　具体体会如下：该患者于 2016-05-18 行直肠癌根治术，术后病理：直肠溃疡型腺癌，浸润全层，周围血管可见癌栓，肠旁淋巴结可见转移（LN20/24），肿瘤分期：T3N1M0，ⅢB 期。术后行多次化疗，具体方案、剂量不详。随访时发现 CEA 逐渐升高，后行肠镜未见异常，行 MR 检查提示肿瘤复发。结合患者病史及临床表现、辅助检查结果，诊断其为直肠癌术后复发（T3N1M0，ⅢB 期）淋巴结转移。属于局部复发型直肠癌，依据相关指南可知该患者应先评估可切除性，但暂无化疗指征。选择方案为奥沙利铂 150mg d1，亚叶酸钙 0.6g d1，5-Fu 0.5g i.v、3.0g 持续药泵内静注 46h d1，品种选择符合相关指南推荐，但奥沙利铂的用量偏大而 5-Fu 的用量偏小。在化疗过程中予托烷司琼、地塞米松及苯海拉明止吐，奥美拉唑护胃，指征明确，但由于 5-Fu 及奥沙利铂各为低致吐和中致吐的药物，联合使用苯海拉明视为无必要，且地塞米松剂量过小，疗程过短。此外在自入院开始至出院期间，患者还使用了三种肿瘤辅助用药，其中艾迪注射液和康艾注射液主要成分相同，建议选择其中一种即可。

　　药学监护、用药指导：

　　1. 疗效监测的重点　患者每日大便的次数及性状。是否出现腹痛及腹部不适，里急后重感、肛门下坠感、便不尽感及肛门疼痛。每周监测患者有无体重明显下降、消瘦、乏力及面色苍白，发热。每周期化疗后监测血清 CEA 值。2 周期化疗结束监测结肠肠壁增厚及盆腔肿大淋巴结的变化情况。

　　2. 不良反应监护的重点　胃肠道反应包括恶心呕吐、腹泻及黏膜炎的情况；外周神经毒性包括肢体末端感觉障碍、异常、疼痛的情况。血常规中三系细胞数目是否有降低。

　　临床药师在本次治疗中的作用：

　　1. 结合患者病情及要求，根据相关治疗指南，对患者癌症多学科综合治疗方案的合理性进行分析。

　　2. 根据患者的个人具体情况，对化疗药物可能出现的不良反应进行积极预防并密切关注。

　　3. 对肿瘤辅助治疗中存在的药物选择不适宜、药物联用不适宜及使用疗程不适宜等方面进行药学监护。

主治医师：×××　　　　　　临床药师：×××　　　　　　日期：2017 年 07 月 18 日

（陈盛阳　骆　岸）

用药治疗总结 2：

住院患者药物治疗总结

患者姓名	伍××	年龄	49 岁	性别	女
住院号	××××	病区	肿瘤内科	床号	××床

药物治疗总结：

治疗原则和治疗方案：

患者，女性，49岁。因"卵巢癌术后近2年"于2017年08月29日步行入病房，入院诊断为：（1）卵巢浆液性乳头状囊腺癌ⅢC期术后腹腔广泛种植转移；（2）腹水。结合患者病史及诊疗过程，查无化疗禁忌后行第3程化疗，具体方案为多西他赛120mg d1，卡铂0.45g d1，贝伐单抗0.4g d1，过程顺利，出院。

具体体会如下：患者卵巢癌初始治疗完成5个月后复查提示肿瘤进展复发，使用紫杉醇180mg，卡铂0.45g化疗5周期后病情稳定，半年后复查发现腹水增多，病情进展，诊断明确，有化疗指征。此次入院行第3程化疗，具体为多西他赛120mg d1，卡铂0.45g d1，贝伐单抗0.4g d1，方案的选择符合相关指南推荐，但贝伐单抗的使用缺乏相关依据且奈达铂的用量过小。在化疗过程中予托烷司琼、苯海拉明止吐，奥美拉唑护胃，地塞米松预防体液潴留和止吐，指征明确，且药物品种、给药时机均合理，但具体的使用疗程方面存在一定的不合理。此外在自化疗开始至出院期间，患者还使用了三种肿瘤辅助用药，其中两种中药制剂艾迪注射液和参附注射液的治疗目的相同，无须同时使用。

药学监护、用药指导：

1. 疗效监测的重点 患者腹胀的缓解情况，患者是否出现可扪及的腹部包块，是否出现阴道异常出血，是否出现排尿困难、便秘、肛门坠胀感，是否出现腹痛腹胀，是否出现腹壁及下肢水肿。

2. 不良反应监护的重点 胃肠道反应包括食欲减退、恶心呕吐的情况，是否出现耳鸣或听力减退；是否出现发热、感染症状、虚弱、体液潴留，血常规中三系细胞数目是否有降低；肝肾功能检查中转氨酶、胆红素及肌酐值是否升高。

临床药师在本次治疗中的作用：

1. 结合患者病情及要求，根据相关治疗指南，对患者癌症多学科综合治疗方案的合理性进行分析。

2. 根据患者的个人具体情况，对化疗药物可能出现的不良反应进行积极预防并密切关注。

3. 对肿瘤辅助治疗中存在的药物选择不适宜、药物联用不适宜等方面进行药学监护。

主治医师：×××　　　　临床药师：×××　　　　日期：2017年09月02日

（陈盛阳　骆　岸）

用药治疗总结3：

住院患者药物治疗总结

患者姓名	孙××	年龄	40岁	性别	女
住院号	××××	病区	肿瘤内科	床号	××床

药物治疗总结：

治疗原则和治疗方案：

患者，女性，40岁。因"左乳腺癌术后3.5年，左髋部疼痛1月余"于2017年06月

17 日步行入病房，诊断：（1）左乳腺癌术后Ⅳ期，淋巴结转移，骨转移；（2）右乳腺占位。结合患者病史及诊疗过程，理化检查后无化疗禁忌行化疗，具体方案为多西他赛100mg d1，吡柔比星 50mg d1、d21 为一疗程，过程顺利，出院。

　　具体体会如下：该患者于 2013-12-19 行左侧乳腺癌改良根治术，术后病理：乳腺浸润性小叶癌，ER、PR 阳性，Her-2 基因无扩增。术后未针对乳腺癌行特殊治疗。1 个月前患者无明显诱因出现左髋部疼痛，骨扫描及 B 超结果提示患者乳腺癌复发，骨转移，遂口服他莫昔芬 1 月余。结合患者病史及临床表现、辅助检查结果，诊断其为右乳浸润性导管癌术后复发，骨转移。属于晚期转移性乳腺癌，依据相关指南可知该患者有内分泌治疗指征，但暂无化疗指征。选择方案为多西他赛 100mg d1，吡柔比星 50mg d1，化疗药物和治疗剂量的选择符合相关指南推荐，用法用量亦符合相关指南推荐。在化疗过程中予托烷司琼、苯海拉明止吐，奥美拉唑护胃，地塞米松预防体液潴留和止吐，指征明确，但由于多西他赛及吡柔比星各为低致吐和中致吐的药物，联合使用苯海拉明视为无必要，且地塞米松剂量过大。此外在自入院开始至出院期间，患者还使用了 3 种肿瘤辅助用药，其中艾迪注射液和康艾注射液主要成分相同，建议选择其中一种即可。

药学监护、用药指导：

1. 疗效监测的重点　疼痛缓解的程度。患者体力及精神状态变化情况。是否出现可扪及的乳房肿块，乳头是否出现溢液，乳房皮肤及乳头、乳晕是否出现异常。锁骨及腋窝是否出现可扪及的肿大淋巴结。

2. 不良反应监护的重点　胃肠道反应包括食欲减退、恶心呕吐的情况；是否出现虚弱、发热、体液潴留的症状；是否出现感觉异常；血常规检查中是否出现中性粒细胞、血红蛋白的降低，如出现程度如何；是否出现脱发，程度如何。是否出现心电图异常。

临床药师在本次治疗中的作用：

1. 结合患者病情及要求，根据相关治疗指南，对患者癌症多学科综合治疗方案的合理性进行分析。

2. 根据患者的个人具体情况，对药物可能出现的不良反应进行积极预防并密切关注。

3. 对肿瘤辅助治疗及对症治疗中存在的药物联用不适宜、用法用量不适宜等方面进行药学监护。

主治医师：×××　　　　　临床药师：×××　　　　　日期：2017 年 06 月 21 日

（陈盛阳　骆　岸）

第四节　出院带药

　　患者在医疗机构完成疾病诊疗以后，由临床医生和临床药师评估准予患者出院，包括恶性肿瘤在内的一些慢性疾病患者，则需要给患者带药，进行院外继续治疗。对于出院带药的介绍与用药教育也显得十分重要，需要记录并交给患者使用药物的药历，以此保证患者院外治疗用药的安全。

用药教育是药师的工作之一，是保证公众用药安全的有效形式。药师对患者用药教育应遵循以下原则：

第一，作为患者用药教育服务的提供者，要求药师既要热情，又要持有科学、严谨的态度，还要有较强的沟通交流能力。因此开展患者用药教育一般应由主管或主管以上药师担任。

第二，用药教育是通过直接与患者及其家属及公众交流，解答其用药疑问、介绍药物和疾病的知识、提供用药咨询服务。目的是提高患者对药物治疗的依从性和安全性。

第三，通过收集与患者用药相关的信息，直接为患者提供用药指导。如建立药历、出院患者用药教育、门诊患者用药咨询、家庭病床用药指导和药物治疗相关问题解答。

第四，开展用药教育的形式。主要包括提供用药相关的健康知识讲座和教育资料，如宣传册、视听材料、宣传栏、病区内悬挂的展板等；教育特殊用药患者，如妊娠期和哺乳期安全用药，慢性病的用药指导，高血压、糖尿病和传染病的防治；为患者提供用药咨询，包括为出院及门诊患者的咨询服务等；设计和发放患者用药咨询联系卡，联系卡包含可提供的联系方式（如通信地址、电话、传真、电子信箱等）、工作时间、建议咨询的内容、合理用药常识等；对特殊患者（药品的用法、用量处于调整阶段，需要特别关注的患者）应加强随访，追踪用药教育的效果。

第五，进行患者用药教育时药师的着眼点主要包括药师自己要清楚处方药物名称（包括国际非专有名称通用名、商品名和别名等）是否正确，同时要告诉患者如何正确识别，以免重复用药；处方中有2种或2种以上药物时，药师要考虑药物之间是否有相互作用，相互作用是否有临床意义，并告知患者；药师应熟练掌握药物的药代动力学特点，以确定给药剂量及给药间隔是否合适；药师应熟练掌握临床常用药物的安全性，特别是那些治疗窗窄，治疗量和中毒量相近的药物，及时提醒患者进行血药浓度监测；药师应将药物的最佳给药途径及用药时间（如餐前、餐后、吞服、含服等）用通俗易懂的语言告知患者；药师应了解药物的常见及罕见不良反应，应知道如何避免或减少不良反应的发生，一旦发生后如何处理，一些重要内容一定让患者牢记；药师应了解食物、饮料或运动对处方药物是否有影响并告知患者；对于儿童患者，药师需要考虑两方面的问题，即此药儿童能否使用，以及可以使用的合适剂量；对于老年人、慢性病患者，应特别考虑是否需要减少剂量，以及用于多种疾病治疗的多种药物间是否存在相互作用；对于妊娠期妇女用药，药师应熟悉药物的妊娠期用药安全性分类，必要时可根据文献资料和经验做成小册子或电子版，方便查询；对于哺乳期妇女用药，药师应关注哪些药物可渗入乳汁，渗入量多少，对婴幼儿的影响如何，在对哺乳期妇女提供药学服务时给予特别提示，以减少或避免哺乳母亲因治疗用药而对婴幼儿带来的不良影响；药师应询问患者的过敏史（包括药物、食品及保健品）和家族过敏史，以便进行有针对性的指导；药师应掌握哪些药物可加重某些疾病，应考虑患者目前伴有的其他疾病，所用药物可否加重伴随疾病；药师应问清患者目前正服用的其他药物，以免重复用药或产生不良相互作用；对肝、肾功能不全患者用药，药师应熟悉药物的体内处置过程，清楚肝、肾功能不全时的药物选用和剂量调整，并指导患者正确使用；药师应掌握药物不同剂型的特点，并告知患者不同剂型药物的正确用法；药师应了解药物对化验结果的影响并告诉患者；药师应了解药物对大便、尿液颜色的影响并告诉患者，减少患者发现异常后的心理负担；如果患者将注射剂带出院外使用，药师应告知注射用药物的合适溶媒、稀释量、给药速度、配伍禁忌；药师应了解常见疾病药物治疗所需时间，即治疗疗程或最佳停药时间，并告诉患者，以免患者过早或过迟停药，某些疾病需要提醒患者必须终身服药；药师应告知患者药品正确的储存与保管方法，特别是某些注射剂和生物制品需要避光或冰箱冷藏；药师应告知患者药品有效期的识别方法，并告知过期药品应及时处理，以免造成后患；药师应告知各种剂型药品变质的识别方法，以及使用变质药品的危害。

第六，师对患者的用药教育，应做好相应的记录，如门诊咨询记录，出院带药辅导记录。

下文是住院患者用药教育记录，也是主要是针对前述章节中已经介绍的"教学药历"或者"工作药历"中的实际案例，结合患者的实际情况进行的用药教育记录示例介绍。部分基础资料在此不再累述。

出院带药教育 1：

患者用药教育记录表

建立日期：2017-05-03　　　　　　　　　　　　　　　　　　建立药师：×××

患者姓名	张××	年龄	68 岁	性别	男
住院号	××××	病区	肿瘤内科	床号	××床
出院药物治疗方案					
盐酸埃克替尼片：每日 3 次，每次 1 片（125mg） 空腹或餐后 1h 用温开水送服					
出院教育					

用药交代：

为什么要用这种药物？

盐酸埃克替尼片是一种治疗您疾病的口服靶向化疗药，所以请遵循医嘱按时服药，除非您的医生建议可以停药，否则不要因为感觉病症好转而停止使用药物，以免影响化疗疗效。

如何使用这种药物？

★ 本药品每天服用 3 次，空腹或餐后 1h 用温开水送服，服药前后 1h 不宜服用其他药物或食物。

★ 服药时应以至少 100ml 温开水送服。若吞咽困难或不能经食管直接吞服，可将片剂放在 50ml 左右的温水中搅拌至完全溶解，即可饮下药液，再以同量的温水冲净杯子后将水饮下。

★ 如果忘记服药怎么办？

如果刚好是您下次的服药时间，那么省去您已经错过的药物，按照原来服药计划继续服用药物。反之，尽快补上您错过服用的药物，其后按原计划服用药物，不要为了补上错过服用的药物而双倍吃药。这样可能会出现不可预料的副作用。如果您多次忘记服药或者不确定该如何吃药，请向您的医生或药师咨询。

★ 如果你吃了过多的药物

如果您或其他人服用了过多的盐酸埃克替尼片，即使还没有出现不适或中毒的症状，也请快速和医生或药师联系。

自我监护及特殊注意事项：

这种药物常见的不良反应是什么？

每个人对该药的反应都是不一样的。有些人化疗后产生的不良反应很少，而有些人可能会很多。此处描述的不良反应不一定会在每个服用盐酸埃克替尼片的患者身上出现，请放心按照医嘱按时服药，如果出现以下不良反应，请立刻告诉您的医生，以方便及时为您提供处理意见或调整服药剂量。

★ 最常见的不良反应为皮疹和腹泻，一般见于服药后1～3周，通常可自行消失。

★ 若每日腹泻次数超过4次，请及时就医。

★ 若出现手足皮肤脱屑、瘙痒疼痛、脓疱以致影响日常生活时，请及时就医。

★ 转氨酶一过性升高。

用药期间需要注意什么？

★ 定期每2个月返院全面复查一次。一般说来，您服用盐酸埃克替尼片疗程需要根据复查结果来判断。

★ 在药物治疗过程中，请您不要随意调整药物的用量，或者停用药物调整用量或者停用药物均应征求专业医师或药师的意见。

★ 用药期间注意观察、记录恶心、呕吐的次数、量、颜色和性状；可深呼吸、转移注意力；少食多餐，偏酸饮食如果汁、麦片粥等较好，避免甜食、牛奶和豆制品等产气食物。

★ 用药期间请保持皮肤清洁，及时修剪指甲。避免使用刺激性强的肥皂、沐浴露，用温水沐浴，流水冲洗，使用软毛巾以减少刺激。出现皮肤干燥可使用保湿乳霜如润肤露，穿柔软面料内衣，勤洗澡、勤换衣，保持清洁干燥；外出时注意遮阳，避免日光直晒。一旦出现皮肤皲裂、瘙痒疼痛、脓疱以致影响日常生活请及时就医。

★ 用药期间密切观察服药后大便的颜色、形状、次数和量，出现异常及时告知医生，无须停药；若出现4次以上腹泻首先要排除药物以外在因素。腹泻期间应多饮水，勿食生冷、刺激性及高纤维食物和番薯、土豆、玉米等和奶制品、豆制品等产气的食物和高油脂食品。可适当喝些盐水。

★ 每1～2周复查肝功能，发现异常及时报告医生；服药期间生活规律，保证充足的睡眠，禁忌烟酒刺激，避免劳累和感冒。饮食方面以易消化、富含营养的清淡食物为宜，如鸡、鸭、瘦猪、羊、牛肉、鱼类、大豆制品；多吃富含维生素的食物，如青菜、菠菜、马铃薯、椰菜、柑橘、葡萄等；少吃辛辣食物、腌制食品；戒酒；保证休息，不可熬夜，不可以从事过于激烈和繁重的运动和劳动，不可乱服药；适当运动，以有氧运动为主，如慢跑、骑自行车、打羽毛球、打太极拳等。

★ 关于赠药具体内容可向医生或药师咨询，或到"中国医药工业科研开发促进会"官方网站查询。

如何储存这种药物？

★ 请将药物保存在原包装内，如果药片从包装中取出，将得不到很好的保存。

★ 请将药品最好在室温（15～30℃）储藏，避光、密封、在干燥处保存。请不要放于浴室或水池边上、不要放在窗台或汽车内，热气或者潮气会损坏药物。 ★ 请放于儿童不能触及的地方，如上锁的橱柜中，离地 1.5m 高的阴凉处。	
临床药师：×× ×	日期：2017-05-03

临床药师热诚为你服务！谢谢你对我们工作的支持与配合！祝你早日康复！

如有疑问，请致电临床药师：×××××××××

（赵　靖　韩莹旻）

出院带药教育 2：

患者用药教育记录表

建立日期：2017-06-15　　　　　　　　　　　　　　　　建立药师：×× ×

患者姓名	牛××	年龄	58 岁	性别	女
住院号	××××	病区	肿瘤内科	床号	××床
出院药物治疗方案					
卡培他滨片：每日 2 次，每次 3 片（1.5g） 　　　　　早、晚饭后 30min 内用温开水送服 　　　　　连续服用 2 周后停用 1 周，3 周为一个疗程					
出院教育					

用药交代：

为什么要用这种药物？

卡培他滨是一种口服化疗药，与奥沙利铂联合形成治疗您的疾病的化疗方案，所以请遵循医嘱按时服药，除非您的医生建议可以停药，否则不要因为感觉病症好转而停止使用药物，以免影响化疗效果。

如何使用这种药物？

★ 本药每天服用 2 次，早上 1 次 3 片，晚上 1 次 3 片，可于早、晚饭后 30min 内用温水吞服，因为卡培他滨与食物混合后能充分发挥它的药效，您可以于早餐后和晚餐后分别服用，这样能够保证两次服药间隔大于 8h。

★ 如果您感到吞咽困难，可以将药片溶解于约 200ml 温水中，搅拌溶解充分，然后立刻服用。溶解药片用的杯子应与其他盛食物或饮用水的器皿分开。

★ 您需要服用卡培他滨 14 天，然后休息 7 天。医学上称为一个"治疗周期"。医生会告诉您需要多少个治疗周期。如果您不确定如何服药，一定要向医生咨询。

★ 如果忘记服药怎么办？

如果刚好是您下次的服药时间，那么省去您已经错过的药物，按照原来服药计划继续服用药物。反之，尽快补上您错过服用的药物，其后按原计划服用药物，不要为了补上错过服用的药物而双倍吃药。这样可能会出现不可预料的副作用。如果您好几次都忘了服药或者不确定该怎么吃药，请向您的医生或药师咨询。

★ 如果你吃了过多的药物

如果您或其他人服用了过多的卡培他滨，即使还没有出现不适或中毒症状，也请快速和医生或药师联系。

自我监护及特殊注意事项：

这种药物常见的不良反应是什么？

每个人对该药的反应都是不一样的。有些人化疗后产生的不良反应很少，而有些人可能会很多。此处描述的不良反应不一定会在每个服用卡培他滨的患者身上出现，请放心按照医嘱按时服药，如果出现以下不良反应，请立刻告诉您的医生，以方便及时为您提供处理意见或调整服药剂量。

★ 骨髓抑制：服用卡培他滨可能会出现白细胞、血小板、血红蛋白等指标下降，故用药期间请密切监测血常规（每周查血常规 2 次），并避免到人多密集的公共场所，预防感冒，注意休息，适量运动，避免与患呼吸道疾病的人接触。如果发现血常规检查指标下降明显或出现发热，请立刻告诉您的医生，以方便及时为您提供处理意见或调整服药剂量。

★ 手足综合征：特征表现为麻木、感觉迟钝、感觉异常、麻刺感、无痛感或疼痛感，皮肤肿胀或红斑，脱屑、皲裂、硬结样水疱或严重的疼痛等。可分为三级：Ⅰ级表现为手足色素沉着、感觉异常、发红、无疼痛感，不影响日常生活；Ⅱ级为手足皮肤肿胀、红斑伴疼痛，影响日常生活；Ⅲ级表现为手足皮肤脱屑、水疱、溃疡并疼痛，无法进行日常生活。如果出现手足综合征可在温水中浸泡 10min 后再涂抹凡士林软膏或者含绵羊油的润手霜，可有效将水分吸附在皮肤上，使受损皮肤避免受到其他物质的刺激。如果出现手足红肿、干裂情况严重（影响日常生活），请立刻告诉您的医生，以方便及时为您提供处理。

★ 胃肠道反应：服用卡培他滨可能出现不同程度的食欲下降、恶心、呕吐、腹胀腹痛、腹泻等胃肠道反应。如果您出现轻度（自我感觉可耐受）上述表现，可多饮水而不作特殊处理；如果您出现了严重的腹泻，请立刻告诉您的医生或药师。这可能会很严重，但是请不要担心，可以通过药物控制。如果您一天腹泻 4～6 次或大于此数，请立刻以最方便的方式告诉您的医生。您可能需要推迟服药或者降低服药剂量。

★ 口腔溃疡：服用卡培他滨可能出现口腔溃疡。用药期间请注意保持口腔卫生，请用软毛的牙刷，这些都可以帮助您减少口腔溃疡的发生。如果您出现了口腔溃疡，请告诉您的医生，以便为您开具口腔清洗液或者有效的药品，预防口腔感染。

用药期间需要注意什么？

★ 如果您出现了严重的腹泻，请立刻告诉您的医生或药师。这可能会很严重，但是请不要担心，可以通过药物控制。如果您一天腹泻 4～6 次或大于此数，请立刻告诉您的医生。您可能需要推迟服药或者降低服药剂量。同时，请注意多饮水。在没有看医生前，请不要自己擅自服用抗腹泻药物。

★ 如果您计划开始服用一些新的药物，请告知所有您看过的医生、牙医、药师您正在服用卡培他滨。

★ 用药期间请避免手足频繁摩擦和过度挤压，避免较重的体力劳动及激烈的运动；保持手足皮肤湿润，避免接触洗衣粉、洗洁精等刺激性大的洗涤剂，皮肤感觉异常时，避免接触过冷、过热、尖锐的物品；如果出现手足红肿、干裂可在温水中浸泡 10min 后再涂抹凡士林软膏或者含绵羊油的润手霜，可有效将水分吸附在皮肤上，使受损皮肤避免受到其他物质的刺激。如果出现手足红肿、干裂情况严重（影响日常生活），请立刻告诉您的医生，以方便及时为您调整服药剂量。

★ 服药过程中您可能会发现您吃东西时味觉出现了变化，请不要担心，停止治疗后此现象会消失。

可以同时服用其他药物吗？

由于卡培他滨片与多种药物存在相互作用，甚至产生严重的不良反应。因此，如果需要同时服用其他药物时，请咨询药师是否可以合用。

如何储存这种药物？

★ 请将药物保存在原包装内，如果药片从包装中取出，将不能很好地保存。

★ 请将药品最好在室温（15～30℃）储藏、避光、密封、在干燥处保存。请不要放于浴室或水池边上、不要放在窗台或汽车内，热气或者潮气会损坏药物。

★ 请放于儿童不能触及的地方，如上锁的橱柜中，离地 1.5m 高的阴凉处。

临床药师：×××	日期：2017-06-15

临床药师热诚为你服务！谢谢你对我们工作的支持与配合！祝你早日康复！

如有疑问，请致电临床药师：××××××××××

（赵　靖　韩莹旻）

出院带药教育 3：

患者用药教育记录表

建立日期：2017-08-17　　　　　　　　　　　　　　　　建立药师：×××

患者姓名	张×	年龄	58 岁	性别	男
住院号	××××	病区	肿瘤内科	床号	××床

出院药物治疗方案
盐酸羟考酮缓释片：每次 1 片，每 12h 口服 1 次（10mg/片） 早上 9：00 和晚上 21：00 用温开水送服

出院教育

用药教育内容：

为什么要用这种药物？

针对您的病情已经制订了规范的化疗方案，而您诉的头部疼痛则需要服用羟考酮控释片来止痛治疗。羟考酮控释片是一种专门针对您的疾病所引起的中到重度疼痛的药物，服用这种药可以使您的疼痛缓解，提高您的生活质量，对您的疾病起到积极的作用，因此请您按照医嘱的剂量按时服用。

如何使用这种药物？

★ 本药品每天服用 2 次，每次服用 2 片，于早上 9：00 和晚上 9：00 用温开水送服，基于之前给您做的疼痛评估及剂量滴定，最终确定您的止痛治疗的给药剂量为每天服用 2 次，每次服用 2 片，请您务必按照该剂量按时服用。

★ 在服用该药时，必须整片吞服，不得掰开、咀嚼或研磨，因为该药是控释制剂，到达体内后按一定的速率释放药物来达到长效的止痛作用，如果掰开、咀嚼或研磨药片，会导致该药的有效成分快速释放而易出现中毒反应。

★ 服药过程中请您遵循每 12h 服用 1 次的原则，请不要感觉疼痛改善就自行停药，也不要等到疼痛严重时再服药而打乱止痛治疗计划，最终导致止痛效果不理想。

★ 如果忘记服药怎么办？

止痛治疗的依从性与止痛效果有直接的关系，因此请您务必按时服药。如果您错过服药时间，请尽快补上您错过服用的药物，下一次的服药时间相应顺延，但服药时间尽量不要与睡眠时间冲突。如果刚好是您下一次的服药时间，那么省去您已经错过的药物，按照原来的服药计划继续服用药物，不要为了补上错过服用的药物而双倍吃药，这样可能会出现不可预料的副作用。如果您多次都忘服药导致疼痛控制不理想或者不确定如何服药，请向您的医生或药师咨询。

★ 如果你吃了过多的药物

如果您或其他人不慎服用了过多的羟考酮控释片，请密切关注呼吸是否减弱、是否有嗜睡症状等反应，即使还没有出现不适或中毒的症状，也请快速和医生或药师联系。

这种药物常见的不良反应是什么？

每个人对该药的反应都是不一样的。有些人的止痛治疗后产生的不良反应很少，而有些人可能会有很多。此处描述的不良反应不一定会在每个服用羟考酮控释片的患者身上出现，请放心按照医嘱按时服药，如果出现以下不良反应，请立刻告诉您的医生，以方便及时为您提供处理意见或调整服药剂量。

★ 便秘：服用羟考酮控释片会导致胃肠道蠕动功能降低，从而导致便秘。便秘是服用该药常见的不良反应，不仅出现在用药初期，而且会持续存在于用药的全过程，因此在服药初期请遵照医嘱预防性服用乳果糖等防止便秘的药物。在服药期间请务必多饮水、多进食富含纤维的蔬菜和水果，适量运动，也可进食蜂蜜等利于通便的食物。如服药期间出现严重便秘，请速与医生或药师联系，在医生的指导下购买番泻叶煮水喝以达到通便目的。

★ 恶心呕吐：一般出现在服用羟考酮控释片的初期，症状大多在 1～3 天内缓解，因此请不要过于担心。在服药期间请遵照少吃多餐的原则，避免进食甜食或油腻食物，且进食后保持坐姿休息。如果出现呕吐，请及时清理呕吐物，并及时漱口，保持口腔清洁。

★ 嗜睡、镇静过度：少数患者在服药的最初几天内可能出现思睡及嗜睡等过度镇静不良反应，如果在服药期间出现以上症状，请您务必高度重视，因为这些症状是药物中毒及呼吸抑制的前期表现，因此，在用药期间如果出现嗜睡、镇静过度的表现需速与医生或药师联系，并密切关注其呼吸频率等生命体征及神志的变化。只要按照医嘱的剂量按时服药，即可很好地预防这一不良反应的发生，且经及时处理，这一不良反应是可以逆转的。

用药期间需要注意什么？

★ 本品是控释制剂，服药时，必须整片吞服，不得掰开、咀嚼或研磨，如果掰开、咀嚼或研磨药片，会导致该药的有效成分快速释放而直接产生中毒反应等症状。

★ 服药过程中，请您遵循每 12h 服用 1 次的原则，请不要感觉疼痛改善就自行停药，也不要等到疼痛严重时再服药而打乱止痛治疗计划，最终导致止痛效果不理想。

★ 如果您打算开始服用一些新的药物，请告知所有您看过的医生、牙医、药师您正在服用羟考酮控释片。

★ 服药过程中请不要因为担心该药引起成瘾而擅自停药，最终导致止痛治疗失败。羟考酮控释片药物在胃肠道恒速释放，使血内药物浓度在一定程度上保持恒定，成瘾的现象极其罕见，有研究发现，在常规剂量规范化使用情况下，疼痛患者长期服用羟考酮控释片出现成瘾的概率为 0.033%，因此不应把担心成瘾作为停止服药的依据。

★ 服药过程中您可能会出现恶心、呕吐、便秘等不良反应，因此请您不要在空腹的时候服药，以减少恶心呕吐的发生，服药期间宜清淡饮食，进食易消化的食物。如果上述症状加重以致无法耐受，请速与医生或药师联系。

★ 服药期间禁止喝酒，避免酒精与该药发生相互作用，从而导致呼吸制、低血压、深度镇静等症状。

可以同时服用其他药物吗？

由于羟考酮控释片与多种药物存在相互作用，甚至产生严重的不良反应。因此，如果需要同时服用其他药物时，请咨询药师是否可以合用。

如何储存这种药物？

★ 请将药物保存在原包装内，如果药片从包装中取出，将不能很好地保存。

★ 请将药品最好在室温（15～30℃）储藏，避光、密封、在干燥处保存。请不要放于浴室或水池边上、不要放在窗台或汽车内，热气或者潮气会损坏药物。

★ 请放于儿童不能触及的地方，如上锁的橱柜中，离地 1.5m 高的阴凉处。

临床药师：×××	日期：2017-08-17

临床药师热诚为你服务！谢谢你对我们工作的支持与配合！祝你早日康复！

如有疑问，请致电临床药师：×××××××××××

（赵　靖　韩莹旻）

第五章　药师查房工作记录

药师查房工作记录 1：

临床药师查房工作记录

时间	2018-01-17	科室	肿瘤内科	查房人员	×××
患者姓名	黄××	性别	男	年龄	57
住院号	××××	床号	××床	体重	65kg
临床诊断	\multicolumn{5}{l}{1.右肺小细胞肺癌并肺门、纵隔淋巴结、右肺转移化疗后}
	\multicolumn{5}{l}{2.肿瘤左肺转移待排}

查房摘要（包括患者病情变化、药物治疗方案调整、用药教育、医药护沟通等）：

1. 患者病情变化　（1）症状体征：化疗进行中，患者诉恶心，无呕吐，无腹痛腹胀，无畏寒发热，无胸闷气促，精神、睡眠一般，胃纳欠佳，大小便正常。查体：双肺呼吸音清，未闻及干湿啰音。（2）实验室检查结果：上腹部 B 超示肝右叶小囊肿。（3）药学监护结果分析：继续原化疗方案，予预防性止吐、护胃、护肝等对症治疗，注意观察病情变化。

2. 药物治疗方案调整

通便	开塞露 20ml	肛塞　qd	18/01
止吐	盐酸甲氧氯普胺注射液 10mg	im　qd	18/01
	地塞米松磷酸钠注射液 10mg+NS 10ml	i.v　qd	18/01
营养支持	钠钾镁钙葡萄糖注射液 500ml	ivgtt　qd	18/01

3. 用药教育　告知患者开塞露的用药目的，并教育患者使用方法，并提醒患者关注大小便情况，如出现特殊情况，及时咨询医生或药师。

4. 医药护沟通　由于患者恶心呕吐致进食少，加用钠钾钙镁葡萄糖注射液补充电解质，合理，建议医师加用肠外营养做支持；由于患者恶心明显，建议医师将护胃药兰索拉唑钠肠溶片改为注射剂型，另停用口服药地榆升白片。

注：该查房记录适用于病情特殊、复杂的病例。

（陈盛阳）

药师查房工作记录 2:

临床药师查房工作记录

时间	2017-08-07	科室	肿瘤内科	查房人员	×××
患者姓名	朱××	性别	女	年龄	47
住院号	××××	床号	××床	体重	60kg
临床诊断	1.右乳浸润性导管癌术后　骨转移 2.肝血管瘤				

查房摘要（包括患者病情变化、药物治疗方案调整、用药教育、医药护沟通等）：

1. 患者病情变化　患者精神可，体力可，睡眠可，饮食可，大小便无异常。患者诉腰痛，阵发性针刺样，放射至小腿外侧，NRS 评分 2 分，但不影响睡眠。未触及乳房肿块，无乳头溢液，无乳房皮肤改变，无乳头、乳晕异常。未扪及锁骨和腋窝肿大淋巴结。

2. 药物治疗方案调整　患者诊断乳腺癌术后复发，骨转移，诊断明确，既往行术后辅助化疗、内分泌治疗，复查胸部 CT、全身骨扫描提示病情进展，于今拟行 TX 方案全身化疗，具体为多西他赛 120mg d1，卡培他滨 3g d1～14，辅以奥美拉唑护胃、托烷司琼止呕等对症支持治疗，辅以唑来膦酸治疗和预防骨相关事件。

3. 用药教育　告知患者卡培他滨是化疗方案中的主要药物，嘱患者按时服药，不可擅自停药，并提醒患者关注手足综合征的发生，服药过程中如出现不适，及时咨询医生或药师。

4. 医药护沟通　该患者使用托烷司琼联合苯海拉明来预防多西他赛、卡培他滨的急性恶心、呕吐不符合指南推荐，建议医师仅需单用托烷司琼即可。

注：该查房记录适用于病情特殊、复杂的病例。

（陈盛阳）

第六章 临床药师参加病例讨论和会诊记录

临床药师参加病例讨论和会诊记录 1：

临床药师参加病例讨论和会诊记录

日期：2017-06-16　　　　时间：16：00　　　病区：肿瘤内科　　　临床药师：×××

姓名：李××	病案号：××××	床号：××床	药历号：××××
性别：男　年龄：68	药物过敏史或其他特殊情况：否认食物过敏史，否认药物过敏史		

目前诊断：

　　左肺鳞癌 T2bN3Mx ⅢB 期多发淋巴结转移　脑转移待排

病史、用药史概要及病程记录：

　　患者确诊为左肺鳞癌 T2bN3Mx ⅢB 期，多发淋巴结转移，脑转移待排，经评估无法手术，已顺利完成 3 程化疗，具体为吉西他滨 1.6g d1、d8，顺铂 40mg d1、30mg d2～3，现为行下程化疗入院。

主要医疗或药学问题：

　　患者目前诊断左肺鳞癌 T2bN3Mx ⅢB 期，多发淋巴结转移，脑转移待排，拟行吉西他滨联合顺铂全身化疗，现为指导化疗药物给药剂量的相关问题，特请药学部会诊。

药学会诊（讨论）意见和建议：

　　《中国原发性肺癌诊疗规范（2015 年版）》推荐 GP 方案中吉西他滨的剂量为 1～1.25g/m^2 d1、d8，顺铂的用量为 75mg/m^2 d1，该患者体表面积 1.64m^2，具体化疗方案为吉西他滨 1.6g d1、d8，顺铂 40mg d1、30mg d2～3，吉西他滨的实际使用量为推荐剂量的 98%，顺铂的实际使用总剂量为推荐的 81%，顺铂的用量过小，可能会影响患者化疗的效果，建议提高该患者使用顺铂的剂量。

遗留问题、解决方式及随访情况：

　　1.遗留问题　患者用药后的药学监护。

　　2.解决方式：　（1）疗效监测：①每天监测患者咳嗽及痰中带血的改善情况。②每天监测患者胸闷、活动后气促的改善情况。③每天监测患者体力及精神状态变化情况。④每天监测患者是否出现胸痛、呼吸困难及其他肺部体征，颈部是否出现可扪及的淋巴结肿大，是否出现声嘶，颈面部水肿，头痛及骨痛。⑤本次化疗完成后复查胸部 CT 监测原发病灶的变化及是否有新的病灶出现。（2）不良反应监护：①每天监护康艾注射液的滴速，该患者为老年人，输注速度以 20～40 滴/分为宜。②每天监护患者消化系统情况，若出现食欲减退、恶心、呕吐，首先考虑是顺铂的不良反应，其次考虑是吉西他滨和香菇多糖的不良反应。③每天监护患者听力情况，如出现耳鸣或听力减退，主要考虑为顺铂的不良反应。

④每天监护患者泌尿系统情况，如出现小便不畅，血尿，首先考虑是顺铂的不良反应，其次考虑是吉西他滨的不良反应。⑤每天监护神经毒性，如出现运动失调、肌痛、感觉异常或癫痫，首先考虑是顺铂的不良反应，其次考虑是吉西他滨的不良反应。⑥每3天监护血常规，如出现白细胞、中性粒细胞、血小板下降，首先考虑是吉西他滨的不良反应，其次考虑是顺铂的不良反应。⑦每3天监护综合生化，如出现转氨酶、胆红素升高，首先考虑是吉西他滨的不良反应，其次考虑是顺铂的不良反应。如出现肌酐值升高，尿酸升高，首先考虑是顺铂的不良反应，其次考虑是吉西他滨的不良反应。⑧每天监护患者的皮肤反应，如出现皮疹、瘙痒，考虑是吉西他滨的不良反应。⑨监护患者呼吸系统情况，若出现胸部压迫感、咽喉狭窄感，排除原发病的影响，应考虑为香菇多糖注射液引起的不良反应，减慢给药速度。

3. 随访情况　2017-06-16 实验室结果显示其各项功能均正常，无化疗禁忌，继续行第4程化疗。未采纳临床药师意见，化疗方案为吉西他滨 1.6g d1、d8，顺铂 40mg d1、30mg d2~3。

2017-06-23 患者精神及体力较前有所改善，睡眠可。食欲较前有显著改善，轻度恶心、无呕吐，大小便无异常。

注：此表用于药学部存档，其中"药学会诊（讨论）意见和建议"内容转抄于临床会诊单。

（骆　岸）

临床药师参加病例讨论和会诊记录 2：

临床药师参加病例讨论和会诊记录

日期：2017-06-21　　　时间：16：00　　　病区：肿瘤内科　　　临床药师：×××

姓名：韦××	病案号：××××	床号：××床	药历号：××××
性别：男　年龄：52	药物过敏史或其他特殊情况：否认食物过敏史，否认药物过敏史		

目前诊断：
1. 右肺腺癌Ⅳ期　　　多发淋巴结转移　　　胸膜转移
2. 高血压病

病史、用药史概要及病程记录：
　　患者确诊为右肺腺癌Ⅳ期，多发淋巴结转移，胸膜转移，经评估无法手术，已于 2017-04-04、2017-04-26、2017-05-26 顺利完成 3 次化疗，前两次具体为培美曲塞 0.8g d1，顺铂 40mg d1、30mg d2~3，过程顺利，复查胸部 CT 疗效评价：SD。考虑继续 PP 方案化疗，但患者因经济原因，强烈要求更换化疗方案（原 PP 方案中培美曲塞非当地医保报销药物）；第 3 次具体为吉西他滨 1.6g d1、d8，顺铂 40mg d1~3，现为行下一疗程化疗入院。

主要医疗或药学问题：
　　患者目前诊断右肺腺癌Ⅳ期，多发淋巴结转移，胸膜转移，拟行培美曲塞联合顺铂全身化疗，考虑患者肝功能异常，为指导抗肿瘤药物相关性肝损伤及化疗药物使用的相关注意事项，特请药学部会诊。

药学会诊（讨论）意见和建议：

《肿瘤药物相关性肝损伤防治专家共识（2014 版）》中对如何治疗药物性肝损伤亦有详细阐述：临床上凡是用于护肝的药物原则上均可以用于治疗抗肿瘤药物引起的药物性肝损伤。对于间歇性静脉使用的细胞毒性化疗药物导致的肝损伤，急性期建议使用 1~2 种解毒护肝药+抗炎护肝药治疗，待血清生化指标稳定或好转，可以更改为抗炎护肝药联合肝细胞膜保护剂（必需磷酯类药物等）治疗。

患者的 KPS 评分及查体结果均显示其无明显化疗禁忌。今日实验室检查结果则提示该患者无骨髓抑制，肾功能正常。但肝功能指标中，ALT 和 AST 的值均超出正常上限 2倍，提示患者肝功能异常，其肝脏可能不能耐受化疗，故暂无行化疗的指征，选择此时即给患者化疗不合理。临床药师建议应先给予患者护肝降酶治疗，而后每 2~3 日复查一次肝功能，待 ALT 和 AST 的值低于正常值上限的 2 倍后再行化疗。

遗留问题、解决方式及随访情况：

1. 遗留问题　患者用药后的药学监护。

2. 解决方式　药学监护：①每天监测患者胸部疼痛的改善情况。②每天监测患者是否出现咳嗽咳痰、咯血、呼吸困难及其他肺部体征，颈部是否出现可扪及的淋巴结肿大，是否出现声嘶，颈面部水肿，头痛及骨痛。③3 天复查一次肝功能，监测转氨酶的下降情况。

3. 随访情况　2017-06-21，患者 GP 方案化疗。

2017-06-26，肝功能复查结果提示患者转氨酶进一步下降，胆红素较前亦有所下降，但仍高于正常上限，继续护肝治疗。血常规复查结果提示患者出现 I 度骨髓抑制，暂不做处理。

注：此表用于药学部存档，其中"药学会诊（讨论）意见和建议"内容转抄于临床会诊单。

（骆　岸）